针药并用治头痛

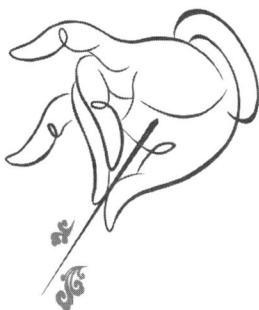

何树槐 王淑兰 何斌 编著

中国中医药出版社

·北京·

图书在版编目（CIP）数据

针药并用治头痛/何树槐，王淑兰，何斌编著 . —北京：中国中医药出版社，2017. 6

ISBN 978 – 7 – 5132 – 3602 – 7

Ⅰ. ①针…　Ⅱ. ①何…　②王…　③何…　Ⅲ. ①头痛 – 针灸疗法　②头痛 – 中药疗法　Ⅳ. ①R246. 6

中国版本图书馆 CIP 数据核字（2016）第 209178 号

中国中医药出版社出版

北京市朝阳区北三环东路 28 号易亨大厦 16 层
邮政编码　100013
传真　010 64405750
山东百润本色印刷有限公司印刷
各地新华书店经销

开本 880×1230　1/32　印张 9.5　字数 238 千字
2017 年 6 月第 1 版　2017 年 6 月第 1 次印刷
书　号　ISBN 978 – 7 – 5132 – 3602 – 7

定价　38.00 元
网址　www. cptcm. com

社 长 热 线　010 – 64405720
购 书 热 线　010 – 89535836
侵 权 打 假　010 – 64405753

微信服务号　zgzyycbs
微商城网址　https：∥kdt. im/LIdUGr
官 方 微 博　http：∥e. weibo. com/cptcm
天猫旗舰店网址　https：∥zgzyycbs. tmall. com

如有印装质量问题请与本社出版部联系(010 64405510)
版权专有　侵权必究

作者简介

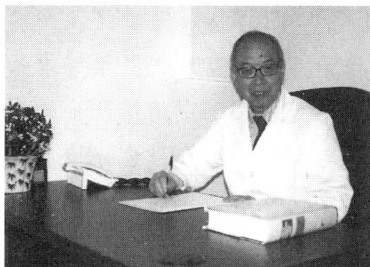

何树槐，出身于中医世家，1963年毕业于北京中医学院（现北京中医药大学），之后在北京中医药大学东直门医院从事针灸临床、教学和科研工作。曾任北京中医药大学教授、针灸教研室主任、针灸推拿系主任、中国针灸学会常务理事、卫生部高等医学院校中医专业教材编审委员会委员等，现任意大利维拉嘉达高级中医学院院长、教授，世界中医药学会联合会教育指导委员会常务理事，西班牙中西医结合医学院教授。

出版教材及专著十余种，主要有《针灸学》《针灸治疗学》《针灸保健学》《实用针灸辞典》《中国针灸学》《针灸临床辨证与治疗》等。发表论文三十余篇，如《华佗夹脊穴的临床应用》《针灸治疗偏头痛70例》《针灸治疗支气管哮喘》《论浅刺多穴法》等。

内容提要

　　本书是作者临床 50 年治疗头痛经验的总结。作者强调头痛治疗，在理论上以中医理论和辨证论治为主，以现代医学基本知识为辅；在临床治疗上以针灸辨证论治为主，以中药辨证论治为辅。作者将辨证与辨病相结合，理论与实践相结合，古今治验之精华与各家治法之要相结合，并将教学、科研工作的经验体会充实其中，总结出针灸、中药治疗头痛的主要穴位、药物及针药并用治疗头痛十法。本书是全面介绍头痛诊断和治疗的一部专著，以实用为特点，语言精简，图文并茂，是针灸医师、中医师和针灸教师临床、教学、科研工作的重要参考书。

序

　　头痛是临床的常见病和多发病，针灸和中药治疗的效果较好，但缠绵不愈者也为数不少，是临床医生常见的难题。中医治疗头痛，一要辨证准确，二要处方合理，三要治法得当，才能取得良好效果。何树槐、王淑兰、何斌教授能够恰当地掌握三者的关系，并体现于头痛的治疗中。

　　本书在理论上做了深刻的论述，在实践中能审症求因，并将辨证论治与辨病论治相结合，师古而不拘泥古，总结出针药并用治疗头痛十法及一些特效的穴位。这些都是作者的经验总结，进一步丰富了中医治疗头痛的内容。

　　何树槐教授夫妇从事中医事业五十余年，有坚实的理论基础和丰富的临床经验，老骥伏枥，著成《针药并用治头痛》一书。此类治疗头痛的专著尚不多见，作者能够集古今治疗头痛的精华，并将自己的经验充实其中，具有较强的系统性和实用性，值得一读，值得推广，欣喜之际，特为之序。

　　　　　　　世界中医药联合会副主席兼秘书长　李振吉
　　　　　　　　　　　　　　　　　　　　　2016 年 8 月

自　序

我对头痛一症有难以忘怀的情感。

我于1963年毕业于北京中医学院（现北京中医药大学），分配到北京中医药大学附属东直门医院针灸科工作，跟随老师6个月后开始独立应诊。我遇到的第一个病人即是头痛患者，经用针灸治疗后，很快获得了痊愈，使我非常高兴，直到现在仍记忆如初。翌年我带领三年级学生到北京门头沟煤矿医院实习，一天下午一病人抱着头来到诊室，要求针灸，因头痛难忍，狂呼乱叫，学生们迅速围过来并把目光投向了我，好像在问"怎么办"。而我初出茅庐，心中无底，又无经验。根据我的老师用风池穴治疗头痛的经验，于是刺风池用捻转泻法，当捻转到200次时，病人突然说："我的头不痛了。"自此，我对头痛一症有了更加浓厚的兴趣，也增强了对针灸的信心。

头痛是临床上的常见症状，它既可以单独出现而成为主症，也可以是人体某些急慢性疾病过程中的兼症。据健康调查统计，约有64.8%的人发生过不同类型的头痛，其中18%因头痛而就诊，可见头痛的发病率很高。然而头痛的病因、病机却非常复杂，有的病程冗长，病情迁延，反复发作，缠绵难愈，临床治疗十分棘手；有的头痛持续几十年不愈，反复发作，发作时极度痛苦，严重者影响生活和工作；有的头痛几乎天天发作，劳累、精神紧张、气候变化等均可使头痛加重，给病人的身心健康造成极大危害。病人的痛苦迫使我加强对头痛的研究和思考。

在几十年的临床实践中，我运用中医理论辨证论治治愈了无数的头痛病人，但也有些病人久治乏效。于是向老一辈求教，在文献中寻找线索，在实践中探索求证。经过几十年的努力，总结出了针药并用治疗头痛十法，以及行之有效的特殊方法如井穴治疗头痛法、八脉交会穴治疗头痛法、华佗夹脊穴治疗头痛法、背俞穴治疗头痛法、灸法治疗头痛法、刺络拔罐治疗头痛法，以及治疗头痛的有效穴位等，并且在理论上做了较深入的研究和探讨，如根结理论、八脉交会穴理论等。这些理论与方法的补充和应用，使针灸、中药治疗头痛的理论和方法更加全面、系统，并大大提高了治疗效果。

为了全面总结治疗头痛的理论和经验，也为了将笔者50年来从事针灸治疗、教学、科研工作充实其中，萌生编写此书的念头。本着以中医辨证论治为主导，吸收部分现代医学知识为辅的原则，辨证与辨病相结合，集各家治法之要与古今针灸治验之精华相结合，理论与实践相结合，并将自己治疗头痛的经验与体会充实其中，编著此书。本书共分上下两篇。上篇总论分为三章，第一章主要介绍现代医学对头痛的认识，头部的致痛结构，引起头痛的原因。第二章主要介绍头颅与经络脏腑的关系，头痛的病因病机。第三章主要介绍了头痛治疗的方法。下篇各论主要介绍了头痛的诊断方法和具体的治疗方法，内容翔实，并紧密结合临床。除辨证治疗大法外，还介绍了临床行之有效的方法，以及作者的经验和体会，并结合案例加以说明之，印证之。

决定编著此书以后，历经五载，因工作繁杂，且年事已高，进展缓慢，后经王淑兰教授帮助编写中药的治疗，何斌教授编写部分疾病的诊断和治疗，才得以顺利完成。由于作者水平所限，且编著时间间隔较长，谬误难免，敬请同仁指正。

何树槐

2016 年 5 月 1 日于意大利罗马

目　录

上篇　总论

下篇　各论

上篇 总论

第一章 头痛概述

第一节 头部的致痛结构

头痛是由于头颅的疼痛感受器受到某种致痛因素的刺激，产生异常神经冲动，经痛觉传导通路，传递到大脑皮质，进行综合分析和判断，产生痛觉。但也有例外，如精神病忧郁症的头痛，就纯系患者本身的主观体验。

头颅的疼痛感受器，分为颅外部分和颅内部分。颅外部分如头皮、皮下组织、肌肉、骨膜、血管和末梢神经等，其中以颅外动脉、肌肉和末梢神经最为敏感，是造成头痛的主要结构。颅内部分对疼痛敏感的结构主要有硬脑膜、血管和颅神经。

一、颅外动脉

颅外动脉受到刺激可产生疼痛，是血管源性头痛的主要原因。

头面部的动脉分布是很丰富的，在前额部有发自颈内动脉的额动脉和眶上动脉，在颞部和枕部有源自颈外动脉的颞浅动脉、耳后动脉及枕动脉。这些动脉对血管内腔的扩张，管壁的牵拉、扭转极为敏感，任何原因引起上述动脉的扩张、搏动振幅加大、牵拉和扭曲，均能造成该血管所在部位的搏动性疼痛（图1-1）。

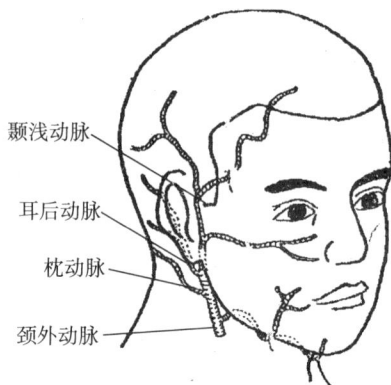

图 1-1　易导致头痛的颅外动脉

二、颅外肌肉

颅外的头颈部肌肉持续性的收缩和血流受阻，可引起各种代谢产物堆积，放出"致疼物质"而产生疼痛，如肌紧张性头痛。

与头痛的发生相关的肌肉有位于颞窝内的颞肌，位于项部深层的半棘肌、头最长肌、颈最长肌、颈髂肋肌及枕下肌群（头上斜肌、头后大直肌、头后小直肌、头下斜肌）。还有项部中层的头夹肌，浅层的斜方肌、肩胛提肌和菱形肌等（图 1-2）。此外，精神紧张、颈椎病、颈椎间盘突出、颈部外伤等均可引起颈项部肌肉紧张和收缩，导致头痛的发作。

三、颅外末梢神经

分布于颅外的末梢神经对疼痛也十分敏感，若受到刺激可产生放射痛。末梢神经引起的头痛如长期发作，可引起颅外肌肉的持续收缩，也可引起继发性肌肉收缩性头痛。

临床上造成头痛的神经主要有：额部滑车上神经和眶上神

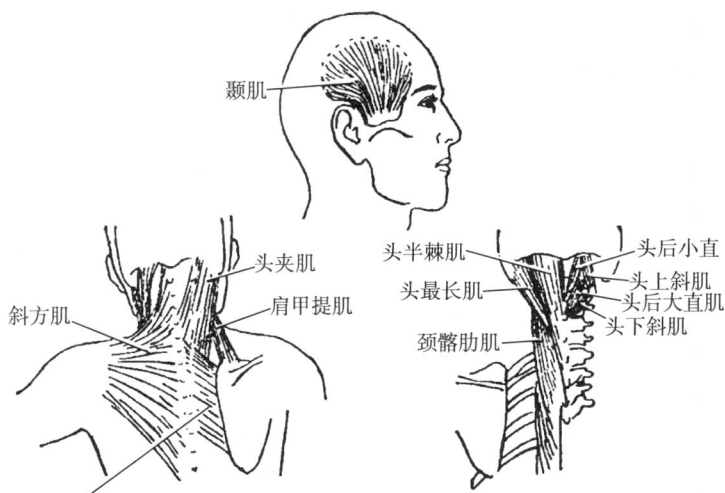

图 1 - 2　与头痛相关的肌肉

经，属于三叉神经的第一分支；颞部的耳颞神经，属三叉神经的
第三分支；顶枕部的枕大神经、枕小神经和耳大神经（图 1 - 3），
属脊神经的颈丛分支。

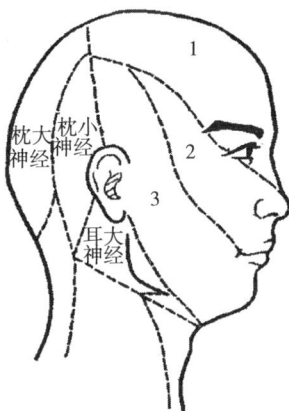

图 1 - 3　三叉神经的感觉分布区

此外，颅神经中的三叉神经、舌咽神经、迷走神经受到刺激和牵拉也会出现头痛。

四、硬脑膜

硬脑膜位于颅腔内，是包被脑的纤维组织，可分为两层，外层衬于颅腔内面，内层紧贴于脑。所以硬脑膜兼有脑膜和颅骨骨膜的作用。脑膜的血管和神经行于两层之间。颅盖骨损伤出血时可造成硬膜外血肿。颅前窝中部骨折时，可使脑脊液外漏流入鼻腔，形成鼻漏。

硬脑膜内层有许多折叠，形成隔幕，深入脑的间隙，将脑的各部分隔开。如大脑镰深入大脑两半球之间，将大脑两半球以及端脑和小脑分开；小脑幕深入大脑半球和小脑之间，将颅腔分割成上下两部分。这样可使脑的各部分受到更好的支持和保护。硬脑膜在某些部位的两层分开，构成内含静脉血的腔隙，称之为硬脑膜窦。脑的静脉直接注入窦内，故硬脑膜窦损伤时出血较多，易形成颅内血肿。硬脑膜窦还和分布于头皮的静脉相联系，故头皮感染也可能蔓延至颅内。

硬脑膜受到刺激、压迫、牵拉均可产生头痛。硬脑膜受到刺激后致痛的敏感程度，因部位而异。颅顶部只有硬脑膜动脉，其两旁5mm以内部分和静脉窦边缘部分对疼痛敏感，其余的硬脑膜对疼痛感迟钝，颅底对疼痛较敏感。颅顶部的上矢状窦，其前1/3对痛觉迟钝，越向后对疼痛越敏感。前颅凹底部的硬脑膜，以嗅球窝处最敏感，其次是蝶骨小翼上面和蝶鞍背部，其疼痛的体表投影区在眼眶周围。中颅凹底硬脑膜对疼痛较迟钝，其疼痛向眶后及颞部放射。后颅凹底部的硬脑膜对疼痛敏感，其疼痛向耳后及枕部放散。

五、颅内血管

颅内血管中硬脑膜动脉对疼痛较敏感，其中以硬脑膜中动脉最敏感，其次是大脑前动脉、大脑中动脉的起始部和脑底的椎 -

基底动脉主干。

颅内血管受牵拉或移位都可产生头痛。颅内占位性疾病，颅内压增高或降低，以及各种原因引起的颅内、外动脉扩张时，均可引起头痛。例如，颅内急性感染时，病原体毒素可引起动脉扩张，代谢性疾病中的低血糖，中毒性疾病中的一氧化碳中毒、酒精中毒，以及脑外伤、癫痫、急性高血压等，均可引起脑动脉扩张产生头痛。

第二节　引起头痛的原因

上述组织结构发生变化时，即可引起不同部位的头痛。常见的引起头痛的原因有以下几种：

一、血管牵拉与移位

1. 颅内占位性病变　如脑肿瘤、血肿、脓肿等引起的血管牵拉与移位。

2. 颅内压增高　如脑水肿、静脉窦血栓、脑积水、脑肿瘤、脑囊虫压迫和堵塞，影响了脑脊液的正常循环，使颅内压增高。

3. 颅内压降低　如腰椎穿刺后，脑脊液流出较多，颅内压降低，使颅内静脉窦及静脉受牵拉而引起头痛。

二、动脉扩张

各种原因引起的颅内外动脉扩张均可引起头痛，例如：颅内急性感染时，病原体毒素可引起动脉扩张；代谢性疾病如低血糖，中毒性疾病如一氧化碳中毒、酒精中毒、脑外伤、癫痫、急性高血压等均可引起脑动脉扩张产生头痛。

三、脑膜受刺激

脑膜受到刺激也可引起头痛，如脑膜炎、脑内出血、脑水肿等刺激脑膜或牵拉脑膜而发生头痛。

四、头颈部肌肉收缩

头颈部肌肉收缩可引起头痛，常由于精神紧张或颈部疾病，如颈椎病、颈椎间盘病变、颈部外伤等。

五、神经刺激或病损

颅神经、颈神经因受到病变压迫或炎症刺激而引起头痛。

此外，眼、耳、鼻、牙齿等病变，可扩散或反应到头部引起头痛，这些也是临床上常见的。另外，精神因素如忧郁症、焦虑症、癔症等也可以引起头痛。

颅内外各种结构的变化引起的疼痛是由三叉神经、迷走神经、第2和第3颈神经、大脑动脉周围的交感神经丛传导的。其传导规律是：小脑幕以上各颅内结构的痛觉刺激所造成的头痛，多出现在经过头顶（百会穴）和外耳道额切面的前方；幕下各结构的痛觉刺激所造成的头痛多出现在此额切面的后方（图1-4）。

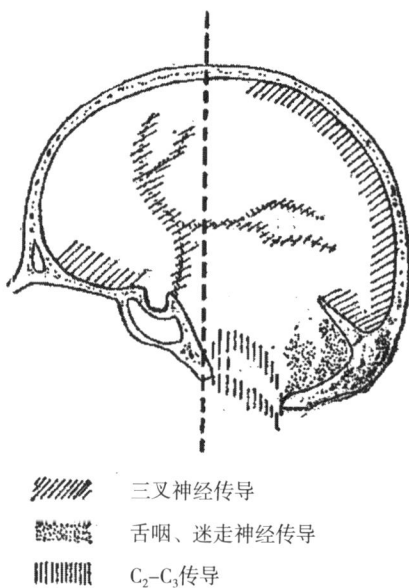

▨▨▨▨ 三叉神经传导

▦▦▦▦ 舌咽、迷走神经传导

▥▥▥▥ C_2-C_3传导

图1-4　颅内刺激引起头痛的部位

第二章 中医对头痛的认识

第一节 头颅与经络脏腑的关系

一、头颅与十二经脉的关系

头颅和经络系统有着极密切的关系，古代文献已有明确的记载，《灵枢·邪气脏腑病形》篇："十二经脉，三百六十五络，其血气皆上于面而走空窍。"古称"空窍"，即包括颅腔和五官七窍在内。《针灸大成》："首为诸阳之会，百脉之宗……百脉之皆归于头。"说明全身经络与头颅的关系非常密切，故头痛的发病、诊断和治疗与经络有密切关系。

1. 手三阳经

手阳明大肠经起于食指末端（商阳穴），上至头部鼻孔旁（迎香穴），接足阳明胃经。手阳明大肠经的络脉，起于腕后 3 寸（偏历穴），上行至下颌，分布于下齿，并入于耳中，与结聚在耳中的经脉相联系。

手太阳小肠经起于小指外侧端（少泽穴），经上肢外侧至头面部分为两支，一支达外眼角（瞳子髎穴）后，却入耳中；一支达眼内角（睛明穴）和足太阳膀胱经相衔接。

手少阳三焦经起于无名指末端（关冲穴），经上肢外侧至头颅，一支系耳后，出耳上方，再下至颧部；一支从耳后入耳中，出走耳前达外眼角（丝竹空穴）接足少阳胆经。

手三阳经脉的循行可概括为：手三阳经均起于手而上达头颅，与鼻、眼、耳相联系，手阳明经与手太阳经均达内眼角，手太阳经和手少阳经均达外眼角，手三阳经又均会聚于耳中。

2. 足三阳经

足阳明胃经起于鼻旁（迎香穴），上行内眼角会于足太阳经（睛明穴），下行环行于面部及额颅，与眼、鼻、齿相联系，其主干从大迎下行经胸腹部和下肢，达足次趾末端（厉兑穴）。

足阳明经还通过其经别和心脑相联系，如《灵枢·经别》："足阳明之正……属胃，散之脾，上通于心……上頻顿，还系目系，合于阳明也。"《灵枢·动输》还说："胃气……上走空窍，循眼系，入络脑。"目系即眼系、目本，在眼球的深部，是内联脑的脉络。故足阳明经别上连于心、脑和头颅。

足太阳膀胱经起于内眼角（睛明穴），上行额部，交会于头顶（百会穴），并入络于脑，下行经颈项部、背部、腰部、下肢，止于足小趾外侧端，下接足少阴肾经。所以足太阳膀胱经循行于头颅之前额、头顶和后项部并入络于脑（百会和风府穴）。《灵枢·经脉》："其直者，从巅入络脑。"《灵枢·寒热病》："足太阳有通项入于脑者，正属目本，名曰眼系。"

足太阳经别和心相联系，正如《灵枢·经别》说："足太阳之正，别入腘中……别入于肛，属于膀胱，散之肾，循膂当心入散；直者，从膂上出于项，复属于太阳。"所以足太阳膀胱经上起头颅下达足趾，并与心脑相联系。

足少阳胆经起于眼外角（瞳子髎穴），绕行于头之偏侧，联络耳和眼，其主干下行经躯体部和下肢侧面止于足第四趾外侧端（足窍阴穴）。此外，足少阳经并通过其经别，在外眼角入眼内，系目系，联络于脑。《灵枢·经别》："足少阳之正……出颐颌中，散于面，系目系，合少阳于外眦也。"

总之，足三阳经均起于头颅部，和眼、耳、脑相联系，其中足阳明经分布于额颅部，足太阳经分布于额顶部和枕项部，足少阳经分布于颞部。

3. 手三阴经

手三阴经通过其经别和手三阳经相会合，而达到头颅部。但手少阴心经较特殊，其经脉上达于眼，并和脑相联系。《灵枢·经脉》："心手少阴经之脉……从心系上夹咽，系目系。"手厥阴经通过其经别上达于头项部，《灵枢·经别》："手心主之正，别于渊腋三寸，入胸中，别属三焦，上循喉咙，出耳后，合少阳完骨之下。"所以手少阴心经和手厥阴心包经穴位，也可治疗心脑及头部疾病。

4. 足三阴经

足三阴经通过其经别和足三阳经相会合，而上达头颅。但足厥阴肝经极其特殊，其经脉上头颅连目系，与脑相联系，还上达督脉会合于巅顶（百会穴）并入络于脑。另外，足太阴脾经联舌本，散舌下，足少阴经夹舌本，足少阴经别系舌本，复出于项，合于太阳，而心开窍于舌，所以足太阴经和足少阴经与心脑也有着密切的联系。

二、头颅与奇经八脉的关系

1. 督脉

督脉起于小腹，属于肾，并脊上达头部，行正中线，并入络于脑。《难经·二十八难》："起于下极之俞，并于脊里，上至风府，入属于脑。"

2. 阳跷脉

阳跷脉起于足太阳经的足部（申脉穴），向上达头顶部和眼、脑相联系。《灵枢·寒热病》："足太阳有通项入于脑者，正属目本，名曰眼系，头目苦痛取之，在项中两筋间，入脑乃别。阴跷、阳跷，阴阳相交，阳入阴，阴出阳，交于目锐眦。"

3. 阴跷脉

阴跷脉起于足少阴经的足部（然谷穴），向上达头顶部与眼、脑相联系。《灵枢·脉度》："跷脉者，少阴之别，起于然骨之后，上内踝之上……入烦属目内眦，合于太阳阳跷。"

4. 阳维脉

阳维脉由足太阳经之金门穴处分出，上达头之额颞部。《奇经八脉考》："阳维起于诸阳之会，其脉发于足太阳金门……上循耳后会手足少阳于风池，上脑空、承灵、正营、目窗、临泣，下额与手足少阳、阳明五脉会于阳白，循头入耳上至本神而止。"在阳维脉分布路线中，与其相交汇的经络有：足太阳膀胱经、足少阳胆经、足阳明胃经、手太阳小肠经、手少阳三焦经、手阳明大肠经、督脉和阳跷脉等 8 条经络，所以与阳维脉相交会的外关穴是治疗头痛的重要穴位。

小　结

在经络体系中，诸阳经均直接和头相联系，其中手三阳经起于手而上达于头，足三阳经均起于头部下达于足部，奇经八脉中的督脉、阳跷脉、阴跷脉、阳维脉也达于头部。诸阳经脉在头部的分布表现为：足阳明胃经分布于前额和面部，手阳明大肠经布于面部，足少阳胆经和手少阳三焦经布于头之偏侧部，均联系于眼和耳，足太阳经布于头顶枕部和项部，手太阳经上达头项部与耳、眼相联系。十二经脉中的阴经均通过其经别与相表里的阳经在颈部相合上达头部。其中足厥阴肝经和手少阴心经直接上达头部，并和脑相联系。

经脉在头部从三个部位入络于脑，在眼部通过目系入络于脑的经脉有足阳明胃经、手少阴心经、足厥阴肝经、阴跷脉、阳跷脉和足少阳胆经（从外眼角入目系）。在巅顶入络于脑者，有足太阳膀胱经、足厥阴肝经和督脉，在项部入络于脑者有督脉、足太阳膀胱经和阳跷脉。

经络的循行和分布是中医治疗头痛的重要依据，因为按照"经脉所通，主治所及"的原则，针灸治疗头痛，应以手三阳经、足三阳经和足厥阴经穴为主，手足三阴经穴为辅。

三、头颅与经筋的关系

在经筋系统中有 7 条经筋到达头部。

1. 手阳明经筋

起于第二指背面，经上肢到达头面部，分为长短两支，短支上行于面颊结于鼻旁；长支从下颌部起，经耳前上至额角，经前额达对侧额角，与对侧经筋相衔接。

2. 手太阳经筋

起于小指外侧及背面，经上肢外侧，结于耳后乳突，从乳突入耳中，出耳前，分为两支，一支从耳前下行结于颌；一支从耳前斜行向上，分布于眼外角。所以，手太阳经筋在头部主要分布在颈项部，耳前、耳后和颞部。

3. 手少阳经筋

起于第四指背侧，上行于手背，经上肢外侧上达于头面部，在下颌角分为两支：一支进入舌根；另一支从下颌角上行，经面部分布在额颞部。

4. 足阳明经筋

起于第二、三、四足趾端，沿下肢外侧向上循行，经胸腹部上达头面部，主要分布在面部、眼部和额部。

5. 足太阳经筋

起于足小趾，向上循行，上结于踝关节、腘窝、臀部，沿脊背上头项。足太阳经筋在头部主要分布在头项部、枕部、头顶部、额部和面部。

6. 足少阳经筋

起于第四足趾端，向上结于踝，向上沿下肢外侧结于膝关节，布于臀部，经胸胁部上达于头部。在头部主要分布在耳后部、耳上部、巅顶部、额颞部。

7. 足少阴经筋

起于足小趾下，斜行足底至内踝下，结于足底，经下肢内侧和会阴部，沿脊柱腹侧两侧上行，经项部结于枕部。所以足少阴经筋在头部主要分布在枕部和项部。

十二经筋中的七条经筋上达头项，其分布在头部也有规律。

手阳明与足阳明经筋，主要分布于额角、鼻部和眼部，所属肌肉主要有耳前肌、颞前肌、颊肌、口轮匝肌、鼻肌和眼轮匝肌下部。

手太阳和足太阳经筋，主要分布于项部、枕部和前额部。所属主要肌肉有肩胛提肌、头夹肌、枕肌、帽状腱膜、额肌和眼轮匝肌等。

手少阳与足少阳经筋，主要分布于耳之前后和耳之上部、颞部和面部。所属肌肉主要有耳后肌、耳上肌、耳前肌、颞肌、眼轮匝肌。

此外，到达头项部唯一的阴经经筋即足少阴经经筋，所以肾精亏损也可导致头项部肌肉痉挛，引起头痛的发作。

头痛有颅内疼痛和颅外疼痛之分，颅内痛主要与内脏功能有关，颅外痛主要是六淫邪气，或外伤或气血亏损，或肝气郁结使头部肌肉痉挛，牵拉动脉，导致经脉气血痹阻，不通而痛。所以经筋理论在头痛的发生和治疗中有重要意义，是临床辨证和治疗中不可忽视的内容。

四、经络与脑的关系

脑位于颅内，为"元神之府"，与头痛的发生有着直接的关系，经络与脑也有着直接的联系。经络中入于颅内和脑相联系的经络，共有八条。

1. 足阳明胃经

其左右两侧经脉，在承浆穴交叉后，从口旁上行入眼内，沿目系进入颅内，络于脑。《灵枢·寒热病》："足阳明有夹鼻入于面者，名曰悬颅，属口，对入系目本。"《灵枢·动输》："胃气上注肺，其悍气上冲头者，循咽，上走空窍，循眼系，入络脑。"此外，胃经还通过其经别和脑相联系，《灵枢·经别》："足阳明之正，上至髀，入于腹里，属胃，散之脾，上通于心，上循咽出于口，上颏颃，还系目系，合于阳明也。"

2. 足太阳膀胱经

起于内眼角，上额角头顶，从头顶入颅内，络于脑；又有分支入于脑。《灵枢·经脉》："膀胱足太阳之脉，起于目内眦，上额交巅……从巅入络脑。"《灵枢·寒热病》"足太阳有通项入于脑者"。

3. 足少阳胆经

足少阳胆经通过其经别和脑相联系。足少阳之经别沿足少阳经上行，经季胁部，分布于肝和胆，由肝上行经过心，再上行面部达眼外角，分布于通往脑的脉络（目系）。《灵枢·经别》："足少阳之正，绕髀入毛际，合于厥阴；别者，入季胁之间，循胸里，属胆，散之肝上贯心，以上夹咽，出颐颌中，散于面，系目系，和少阳于目外眦也。"

4. 足厥阴肝经

足厥阴经上达眼球的后方，分布于通往脑的脉络（目系）。一分支从目系上出额与督脉会合于巅顶并入络于脑。《灵枢·经脉》："肝足厥阴之脉，起于大指丛毛之际……夹胃，属肝络胆，上贯膈，布胁肋，循喉咙之后，上入颃颡，连目系，上出额，与督脉会于巅。"

5. 手少阴心经

心通过其经脉上达眼眶内，分布于眼球后方的目系和脑相联系，《灵枢·经脉》："心手少阴之脉，起于心中，出属心系……上夹咽，系目系。"心还通过其络脉与脑相联系，《经穴汇解》还说："手少阴之别，名曰通里……循经入于心中，系舌本，属目系。"

6. 督脉

督脉分别于头项部的风府穴和头顶部的百会穴入络于脑，《难经·二十八难》说督脉"起于下极之俞，并于脊里，上至风府，入络于脑"。《素问·骨空论》："督脉者……上额交巅上入络脑。"

7. 阳跷脉

阳跷脉入络于脑，阳跷脉从外踝下足太阳膀胱经申脉穴分出，从体侧上行入发际，在风府处入于脑。《灵枢·寒热病》篇："足太阳有通项入于脑者，正属目本，名曰眼系，头目苦痛取之，在项中两筋间，入脑乃别。阴跷、阳跷，阴阳相交……交于目锐眦。"

8. 阴跷脉

阴跷脉从足少阴经之然谷穴分出，上行到眼内角与足太阳膀胱经、阳跷脉相合。从内眼角入眼眶，在眼球后进入颅腔内，分布于脑。《灵枢·脉度》"跷脉者，少阴之别，起于然骨之后，上内踝之上……属目内眦，合于太阳、阳跷"。

经脉从三个部位入络于脑：

眼眶内：足太阳膀胱经、足阳明胃经、足厥阴肝经、足少阳胆经（从眼外角系目系入络于脑）、手少阴心经、阳跷脉、阴跷脉。

巅顶部（百会）：由头顶入络于脑的经络有足太阳膀胱经、足厥阴肝经和督脉。

项部（风府）：由项部入络于脑的经络有足太阳膀胱经、督脉和阳跷脉。

以上八条经脉均入络于脑，所以这些经脉发生病变，或与这些经脉相联系的脏腑，如肝、胆、脾、胃、心、肾等的功能性变化，均可影响到脑。这些经脉和脏腑的功能异常也可导致颅内头痛的发作，而位于经络入脑部位的腧穴对头痛的治疗有重要作用。

五、五脏与脑的关系

（一）五脏生理上与脑的关系

脑为要害之官，封藏颅内，又有髓海之称，是精髓和神明汇集发出之处。脑的生理特点为：藏而泻，满而不余。若脑之髓海有余或不足，均可产生病症。若要维持脑的正常功能，有赖于五脏六腑功能的正常与协调。脏腑所产生的精、气、血、津液上荣于脑，濡养脑髓，脑髓得养，才能发挥正常的神明作用。如脏腑虚损，精血不济，脑失充养，或人老气血不续，则会出现髓海不足或髓海逐渐空虚的病理现象。若脏腑功能失调，气机阻滞，或气郁、血瘀、痰浊、风火之邪上犯于脑，致清阳不升，浊阴不降，阻滞脑络，上蒙脑窍，则髓海及脑窍又会出现有余的病理现象。可见脏腑的盛衰与虚实，可直接影响脑的"有余"与"不足"。

1. 心与脑

心主血脉，人一身之气血在经脉中运行，其血气皆上头面而走脑窍。心之气血充足，血脉运行正常，头脑得养，脑髓得荣，髓海充盈，则耳聪目明，脑健神清。若心之气血不足，或脉道不利，血脉瘀滞，血流不畅，脑络阻滞，髓海脑窍失养，就会引起头痛、眩晕、耳鸣、记忆力减退等症。

心藏神，主神明，在"神明"方面心脑互用。若心不藏神，神不守舍，则有失眠、多梦、神志不宁、健忘等症候。心神不藏，脑神亦不宁，髓海清窍失其静养，就会出现头疼脑涨，耳鸣眩晕，心烦意乱等症。若心火旺盛，上扰清窍，又可出现心烦易怒，头胀而痛的表现。

2. 肝与脑

肝藏血，主疏泄，性喜生发条达。肝之气机调畅，则气血津液上荣于头而养脑窍。若情志不遂，郁怒伤肝，肝气郁结，疏泄失常，导致气血津液的运行输布受阻，致髓海与脑窍失养，则可导致头痛头晕，视物不清，耳鸣善忘等症。

肝郁气滞，气机不畅，升降失调，气血津液不能输布，致气血痰湿郁阻，上犯清窍，脑络阻滞，可出现头脑昏闷胀痛等症。

若肝失条达，肝血不足，肝阳上亢，或情志抑郁，日久化火生风，风火循经上扰于头，脑络胀满，可见头胀而痛，头晕目眩耳鸣，面红目赤，甚则出现抽搐等症。

3. 脾胃与脑

脾主运化，胃主受纳，共同完成水谷的消化、吸收与输布，化生气血，以濡养全身。脾胃功能正常，则能化生气血，气血充盈，则脏腑经络得养，脑髓得荣，才能发挥脑神的作用。若脾失健运，气血化源不足，或脾不统血而致慢性出血，脏腑经络气血亏损，导致脑络空虚，脑髓失养。临床上常出现头痛头晕，倦怠乏力，健忘失眠等症。

脾主运化，并含有脾对水液有转疏与布散的功能。若脾失健运，水液停聚，痰湿内生，阻碍气机，清阳不升，清窍失养，或痰浊阻滞，上蒙清窍，浊阴不降，均会引起头痛如裹，或头痛头重，或头痛而昏，或眩晕欲吐等症。

4. 肾与脑

肾藏精，主骨生髓，脑为髓之海。肾精充足，则髓海丰满。若肾精不足，则髓海不充，可出现头脑空痛，头转耳鸣，腰膝酸软，健忘等脑肾共虚之症。

此外，肝肾同源，精血互生。肾阴不足，可导致肝阴不足，水不涵木而使肝阳上亢，可出现头目眩晕，头脑胀痛，腰膝酸软等上盛下虚的症状。

（二）五脏病理上与头痛的关系

根据头痛发生的病因病机，头痛可分为外感头痛和内伤头痛两大类。外感头痛多为外邪伤及经络，内伤头痛则为脏腑功能失调所致。正如明代徐春甫《古今医统大全·头痛大法分内外之因》总结说："头痛自内而致者，气血痰饮，五脏气郁之病，东垣论气虚、血虚、痰厥头痛之类是也。自外而致者，风寒暑湿之病，仲景伤寒、东垣六经之类是也。"头痛的病因病机，涉及五脏六腑，其中肝脾肾的功能失调在头痛的发病中尤为重要。

1. 脾胃不调，升降失常

脾胃居于中焦，脾气主升，胃气主降，为人体气机升降的枢纽。

若脾虚不运，气血生化乏源，或因脾不统血而失血，或病后，产后，营血亏损，气血不能上输头脑，脑髓失充，脉络失荣，均可造成气虚头痛、血虚头痛或气血俱虚头痛。

若因饮食所伤，嗜酒肥甘，或劳逸过度，脾失健运，痰湿内生，使清阳不升，浊阴不降，痰瘀相结，清窍痹阻，脑络痹阻，脑失清阳精血之荣，而令人头痛眩晕。《丹溪心法》认为头痛多因痰因气："痰因气滞而聚，既聚则碍其路，道不得运，故痛作也。"《张氏医通·头痛》篇亦指出："头痛除风寒外，多主于痰。"可见饮食肥甘，痰浊内生，使清阳不升，浊阴不降，在头痛的发生中起着重要作用。

2. 肝失疏泄，气机不调

肝主疏泄，其性升发，能调畅全身气机，推动气血与津液的运行。

若因郁怒伤肝，肝失疏泄，郁而化火，日久肝阴被耗，肝阳失敛而上亢。肝气升发太过，或肝气上逆而致头痛。《素问·脏气法时论》"肝气逆则头痛"。怒则伤肝，怒则气上，所以，愤怒的情绪容易引发肝气上逆而诱发头痛。《证治准绳·头痛》篇亦云："怒气伤肝，及肝气不顺，上冲于脑，令人头痛。"

若肝血不足，肝阴亏损，阴不制阳，致肝阳失敛而上浮，导致肝阳上亢性头痛。

3. 肾精亏损，阴阳失调

头为精明之府，神明之主，内藏脑髓而为髓海。肾主骨生髓，上达于脑以滋养脑髓。若因禀赋不足，肾精亏损；或劳欲所伤，阴精耗损，肾虚则其精不能上荣于脑，髓海不足，脑窍失养，就会出现头脑空痛或昏痛，或耳为之苦鸣，或目为之苦眩。

肝肾同源，肾藏精，肝藏血，肝肾精血相互资生，相互转化。若肾阴不足，可导致肝阴不足，而使肝阳偏亢；反之，肝血不足，亦可导致肾阴不足，相火偏亢。因此，肝肾不足所致的头痛，一是精血虚损不能上荣，以致髓海不充，脑窍失养；二是肝肾阴虚，肝阳与相火偏亢，上扰脑窍发为头痛。

六、标本根结理论与头颅的关系

（一）标本理论与头颅的关系

1. 标本的意义

"标"与"本"是相互对应的两个方面，在中医理论中普遍应用，如正气为本，邪气为标，先病为本，后病为标，病灶为本，症状为标，还有在治疗中常应用的原则"急则治其标，缓则治其本"等。在经络理论中的"标本"是指经络的部位，十二经脉之气血循环于人体内外，周流全身，在这样的传注循环中，人体的上和下，四肢和躯干是相互对应的，相互联系的。"本"在四肢，"标"在头面和躯干，其范围较"根""结"更为广泛，是针灸治疗中的"上病取下，下病取上"的理论依据，也是针灸治疗头痛的主要依据。

2. 标本的内容

标本的记载始见于《灵枢·卫气》："足太阳之本，在跟以上五寸中，标在两络命门。命门者，目也。足少阳之本，在窍阴之间，标在窗笼之前。窗笼者，耳也。足少阴之本，在内踝下上三寸中，标在背腧与舌下两脉也。足厥阴之本，在行间上五寸所，标在背腧也。足阳明之本，在厉兑，标在人迎，颊夹颃颡也。足太阴之本，在中封前上四寸之中，标在背腧与舌本也。手太阳之本，在外踝之后，标在命门之上一寸也。手少阳之本，在小指次指之间上二寸，标在耳后上角下外眦也。手阳明之本，在肘骨中，上至别阳，标在颜下，合钳上也。手太阴之本，在寸口之中，标在腋内动脉也。手少阴之本，在锐骨之端，标在背腧也。手心主之本，在掌后两筋之间二寸中，标在腋下下三寸也。"

从《灵枢·卫气》的原文，可具体为：

足太阳经本在跗阳穴处，标在睛明穴处；

足少阳经本在窍阴穴处，标在听会穴处；

足阳明经本在厉兑穴处，标在人迎穴处；

足少阴经本在复溜、交信穴处，标在肾俞、金津、玉液穴处；

足厥阴经本在中封穴处，标在肝俞穴处；

足太阴经本在三阴交穴处，标在脾俞和廉泉穴处；

手太阳经本在养老穴处，标在攒竹穴处；

手少阳经本在中渚穴处，标在丝竹空穴处；

手阳明经本在曲池穴处，标在头维穴处；

手太阴经本在太渊穴处，标在天府穴处；

手少阴经本在神门穴处，标在心俞穴处；

手厥阴经本在内关穴处，标在天池穴处。

（二）根结理论与头颅的关系

1. 根结的意义和内容

"根"的意义，《说文》云："木株也"，即树根之古称。《广雅·释诂》曰："始也"，有事务始发之意。"结"的意义，《说文》云："缔也"即"缔结"之意。《广雅·释诂》："续也"，即有联系之意。《淮南子·缪称训》曰："要终也"，即又有终止之意。根结用于经络理论，其含义则应为经络之根起始于四末，沿其经脉循行向上，联系并终止于头部、胸部和腹部，即为结。

根结的内容始见于《灵枢·根结》："太阳根于至阴，结于命门，命门者目也。阳明根于厉兑，结于颡大，颡大者钳耳也。少阳根于窍阴，结于窗笼，窗笼者耳中也……太阴根于隐白，结于太仓。少阴根于涌泉，结于廉泉。厥阴根于大敦，结于玉英。"其中，太阳结于目，系指睛明穴；阳明结于钳耳，即指头角部的头维穴；少阳结于耳中，即指听会穴；太阴结于太仓，即指中脘穴；少阴结于廉泉，即指喉部廉泉穴；厥阴结于玉英，即指胸部玉堂穴。

2. 根结的应用

根结的内容表明经络根于四末之井穴，分别结于头部、胸部和腹部，这就说明肢末与头胸腹部有密切关系，也就是说针灸四肢末端的腧穴，可以治疗头胸腹部的疾病。在针灸治疗中，井穴是治疗头痛的重要穴位，如至阴穴主治头痛、鼻塞、目痛，正如《肘后歌》云"头面之疾针至阴"。厉兑穴主治癫狂、梦魇、面肿等头脑疾病，正如《百症赋》说："梦魇不宁，厉兑相谐于隐白。"足窍阴穴主治偏头痛、耳鸣、耳聋等症，如《针灸大成》记载足窍阴主治："头痛心烦，喉痹，舌强口干。"隐白穴主治梦魇、癫狂、烦心、喜悲、腹胀等症，正如《杂病穴法歌》说："尸厥百会一穴美，更针隐白效昭昭。"涌泉穴主治头顶痛、头晕、癫疾、昏厥等症，《肘后歌》云："顶心头痛眼不开，涌泉下针定安康。"大敦穴主治癫狂、痫证、善寐、少腹痛等症，《针灸甲乙经》："尸厥不知人，脉动如故，隐白及大敦主之。"

以上列举可知，位于肢末的井穴主治头部、心脑、胸部和腹部的病症，所以四肢部井穴是治疗头脑疾病的主要穴位。

在临床上，根与结可以结合应用，以提高治疗效果。如至阴与睛明穴配合治疗头痛、鼻塞、目赤肿痛等症；厉兑配头维治疗头痛、癫狂等症；足窍阴配听会治疗耳聋、耳鸣、偏头痛等症；隐白配中脘治疗胃痛、腹胀、头晕、头痛、悲伤等症；涌泉配廉泉治疗中风昏迷、言语不利、头痛眩晕等症；大敦配玉堂、膻中治疗胸闷、胸痛、癫证、忧郁性头痛等，均有良好的效果。

3. 经络根于四末

人体十二经脉的流注呈环形，循环无端，并非均始于四末，正如《灵枢·逆顺肥瘦》篇云："手之三阴，从脏走手；手之三阳，从手走头；足之三阳，从头走足；足之三阴，从足走腹。"为何在经络理论中称经络根于四末而结于头、胸、腹呢？医籍中未见有令人满意的解释，故不揣浅陋，以供参考。

（1）腧穴大部分集中在关节周围　四肢末端是肢体活动最多的部位，在人体生命活动中，关节、肌肉的运动，几乎是无休止的，尤其是肘、膝以下的关节活动最多。而上肢的运动，离不开手指关节的活动；下肢的运动必带有趾关节的活动。肢体的活动需要有气血不间断地濡养，离开气血的濡养，肌肉关节则无能力活动。因为气血是肌肉关节运动的能源，所以肘、膝关节以下气血最为旺盛。十二经脉中的特定穴，如五输穴、络穴、郄穴、原穴、下合穴、八脉交会穴等，都分布在肘、膝关节以下。《灵枢·邪客》："卫气者，出其悍气之慓疾，而先行于四末分肉皮肤之间，而不休者也。"又如《素问·阴阳应象大论》"清阳实四肢"。经络是气血运行的通道，故人动则气达四末，血气随之，故称四末为经络之本，经络根于四末。

（2）手足在大脑皮层的投影　人体各部的运动和感觉，都由大脑皮层管理，而且在大脑中都有其相应的代表区（图2-1，2-2），即身体各部在大脑的运动中枢和感觉中枢，都有相应的投影。而各投影区在大脑所占的面积大小不等，其大小主要取决于该部的功能和其功能活动的复杂程度，而不取决于个体的大小。例如，手和口的形体虽小，但其功能活动大而复杂，所以他们在大脑运动皮层中所占的面积比较大。在人体中，手和脚的功能活动最多最复杂，所以手和足的经络气血最为旺盛，故在经络理论中称之为"根"，称之为"本"。在全身361个经穴中，诸多

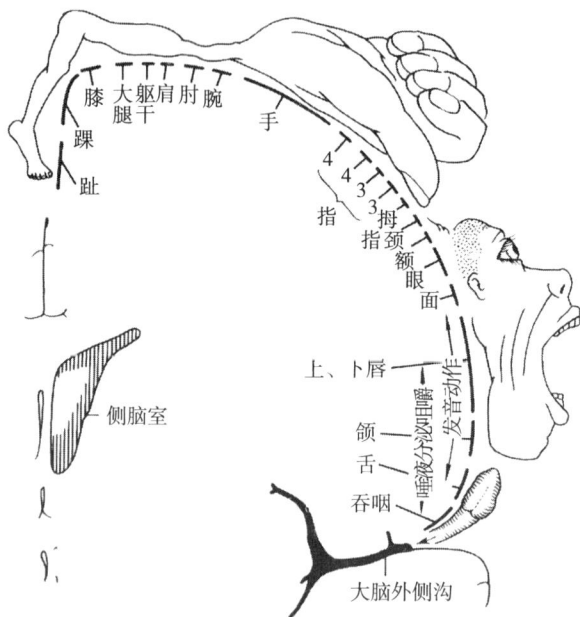

图2-1　人体各部在运动中枢的投影

特定穴分布于手足部，就是这个原因。

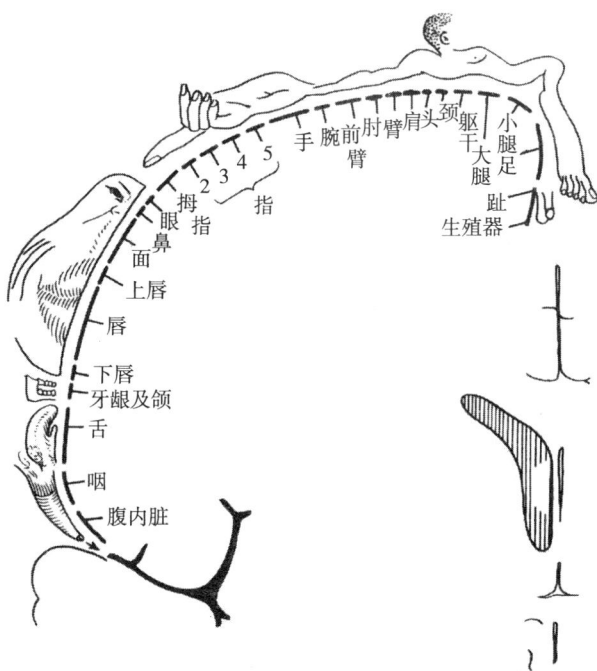

图2-2　人体各部在感觉中枢的投影

（3）四末是十二经脉中阴阳经交会处　人体十二经脉气血的流行是手三阴经从胸走手，手三阳经从手走头，足三阳经从头走足，足三阴经从足走腹入胸。手和足是阴经和阳经的交会处，也就是说上肢阴经终于四末，阳经始于四末；下肢阳经终于四末，阴经起于四末。既然四末是阴经和阳经的汇合处，故调节阴阳气血时应求之四末。《灵枢·根结》篇"用针之要，在于知调阴与阳，调阴与阳，精气乃光，合形与气，使神内藏"。这就是说针灸治病的关键，是调节阴阳的偏盛与偏衰，和疏理经络气血，使阴阳调和，百病乃去。身体四末气血旺盛，又是十二经脉中阴阳经脉汇合处，故手足部位是针灸治疗的重要部位，故称之经络根结于四末。

（4）井穴功效与脑原性疾病　身体四肢末端气血旺盛，是阴阳经汇合处，功于调节阴阳，其腧穴主要是十二经井穴，而井穴有调理元神，主治精神、神志病的功效。如：

少商：主治中风昏迷、癫狂、鬼魅狐惑等症；

少冲：主治中风昏迷、癫狂、心悸、胆虚等症；

中冲：主治中风昏迷、舌强不语、昏厥等症；

隐白：主治癫狂昏厥、善悲、梦魇等症；

大敦：主治癫狂、痫证、头痛等症；

涌泉：主治头顶痛、癫疾、昏厥等症；

商阳：主治中风昏迷、昏厥、热病头痛等症；

关冲：主治热病昏迷、心烦、头痛、舌强不语等症；

少泽：主治中风昏迷、热病、头痛等症；

厉兑：主治头痛、热病、癫狂、梦魇等症；

足窍阴：主治偏头痛、热病、多梦等症；

至阴：主治头痛、心烦、瘛疭等症。

昏迷、昏厥属于神志不清、脑窍闭阻；癫狂、悲伤、梦魇属神志异常，均为心神疾病。中医认为心为"君主之官，神明出焉"，《灵枢·邪客》篇又说"心者，五脏六腑之大主也，精神之所舍也"。中医脏腑理论将人的精神意识思维活动，分属五脏，总统于心，并把心作为"五脏六腑之大主"。张介宾在《类经》中指出："心为脏腑之主，而总统魂魄，并该意志，故忧动于心则肺应，思动于心则脾应，怒动于心则肝应，恐动于心则肾应，此所以五志唯心所使也。"人的精神意识思维活动，虽可分属于五脏，但主要归属于心，因心主神明。心主神明的生理功能正常，则精神振奋，思维清晰，思考敏捷，对外界信息的反应灵敏，五脏功能也会正常。心主神明的生理功能异常，即出现精神意识思维异常，以及失眠、多梦、神志不宁、癫狂、痴呆、脏腑功能紊乱、甚至昏迷等症。

　　精神意识思维活动虽总统于心，但归属于脑，因脑藏元神，主宰人体一切生命活动。脑的功能在《内经》中也有记载，《素问·脉要精微论》说："头者，精明之府。"《灵枢·大惑论》《灵枢·海论》中又把脑和视觉、听觉以及精神状态的病理变化联系起来，表明脑的功能是主"神"。陈无择《三因极一病证方论》："头者，诸阳之会，上丹产于泥丸宫，百神所集。"《黄庭内景玉经注》："脑神精根字泥丸。"至明代李时珍明确提出脑主精神活动，属于"元神"，《本草纲目·第十三卷》："脑为元神之府。"何谓"元神"，元神即藏于脑中的先天之神。《灵枢·本神》："生之来谓之精，两精相搏谓之神"，此即是说父母两精相搏而"神"生，父母两精相聚而成先天之精，先天之精生髓而成脑，先天之神藏于脑中，所以藏于脑中之神即"元神"。

　　经络中根于四末的十二井穴，主治精神意识思维等脑源性疾病，有醒脑开窍之功，有调节神志的作用，元神为生命之本，故称经络根于四末。

　　标本根结理论说明了经络根于四末，肘膝关节以下，结于或标于头面部和躯干部。表明四肢部肘膝以下的穴位可以治疗头面部和躯干部的疾病，不仅仅局限于四肢末端的井穴，在临床上选择腧穴的范围更加广泛，所以标本根结理论是针灸治疗头痛的重要依据。

第二节　头痛的病因病机

　　头痛一症在中医学中称之为头痛、头风、偏头痛，有关头痛的名称和病因病理在古代医籍中有较详细的记载。在《素问·风论》中，称为"脑风""首风""新沐中风，则为首风""风气循风府而上，则为脑风"，认为头痛系由风寒邪气，犯于头脑所致。

《素问·五脏生成》篇还提出："头痛巅疾，下虚上实，过在足少阴、巨阳、甚则入肾。"认为经脉及内脏病变皆可导致头痛。《灵枢·厥病》称经气上逆为"厥头痛"。后经历代医家不断的论述和发挥，其内容日趋丰富和完善。仲景《伤寒论》六经条文中有太阳病头痛、阳明病头痛、少阳病头痛、厥阴病头痛。《东垣十书》指出外感和内伤均可引起头痛，根据病因和症状不同分为伤寒头痛、湿热头痛、偏头痛、真头痛、气虚头痛、血虚头痛、气血俱虚头痛、厥逆头痛等，还增加六经头痛中的太阴头痛和少阴头痛。《丹溪心法》中又认为头痛多因痰厥和气滞。《普济方》中认为头痛的部位在脑中："气血俱虚，风邪伤于阳经，入于脑中则令人头痛。"总之，头痛的病因是复杂的，概括起来，正如徐春甫《古今医统大全·头痛大法分内外之因》中说："头痛自内而致者，气血痰饮，五脏气郁之病，东垣论气虚、血虚、痰厥头痛之类是也；自外而致者，风寒暑湿之病，仲景伤寒、东垣六经之类是也。"另外，古代医书中有头痛、头风之病名，易使人混淆不清，增加了头痛的复杂性，其实均为头痛，但有新旧和易治难治之分，正如《证治准绳·头痛》中所说："医书多分头痛、头风为二门，然一病也，但有新久去留之分耳。浅而近者名头痛，其痛卒然而至，易于解散速安也；深而远者为头风，其痛作止不常，愈后遇触复发也。皆当验其邪所从来而治之。"清代医学家王清任提出头痛瘀血论，是对头痛病因病机的一大补充，临床上采用活血化瘀的方法对顽固性头痛的治疗颇有效验。王氏在论述血府逐瘀汤证时说："查患头痛者，无表症，无里症，无气虚痰饮等症，忽犯忽好，百方不效，用此方一剂而愈。"（《医林改错·头痛》）

一、外感六淫

头颅与经络体系有非常密切的联系，人体的"十二经脉，三百六十五络，其血气皆上于面而走空窍"（《灵枢·邪气脏腑病形》）。经络系统中的阳性经脉，均达于头颅或起于头颅，因"头为诸阳之会"。根据阳主外，阳主上的道理，当起居不慎，坐卧当风时，头颅最易感受外邪，诸如风、寒、暑、湿、燥、火六淫邪气。外邪上犯头颅，经络气血受阻，清阳不振则成头痛。

"伤于风者上先受之""高巅之上唯风可到"，故头部感受外邪当以风邪为主，正如《素问·风论》说"风气循风府而上，则为脑风""新沐中风，则为首风"。风邪又为"百病之长""六淫之首"，风邪犯人，多夹寒、热、湿邪作祟。

1. 风夹寒邪

寒为阴邪易伤阳，寒主凝主收，风寒入袭经络，气血凝滞，脉络不通，经脉拘挛，不通则痛，则头痛而紧急。

2. 风夹热邪

热为阳邪而主动，动则气血逆乱，风热入袭经络，则脉络充胀，气血壅滞经络不通而剧痛，则头痛如裂。

3. 风夹湿邪

湿邪重浊，湿困清阳，经络气血滞浊，清窍蔽蒙，则头痛如裹。

二、内伤脏腑

五脏六腑清阳之气皆上注于头，十二经脉又皆与头脑相联系，故脏腑功能失调，势必引起经络功能失调，导致头痛发作。脏腑功能失调引起头痛发作，当以肝脾肾三脏最为重要。

1. 肝失条达

足厥阴肝经的循行是上达巅顶并入于脑，若肝之功能失调，经气通行不利，可引起多种头痛。

肝阳上亢：肝体阴而用阳，体柔而性刚，其体所以柔和，全赖肝血和肾水的滋养。如肝阳上亢，循经上扰清窍，气血痹阻而致头痛。

肝火上扰：若禀赋刚暴，怒则气上，或情志不和，肝气郁结，郁而化热生火，火性炎上，循经上扰脑窍，气血壅阻而致头痛。

肝之虚证：若劳作过度，耗伤气血，肝失气血的濡养，则为肝之虚证。肝气虚，则失其正常的疏泄功能，不能使气血上达于清窍，颅脑脉络失荣，经脉挛缩发为头痛。肝血虚则疏泄空乏，无血上达清窍，头脑及其脉络失养而痛作。

2. 脾胃失和

足阳明胃经和足太阴脾经与头脑有密切的联系，故脾胃功能失调，或为痰浊阻滞，或为脾胃虚弱，脑络失养，常可引起头痛发作。

痰浊阻滞：若饮食不节，嗜食甘肥，脾失健运，痰浊内生，壅遏中焦，致清阳不升，浊阴不降，清窍脉络痹阻而致头痛。

气血虚弱：脾胃为气血生化之源，若操劳过度或病后、产后耗伤气血，或脾胃虚弱，生化不足，气血匮乏，不能上荣头脑，脉络空虚，可致头痛发作。

3. 肾精亏损

肾藏精生髓，《灵枢·海论》"脑为髓之海"。肾之精气，通过脊柱中的督脉上输于脑。若禀赋不足或调摄失宜，房事过度，肾精亏损，脑髓不足，髓海空虚，脉络失养而致头痛。

4. 血瘀阻络

凡血液运行受阻，或因外伤血脉，或因体内离经之血未能消散，均可形成瘀血，瘀血阻络，脉络痹阻，不通则痛。形成瘀血的原因一般有以下几种：

（1）气虚 气虚则不能推动血液正常运行，故血行迟滞不通，久而久之终成瘀阻脉络。

（2）肝郁 肝主疏泄，若肝气郁结则疏泄不利，气血运行滞阻，可致血瘀阻络。

（3）寒邪　寒主收引，寒邪侵入经脉，致经脉卷缩而拘急，血液凝涩不能通畅，致血瘀阻络。

（4）热邪　热入营血，血与热结，血液因之蓄结，致瘀血阻络。

（5）外伤　跌仆损伤，伤及血脉，离经之血，阻于脉络，经络气血不通，不通则痛。

（6）久痛不愈　经脉气血长久痹阻，运行不畅，终成瘀血，痹阻脉络，不通则痛，即"久痛入络"是也。

第三章　头痛治疗方法

第一节　针刺治疗头痛常用穴位及方法

一、常用穴位及刺法

1. 百会

【定位】属于督脉，在头顶部，当前发际正中直上 5 寸，两耳尖连线的中点处（图 3 - 1）。

【功效主治】散风通络，平肝息风，醒脑开窍，安神止痛，主治头痛、头风等症。

【解析】百会属于督脉，位于头顶部，是督脉和足太阳膀胱经交会穴，并由此入络十脑。《灵枢·经脉》："膀胱足太阳之脉，起于目内眦，上额交巅……从巅入络脑。"督脉总督诸阳，太阳主一身之外藩，阳主外。风为阳邪，其性轻扬，"伤于风者，上先受之"。本穴位于巅顶，故善治外风和外邪引起的头痛。

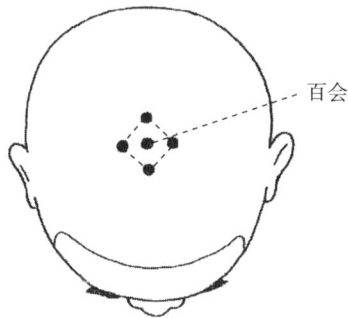

图 3 - 1　百会

百会穴也是督脉和足厥阴肝经的交会穴，并由此入络于脑，故百会又有平肝息风的作用。百会穴位于头部，是诸多经脉的交会穴，故名"百会"，有"三阳五会"之称，与其相交会的经脉入络于脑，故百会与头脑有密切关系。百会又是脑之气机转输的部位，《灵枢·海论》："脑为髓之海，其输上在于其盖，下在风府。"其输上在于其盖是指百会穴的部位。

百会是经筋会聚的部位。足太阳经筋会于巅顶，足少阳之筋，结交于巅顶。经筋是经脉气血濡养肌肉肌腱韧带的体系，当经筋受到风寒湿邪侵袭，或外伤筋脉，瘀血阻滞，都可造成疼痛，如《灵枢·经脉》足太阳经"是动则病，冲头痛，目似脱，项如拔……"足少阳经是"主骨所生病者，头痛颌痛，目锐眦痛……"另外，肝血不足，经筋失养而拘挛，也可造成头痛。由于百会是经筋会聚的部位，所以外邪侵袭经筋，或外伤经筋，或血虚经筋失养引起的头痛均可用百会治疗。

总之，百会穴属督脉，位于头顶部，是督脉、足太阳经、足厥阴经的交会穴。既是经络入络于脑的部位又是脑之气机转输的部位。因此百会穴既可治颅外性头痛，又可治颅内性头痛；既可治疗外邪引起的头痛，又可治疗内伤引起的头痛，所以百会是针灸治疗头痛的重要穴位。

【刺法】用 1.0 寸毫针，针尖沿督脉向前或向后平刺 0.5～0.8 寸。进针宜缓慢，忌速猛。进针后疼痛者，表明刺伤血管，应停止进针或捻针，并缓慢向外提针，稍改针尖方向，再进针，捻转手法。针刺得气后为酸胀感，向百会周围、前额部或头枕部扩散。注意高血压患者针感不宜过强，慎用本穴。气虚性头痛可有温和灸法。针刺百会起针后，常会出血，应及时用棉球按压止血。

【按语】百会治疗头痛、头晕及脑源性疾病有良好效果，是临床最常用的穴位。百会治疗头痛在古代医籍有很多记载，如《针灸甲乙经》："顶上痛，风头重，目如脱，不可左右顾，百会主之。"《胜玉歌》："头痛眩晕百会好。"《针灸资生经》："秦鸣鹤针高宗头风，武后曰：岂有至尊头上出血之理！已而刺之，微出血，头痛立止……是知此穴（百会）能治头风矣。"《证治准绳》"真头痛，灸百会"等。

作者应用百会穴治疗头痛的经验：实证用1寸毫针，针尖沿经向后平刺0.5寸左右，得气后，行捻转泻法，行针结束时，拇指向后捻转360度，留针20～30分钟。虚证患者用1寸毫针，沿经向前平刺0.3寸左右，行捻转补法，捻转角度要小，患者无痛感，行针结束时，拇指向前捻转360度，留针30分钟。

2. 风池

【定位】在项部，当枕骨之下，与风府相平。位于胸锁乳突肌与斜方肌上端之间的凹陷处（图3－2）。

【功效主治】散风清热，息风止痛。主治各种原因引起的偏正头痛。

【解析】穴名"风池"，即表明其功能是主治风邪引起的疾病。风为阳邪，其性轻扬。头顶之上，唯风可到，为治疗风邪的要穴，故名风池。

风池属足少阳胆经，是足少阳经和阳维脉的交会穴，阳维脉走行的路线中与手足六条阳经、阳跷脉、督脉等八条经脉相交会，故阳维脉

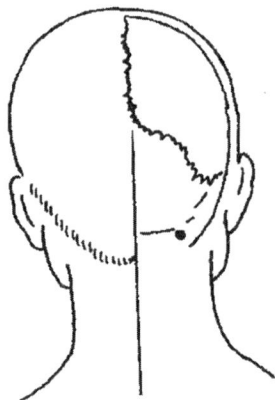

图3－2　风池

可维系诸阳经。阳主表，主外。外邪六淫风为其首，六淫犯人，在表在阳。治疗外邪引起的病症，应散风祛邪，使邪气从表而解，故风池是散风祛邪的重要穴位。

风池又可泻肝胆之火，平肝阳之风。《奇经八脉考》云：风池是"手足少阳阳维之会"。足少阳胆经，在腹部属胆络于肝，

手少阳三焦经在体内"入缺盆，布膻中，散络心包，下膈，循属三焦"。又足厥阴肝经，与足少阳胆经相表里，其经脉循行于腹部和胸部，与肾肝胆心肺诸脏腑相联系。故足厥阴肝经与足少阳胆、手少阳三焦经有着千丝万缕的联系，一旦肝阳暴张或肝郁化火生风，循经上扰，可累及胆胃心肺诸脏，使其功能异常，并可出现头痛、眩晕等症。足厥阴经和足少阳经配五行属木，而手少阳经配五行属火，据"实则泻其子"的治疗原则，故可用手足少阳经的交会穴风池穴泻肝之火，息肝之风，如此头痛可解。

总之，风池既可用于外风和内风引起的头痛，也可用于脏腑功能失调引起的头痛。

【刺法】病人坐位，头部稍向前倾，用 1.5 寸长毫针，针尖刺向鼻尖，缓缓刺入 0.5～1.2 寸，针体呈水平状，捻转手法，待得气后，针感可向前额、头顶、颞部或后头部传导，捻转 108 次后出针，头痛多能即刻缓解。注意，针体刺入穴位内的深度，视病人胖瘦而定，一般不可超过 1.2 寸。切记水平方向进针，针尖不可向上或沿脊椎方向，以免损伤动脉或延髓。进针后用捻转手法，不可用提插手法。

【按语】风池穴治疗头痛有很好的效果，在古代医籍中有明确记载，如《针灸大成》风池主"偏正头痛"，《胜玉歌》："头风头痛灸风池。"《玉龙歌》："偏正头风有两般，有无痰饮细推观，若然痰饮风池刺，倘无痰饮合谷安。"

在临床上作者凡遇头痛病人，风池穴是必用穴位之一，针刺后头痛多能即刻缓解。但针刺手法非常重要，即针刺时一定要有针感，一般针尖向对侧眼球或鼻尖刺入，深度在 1.2 寸左右，当针尖部有刺中胶状物感觉时，可出现针感传导。针尖刺向眼内角时，针感向头顶部传导，多用于头顶部疼痛和后头部疼痛的治疗；针尖刺向眼球正中时，针感向前额部传导，多用于前额部疼痛和眼球部疼痛的治疗；针尖刺向外眼角时，针感向太阳穴部传

导，多用于偏头痛和太阳穴部疼痛的治疗。针刺得气后，行龙虎
交战手法，捻转不可少于108次，方可获效。

3. 风府

【**定位**】在项部，当后发际正中直上1.0寸，枕外隆凸直下，
两侧斜方肌之间凹陷中（图3-3）。

【**功效主治**】散风息风，通
络止痛，主治头痛、项强等症。

【**解析**】本穴名风府，"府"
乃集聚之意。风府，指风邪聚结
之处，伤于风者，上先受之，头
在人体上部，易为风邪侵袭，本
穴位于头项部，主治一切风疾，
故名风府。

风府属督脉，又是督脉、足
太阳经和阳维脉的交会穴。督脉
总督诸阳经，阳维脉维系诸阳
经。阳主外，故其经气有卫外的
作用。风为六淫之首，外邪侵

图3-3 风府

犯，风邪当先，当阳维脉的功能不足时，容易受到外邪的侵袭，
外邪犯及阳维脉，"阳维为病苦寒热"（《难经·二十九难》），为
邪气在表之证，治宜散风驱邪，取风府治之，所以风府有散风驱
邪的作用。

督脉与足厥阴肝经，阴阳跷脉相交会，并入络于脑。督脉总
督诸阳经脉，故督脉为病，易于阳化风动。《素问·骨空论》"督
脉为病脊强反折"，《难经·二十九难》"督之为病，脊强而厥"。
脊背强直反折与脊强而厥，均为阳化风动之证，治当息风止痉，
可取督脉经穴风府穴治之。

所以风府穴既可祛外风又可息内风，是治疗风邪的主要穴

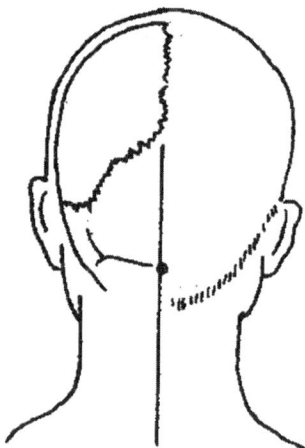

位。正如《行针指要歌》所云："或针风，先向风府百会中。"故
风府也可治内、外风邪引起的头痛。

督脉贯脊入络于脑，脑为髓海，若髓海空虚，脉络失养，可
致头痛。肾主骨生髓，若脑髓不足，治当补肾，补益肾精，可达
补益髓海的作用，而这种作用必由肾通过督脉才可直达脑部。故
风府又是治疗髓海不足性头痛的主穴。

【刺法】病人端坐位，头部微向前倾。用 1.0 寸长毫针，针
尖向下颌方向缓缓刺入，约 0.3～0.5 寸，捻转手法。注意针刺时
针尖斜向下方，以免刺入枕骨大孔，误伤延髓。刺入深度不可超
过 1.0 寸，用捻转手法，不可用提插手法，以免刺伤血管，造成
蛛网膜出血。

进针达到一定深度后，大约在 1 寸左右，操作者感到针尖处
由紧缩感变为空虚感，这时针尖已达硬脊膜，应特别小心，不可
再进针，应轻轻捻转，患者会有触电样感觉，上传至头顶，下传
至尾骶，两旁传至上肢或下肢，之后立即退针，不可强行刺入，
否则易损伤脊髓，造成严重后果。

【按语】风府穴治疗头痛有悠久的历史，古代医籍中有许多
记载：《素问·骨空论》："风从外入，令人振寒，汗出头痛，身
重恶寒，治在风府。"《针灸甲乙经》："头痛项急，不得倾倒，目
眩，鼻不得喘息，舌急难言，刺风府主之。"《针灸大成》云风府
主治"头痛，项急不得回顾……头中百病"。《行针指要歌》：
"或针风，先向风府百会中。"《神应经》："头痛项强，重不能
举，脊反折，不能反顾，承浆、风府。"

风府和风池均可用于外风和内风引起的头痛，但在临床应用
时有所不同。风池多用于风邪引起的偏正头痛，风府多用于风邪
引起的头顶痛和后头痛；风池多用于头痛连及额颞部者，风府多
用于头痛连及项背者；风池多用于肝阳上亢引起的头痛，风府多
用于肾虚髓海不足引起的头痛；风池多用于头痛始于额颞部者，

风府多用于头痛始于眼球深部者。

在临床上针刺风府穴有一定的危险性，应特别注意安全，严格掌握针刺的深度和角度。为了安全，也可用哑门穴代之。

4. 太阳

【定位】在颞部，当眉梢与目外眦之间，向后约一横指（1寸）的凹陷中（图3-4）。

【功效主治】散风清热，主治偏正头痛。

【解析】太阳属经外奇穴，所谓"奇穴"即是对某些病症有显著效果的穴位。太阳穴就是对头痛有显著效果的穴位。所谓经外，是在十四经穴位确定之后，又发现的一些有效穴位，并非不在经络上，太阳穴应属于手少阳三焦经。《灵枢·经脉》

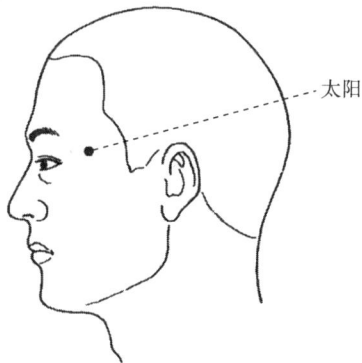

图3-4 太阳

手少阳经"从耳后入耳中，出走耳前，过客主人前，交颊，至目锐眦"。即手少阳经脉经过太阳穴处，所以说太阳穴应属于手少阳三焦经。太阳穴又是足少阳经的交会穴，因足少阳经的一个分支经过此处，《灵枢·经脉》"其支者，从耳后入耳中，出走耳前，至目锐眦后"，所以说太阳穴应属于手足少阳经的交会穴。

手少阳三焦经配五行属火，足少阳胆经配五行属木，据"实则泻其子"的治疗原则，三焦经可泻肝胆之热，息肝胆之风，故太阳穴的主治特点是肝胆邪热或风热引起的头痛。

在太阳穴处，布有颞筋膜，颞肌和颞浅动、静脉，故太阳穴又是治疗紧张性头痛和血管性头痛的主要穴位。

【刺法】用毫针直刺0.3~1.0寸，或向率谷穴平刺2.0~2.5

寸，用捻转手法，颞部可出现麻胀感，并向头顶或耳后扩散，此时用小幅度快速捻转法，每分钟 150 次左右，留针 30 分钟。或用三棱针点刺出血。

【按语】太阳穴首见于《圣惠方》，用于"赤眼头痛，眩目涩"等症的治疗，后世采用太阳穴透刺率谷，或丝竹空透刺率谷，治疗偏头痛多有效验，正如《玉龙歌》云："偏正头风痛难医，丝竹金针亦可施，沿皮向后透率谷，一针两穴世间稀。"针刺时可先直刺太阳穴，进针 1.0 寸左右，捻转得气后，退针至皮下，然后再向后上方，沿皮透刺率谷穴，进针 2.0 ~ 2.5 寸，使酸胀感扩散至同侧颞部，方可取效。起针后局部常有出血，或有血肿形成。如有血肿可用按压法，直至血肿消散。

5. 率谷

【定位】在头颞部，耳尖直上，入发际 1.5 寸处（图 3 - 5）。

【功效主治】息风止痛，主治偏头痛。

【解析】率谷属足少阳经，位于颞部，布有头颞肌、颞筋膜、颞浅动静脉、耳颞神经和枕神经，所以率谷穴是治疗偏头痛和枕神经痛的重要穴位。

【刺法】用 0.30mm 的 2 寸或 2.5 寸毫针向后平刺 0.5 ~ 1.2 寸，临床常用透针法，从太阳穴沿皮透刺率谷，或从丝竹空平刺透向率谷。注

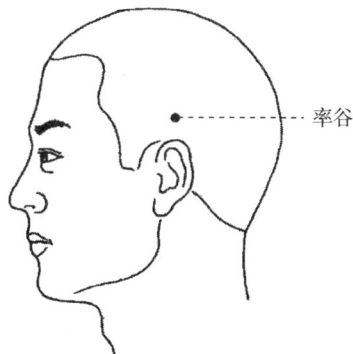

图 3 - 5 率谷

意此区域血管较多，如进针后剧痛者，表明已刺伤血管，应缓慢出针少许，稍改进针方向后再进针。采用透针法时，常刺伤血管，造成出血或血肿，所以起针时宜缓宜慢，并在局部按压。

【按语】率谷穴治疗头痛有悠久的历史，在古医籍中已有明确记载。《针灸甲乙经》："醉酒风热，发两角眩痛，不能饮食，烦满呕吐，率谷主之。"《金针秘传》："率谷主风发脑两角强痛，不能饮食，烦满呕吐不止。"《针灸大成》："率谷主痰气膈痛，脑两角强痛，头重，醉后酒风，皮肤肿，胃寒，饮食烦满，呕吐不止。"《玉龙歌》："偏正头风痛难医，丝竹金针亦可施，沿皮向后透率谷，一针两穴世间稀。"

针刺率谷治疗偏头痛有良好效果，在临床上多采用透针法，如丝竹空透率骨，太阳透率骨，或率骨透太阳，率骨透丝竹空。也可运用苍龟探穴法，取单侧或双侧率谷穴，以 2 寸毫针先向耳根方向平刺，得气后继续进针 1.0 寸左右，待产生明显酸胀感后再将针由深出浅，向同侧太阳穴平刺 1.5 寸左右，获得针感后，将针提出至皮下，再沿经脉向耳后方平刺 1.5 寸左右，留针 30 分钟，中间行针 3 次，有很好效果。

6. 尺前

【定位】位于前臂部，在腕横纹上 10 寸，当太渊穴和尺泽穴的连线上（图 3 - 6）。

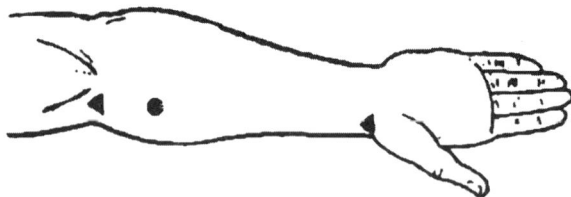

图 3 - 6　尺前

【主治】偏头痛、眩晕、胸部扭挫伤。

【刺法】选用 0.30mm 的 2 寸或 2.5 寸毫针，垂直进针，捻转提插得气后，针尖略向指尖方向，使针感传到指尖，则立见功效，无针感则效差。留针 20 ~ 30 分钟。孕妇禁用此穴。不能过度用泻法，否则会出现晕针。

【按语】尺前穴是从一位经络敏感者身上发现的，早期多用于治疗呼吸系统疾病，以后扩大到心脑血管病，胸腹脏器病变的治疗。实践证明此穴有解痉止痛，舒筋活络的功效。疗效与针感有无及能否传到指尖有明显关系，但针刺手法的刺激量要因人而异，不可一味地追求刺激量和针感的传导，否则可发生晕针。作者在临床上用此穴治疗偏头痛、胁肋痛效果良好。

7. 上四渎

【定位】在前臂近肘部，四渎穴之上，取穴时屈肘伸腕，中指背伸，前臂外侧面近肘部出现凹沟，凹沟最低处是穴。或取屈肘中立位，以肘横纹外侧端与肘尖连线为底边，向前臂外侧做一等边三角形，顶点处是穴（图 3－7）。

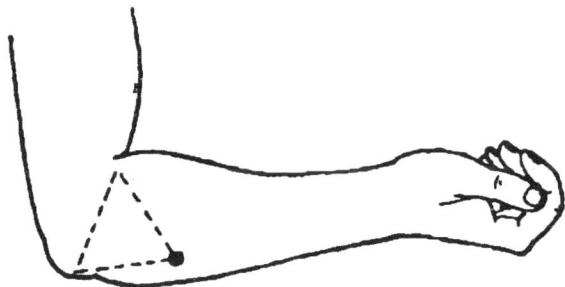

图 3－7　上四渎

【主治】偏头痛。

【刺法】选取直径 1.5 寸的毫针进针，用提插手法找到针感后，使针感传导腕背部，或肩背部，或头面部，针感向头面部传导者效佳。为此，可用左拇指按压穴位远端，使针感向头面部传导。得气后的手法是先用平补平泻手法捻转 5～7 次，再提插 5～7 次，反复操作 5 遍，一般头痛可减轻或消失。为加强疗效，可继续操作 1～2 分钟，之后即可出针，不闭针孔。

【按语】本穴是根据郭效宗教授的"有效点"理论而定穴，临床用于偏头痛的治疗有良好效果。本穴位居手少阳三焦经循行线上，手少阳经在头部与足少阳经相衔接，循行于头之侧部，故针刺该穴有调整和疏通少阳经气的作用，对偏头痛有明显的治疗作用。

8. 内关

【定位】腕横纹上 2 寸，当曲泽与大陵的连线上，掌长肌腱与桡侧腕屈肌腱之间（图 3-8）。

【主治】头痛，偏头痛，血管性偏头痛等症。

【解析】内关属手厥阴心包经，《素问·痿论》说："心主身之血脉。"而血管性偏头痛，是由血管之舒缩功能障碍所致，而内关穴对血管有良好的调节作用，故可用于血管性偏头痛的治疗。

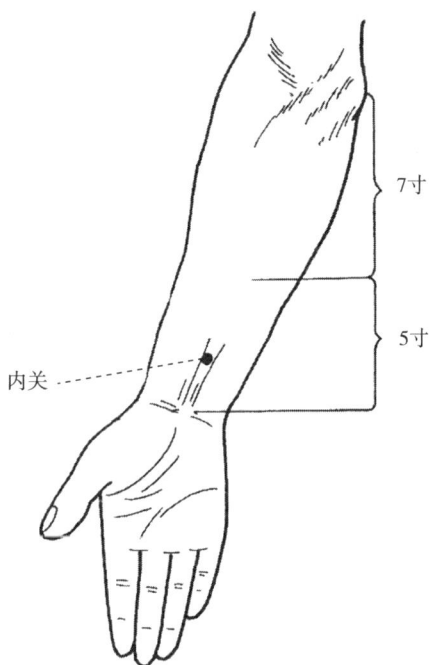

图 3-8　内关

血管性偏头痛发作时多伴有心悸、恶心、呕吐等症，而内关穴是心包经与阴维脉的交会穴，阴维脉维系诸阴经，故内关可调理内脏，有宁心和胃、调肝降逆的作用，故可用于脏腑功能失调性偏头痛的治疗。

血管性偏头痛发作部位多位于额颞部，此处是少阳经循行区域。内关是手厥阴经络穴，和手少阳经相联系，故内关穴又可通过手少阳经治疗偏头痛。

内关也可用于肝阳上亢性头痛。内关属于手厥阴心包经，配五行属于火，而肝属于木，火乃木之子，根据"实则泻其子"的治疗原则，针刺内关用泻法，可治疗肝火上扰或肝阳上亢引起的头痛。

内关也可用于肝气郁结性头痛。内关属于手厥阴心包经，肝属于足厥阴经，同属厥阴经，同气相求，可互相调节，互相为用；内关通于阴维脉，阴维脉维系诸阴经，所以内关可调节诸内脏功能，当然也可疏肝解郁；内关是心包经的络穴，联络三焦经，三焦主气，故内关又有调气理气的功能，因此内关可用于气郁结性头痛的治疗。

【刺法】选取直径 0.22mm 或 0.25mm 的 1.5 寸长毫针，针尖向肘部倾斜 60°进针 0.5～1.0 寸，用捻转手法，使针感放射到肘部，腋部和胸部，针感传导越远越好。留针 30 分钟。针刺得气后，不可反复提插，或强度捻转，以免损伤正中神经，造成手臂灼痛、麻木、握拳困难等症。

【按语】用内关治疗血管性偏头痛、紧张性头痛、肝阳上亢性头痛、肝气郁结性头痛多有效验，针刺后头痛部位血管跳动消失，头痛缓解。临床和实验研究均可证明，内关穴对心血管系统、内脏功能有良好的调节作用，对冠心病、高血压、脑血管病以及其他内脏病症都有很好的治疗作用。是治疗血管性偏头痛和内脏功能失调性头痛的重要穴位。

9. 列缺

【定位】属手太阴肺经，前臂桡侧缘，桡骨茎突上方，腕横纹上 1.5 寸，当肱桡肌与拇长展肌腱之间（图 3-9）。

【主治】偏正头痛等症。

【解析】根据列缺穴的经络联系，列缺穴主要治疗外感性头痛，肌肉紧张性头痛和内脏功能失调性头痛。

列缺是手太阴肺经穴，可宣肺解表，祛散外邪。列缺又是手太阴经络穴，与手

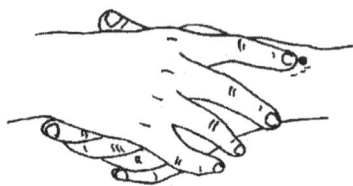

图 3-9　列缺

阳明大肠经相联络，手阳明经上循于头面部，抵达鼻、眼、耳等部位，故列缺可治头部感受外邪引起的头痛，如风寒性头痛、风热性头痛、风湿性头痛、眼源性头痛、鼻源性头痛和耳源性头痛等病症。

列缺是手太阴经络穴，通于手阳明经。手阳明经筋分布于额颞部，其经筋从下颌部起，沿手太阳经筋前面上至额角，经前额达对侧额角，与对侧经筋相衔接（所属的肌肉有耳前肌、颞前肌和颞肌前部等）。故列缺也可治疗多种原因引起的肌肉紧张性头痛。

列缺又是八脉交会穴之一，通于任脉，任脉为阴脉之海，总任诸阴经，阴经有维系内脏，调节内脏功能的作用，故列缺又可用于内脏机能失调性头痛的治疗，如肝阳上亢性头痛、阴虚阳亢性头痛、行经性头痛等。

《四总穴歌》曰"头项寻列缺"，《医宗金鉴》更明确指出列缺"偏正头痛治自痊"，可见列缺是治疗内伤性头痛和外感性头痛的重要穴位。

【刺法】用直径 0.25mm 的 1.5 寸毫针，针尖向肘部斜刺0.5~1.0 寸，使针感向上传至肘部、肩部，有时也可上达项背部，效果更好，如果针感向下传导到拇指、食指也可，但不如针感向上传导效果好。得气后用龙虎交战手法，持续捻转 1~2 分钟，头痛可明显减轻或消失。注意针刺得气后，不可大幅度提插

或捻转，以免损伤桡神经和骨膜，造成腕关节无力和剧痛。

【按语】列缺是治疗头痛的重要穴位，古代医籍中有很多记载。《针灸大成》："偏风，列缺，冲阳。"《席弘赋》："列缺头痛及偏正，重泻太渊无不应。"

临床实践证明用列缺穴治疗偏正头痛有很好的效果，在治疗外邪引起的头痛、眼源性头痛、耳源性头痛、鼻源性头痛时与合谷、外关等穴同用效果更好。对内脏功能失调性头痛，可结合辨证取穴，如肝阳上亢性头痛配合太冲、大陵；阴虚阳亢性头痛，配合照海、三阴交；胃气上逆性头痛，配合中脘、内庭；痰浊阻滞性头痛，配合中脘、丰隆；行经期头痛，配合中极、三阴交等。对于顽固性头痛也可采用埋针的方法，取头痛同侧列缺穴（两侧头痛取双侧），皮肤消毒后，针尖朝肘关节方向刺入 1.0 寸左右，待针下无任何感觉时用胶布将针柄固定，留针 1～2 天，每周更换 3 次，有良好的效果。

10. 完骨

【定位】属足少阳胆经，位于头后部，耳后乳突的后下方凹陷处（图 3 - 10）。

【主治】偏头痛等症。

【解析】完骨穴是足少阳经和足太阳经的交会穴，功能散风息风，少阳经循行于颞部，故可用于内外风邪引起的偏头痛的治疗。完骨穴处的浅层布有枕小神经，耳后动、静脉，深层有项深动、静脉，故又可治疗风邪引起的枕神经痛和血管性偏头痛。

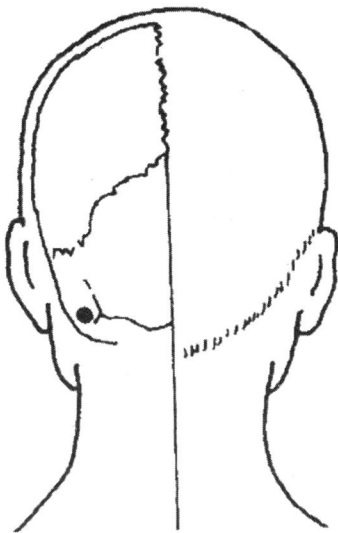

图 3 - 10　完骨

【刺法】患者坐位，一侧头痛取患侧完骨穴，双侧头痛取两侧完骨穴。用 1.5 寸长毫针，针尖向同侧眼球或耳垂方向刺入 1.0～1.3 寸。行捻转泻法，使针感向患侧头部扩散。留针 30 分钟，头痛可缓解或消失。

【按语】风池和完骨同属于足少阳胆经，都位于头项部，都可用于偏头痛的治疗，但在临床应用上各用偏重。风池可用于偏正头痛，完骨仅用于偏头痛；风池多用于头痛起于额颞部者，完骨多用于头痛起于眼外角者；风池多用于头痛兼见眩晕者，完骨多用于头痛兼见耳聋、耳鸣、耳内疼痛者。

有关完骨穴治疗偏头痛的古代文献记载可见于《针灸大成》："完骨主治头面肿，颈项痛，头风耳后痛。"古代文献记载虽然不多，但对于偏头痛和后头痛确有一定效果。如颈椎病、乳突部病变引起的头痛，在本穴位处常有明显的压痛，针刺本穴可有明显的效果，如果配合外关、足临泣或列缺效果更好。如果没有热像，再配用灸法。

针刺本穴时，一定要掌握针刺的角度和深度，不可刺入太深，如刺入过深可刺中椎动脉，引起严重后果。针刺深度以 1.1 寸以内较安全。

11. 翳风

【定位】属手少阳三焦经，位于耳垂下缘，当乳突与下颌角之间的凹陷处取穴（图 3－11）。

【主治】偏头痛等症。

【解析】本穴名之翳风，翳者蔽也，穴在耳后凹陷处，

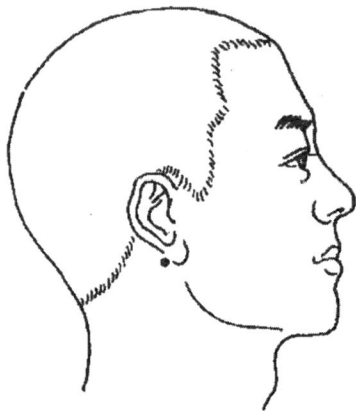

图 3－11 翳风

意遮蔽风气之处，善疗风邪，故名翳风。翳风穴是手足少阳之会穴，少阳经循行于头之偏侧，本穴又位于头之侧面，且善疗风邪，而偏头痛又多由风邪所致，故可治疗偏头痛。经验证明深刺双侧翳风，治疗偏头痛有一定的效果。

王云凯在《百穴精解》中指出，偏头痛患者的脑血流图多数以扩张为主，波幅显著增高，两侧波幅不对称。针刺翳风穴后，脑血流波幅高的明显降低，波幅低的可升高而趋于正常。这种良性的双向调节，可使失衡的血管运动重新获得相对平衡，头痛即可解除。

【刺法】穴位局部消毒，右手持 2 寸长毫针于下颌角与乳突之间缓慢进针，向对侧乳突直刺 1.5 寸左右，手法以捻转为主，尽量少提插，使患者产生明显的酸、胀、麻、重感，绝大多数患者的针感可放散到咽喉或舌根部，表示针刺深度和角度得当，留针 20 分钟后起针。注意针刺不可过深，以免刺中深部的迷走神经，波及心脏。

【按语】翳风穴在古医籍中多载其治疗耳聋、耳鸣、面瘫、下颌关节痉挛等症，未见有治偏头痛的记载。用本穴治疗偏头痛始于近代。

针刺翳风穴治疗偏头痛效果良好。笔者体会有三点：①根据现代神经解剖与神经生理知识，本穴深层组织结构相当于颈上神经节，针刺该穴可直接影响颈上神经节而调整颅内外血管舒缩功能，及时控制偏头痛的发作。②取得效果的关键在于针刺的深度和角度，即深度为 1.5 寸，角度必须向对侧乳突，针感放散至咽喉或舌根者效佳。③实验研究证明，翳风穴对脑血管和脑血流有良好的调节作用。

二、八脉交会穴法在头痛治疗中的应用

八脉交会穴是指奇经八脉与十二正经脉气相会通的八个穴

位，即公孙通于冲脉，内关通于阴维脉，列缺通于任脉，照海通于阴跷脉，足临泣通于带脉，外关通于阳维脉，后溪通于督脉，申脉通于阳跷脉。在临床上一般分为四组，两个穴位一组配合应用。即内关配公孙，列缺配照海，后溪配申脉，外关配足临泣。这四组八个穴位在针灸学中占有重要位置，正如《医学入门》所说："周身三百六十穴，统于手足六十六穴，六十六穴又统于八穴。"八脉交会穴在针灸临床上有非常广泛的应用，在头痛的治疗中也有非常重要的作用。八脉交会穴之所以能治疗多种疾病和在头痛治疗中有广泛的应用，主要机理在于这八个穴位在十二经脉中的特殊地位以及和奇经八脉的特殊联系。

（一）内关配公孙

内关与公孙相配可用于心肝脾等脏腑功能失调性头痛的治疗。

1. 内关

内关是手厥阴经的络穴，络脉由此别走于手少阳经。手少阳经环绕于耳部、上行于眼部和头的颞部，内络属于三焦。所以内关可治疗手厥阴经、手厥阴经别、手少阳经及其经络循行部位的病症。

内关穴通于阴维脉。阴维脉维络诸阴经，起于诸阴之交，会于任脉，《奇经八脉考》："阴维起于诸阴之交，其脉发于足少阴筑宾穴，为阴维之郄，在内踝上五寸腨肉分中，上循股内廉，上行入小腹，会足太阴、厥阴、少阴、阳明于府舍，上会足太阴于大横、腹哀，循胁肋会足厥阴于期门，上胸膈夹咽，与任脉会于天突、廉泉，上至顶前而终。"阴维脉联系诸阴经和任脉，循行于股内侧、腹部、胁肋部、胸部和咽喉部。《难经·二十八难》："阳维阴维者，维络于身，溢蓄不能环流灌溉诸经者也。"说明阴维脉有联系和调节诸阴经的作用。

根据手厥阴心包经、手厥阴经别、手厥阴络脉、手少阳经、阴维脉的循行，共同分布于胸部、腹部、胁肋部、咽喉部、耳部、偏头部（通过三焦经），内联心包、三焦、肝、肾、脾等脏腑。所以内关穴可以调节和治疗以上经络循行部位及其联系脏腑的病症。头痛的发生与肝、脾、肾、三焦有密切的关系，故内关可用于头痛的治疗。

2. 公孙

公孙是足太阴经的络穴，和足阳明经相联络，其络脉入于胃肠。"足太阴之别，名曰公孙，去本节之后一寸，别走阳明；其别者，入络肠胃。"（《灵枢·经脉》）

所以公孙穴可治疗足太阴脾经、足太阴经别、足太阴络脉、足阳明胃经、足阳明经别等经脉的病症，及这些经脉循行部位心、胃肠、脾、咽喉、面部及头脑发生的病症。

公孙通于冲脉。冲脉与任脉、督脉皆起于胞宫，一源而三歧，《灵枢·五音五味》："冲脉、任脉，皆起于胞中，上循背（脊）里，为经络之海。"

冲脉并足少阴经而行，其循行路线分为三部分。

其一，后行支沿脊柱腹侧上行，与肾经分布于脊柱的腹侧，冲脉"上循背（脊）里"。足少阴之脉"贯脊属肾络膀胱"，足少阴经筋"循脊内夹膂，上至项"，均说明冲脉的后行支脉并足少阴经行于脊里。

其二，冲脉的上行支并足少阴经上达胸部和咽喉部，《素问·骨空论》："冲脉者，起于气街，并少阴之经，夹脐上行，至胸中而散。"《灵枢·逆顺肥瘦》："冲脉者，五脏六腑之海也，五脏六腑皆禀焉。其上者，出于颃颡，渗诸阳，灌诸精。"

其三，冲脉的下行支并足少阴经至足部，《灵枢·逆顺肥瘦》：冲脉"其下者，注少阴之大络，出于气街，循阴股内廉，入腘中，伏行骭骨内，下至内踝之后属而别；其下者，并于少阴之经,渗三阴;其前者,伏行出跗属,下循跗入大指间,渗诸络而温肌肉。"

冲脉与督脉、任脉皆起于胞宫,并少阴之脉,受先天肾气的资助,纳阳明之脉,受后天水谷精微的供养,渗诸阳,渗三阴,灌诸精,故称冲脉为十二经之海,又名"血海"。主治妇女的经带胎产诸病,及肾肝脾诸脏的病症,如经期头痛、绝经期头痛、经前期头痛以及脏腑功能失调引起的头痛。正如《难经·二十九难》说:"冲之为病,逆气而里急。"及《奇经八脉考》:"逆气上冲,或兼里急,或作躁热。"正是诸多头痛发生的机理。

3. 内关配公孙

内关和公孙相结合,其经脉共同循行于胸部、胁肋部、腹部、咽喉部,相联系的脏腑有心包、脾、肾、肝、胃、肠、三焦、脑、胞宫。这些脏腑功能失调均可产生头痛,内关配公孙可用于以下头痛的治疗。

(1)**心脾两虚性头痛** 心脾虚弱,气血化源不足,不能上荣于脑髓脉络,可导致头痛的发生。内关属于心包经,配五行属火;公孙属于脾经,配五行属土,火可生土。补之,可补益脾胃,运化气血,濡养脑络,头痛可愈。而且足阳明胃经循行于额颅,内入络于脑;手少阳三焦经环行于耳和头的颞部;手厥阴经别上达乳突。所以内关配公孙可用于心脾两虚性偏正头痛的治疗。

(2)**胃肠气逆性头痛** 胃肠皆以通降为顺,若胃肠气机阻滞,清气不升浊阴不降,浊气上阻脑络,发为头痛,即《素问·通评虚实论》所说:"头痛耳鸣,九窍不利,肠胃之所生也。"内关络三焦,可理气和胃降逆,公孙络于胃肠,调理胃肠,理气降逆。内关配公孙可升清降浊,和胃降逆,故可用于胃气上逆性头痛的治疗。若再配合中脘,斡旋气机升降,效果更好。

(3)**冲任失调性头痛** 冲脉任脉共同起于胞宫,任为阴脉之海，主"妊养"，冲为十二经之海，又称"冲为血海"，有调节和滋润濡养十二经脉的作用。月经期血入胞宫，头部脉络失于濡养，不荣则痛；血入胞宫需要借助于肝的疏泄作用，若肝气郁结失于疏泄，则气血瘀滞，不通则痛。或年过半百，任脉虚，太冲脉衰少，头部经脉得不到气血的濡养，头痛而作。内关配公孙补之可益气血之源，缘于补火生土也；泻之可疏肝解郁，行气化瘀，缘于"实则泻其子"也。内关隶属于手厥阴经，与肝同属于厥阴经；冲脉下行支，循跗入大指间会于足厥阴经，故泻公孙也可达到疏肝解郁活血化瘀的作用。因此，内关配公孙可用于月经前期的头痛、月经期头痛、月经后期头痛以及绝经期头痛的治疗。

（二）列缺配照海

列缺与照海相配用于肝、肾、心功能失调性头痛的治疗。

1. 列缺

列缺是手太阴经络穴，通过络脉与其相表里的手阳明经相联系。

手太阴经脉、经别、络脉内属于肺，络于大肠，其经脉循行经过胃和喉咙，再通过手阳明经上达头面。因此肺的病变可通过胃和手阳明经上扰头颅，引起头痛的发生，所以列缺可通过手太阴经、手阳明经治疗肺、胃、大肠引起的头面部的疾病。

列缺通于任脉，任脉为阴脉之海，有统任诸阴经的作用。任脉和冲脉同起于胞宫（男子应起于阴囊中），发出后分为两支，一支向后沿脊柱腹侧上行至胸椎；一支从子宫发出后，浮行于外为其主干线，分布于外生殖器官，上行经耻骨前，沿腹部正中线上行至胸，有分支布于心，其主干线沿气管、咽喉上行，环绕口唇，再上行至眼眶下，入于眼内。根据《奇经八脉考》记载，任脉与足厥阴经、足太阴经、足少阴经、冲脉、阴维脉相会合，故称阴脉之海，有统调诸阴经的作用。

任脉起于胞宫，与胎妊、月经有关。《灵枢·五音五味》：
"冲脉、任脉，皆起于胞中……"《素问·上古天真论》："女子
七岁，肾气盛，齿更发长。二七而天癸至，任脉通，太冲脉盛，
月事以时下，故有子。"故任脉与月经和妊娠有密切关系。

任脉还和诸多阳经相会合。根据《奇经八脉考》记载，任脉
还会合足少阳、冲脉于阴交，会手太阳、手少阳、足阳明于中
脘，会手足阳明、督脉于人中。所以胞宫的病变尤其是月经的病
症可通过任脉及其相联系的阳经影响到头颅，导致头痛、头晕等
病症的发生。所以列缺可通过任脉治疗胞宫病变以及内脏病变引
起的头痛。

2. 照海

照海通过足少阴肾经、足少阴络脉、足少阴经别和肾、肝、
心、肺、膀胱、喉咙、舌本、脊柱等脏腑器官相联系，并通过足
少阴经别于项后合于足太阳经，还在十四椎出属带脉。所以肾脏
有病可通过足少阴肾经影响到肝、心、肺、喉咙等脏器，还可通
过足太阳经和脊柱（督脉）影响到头颅。所以照海可治疗肾、
肝、心、肺引起的头痛、头晕等病症。

照海通于阴跷脉，阴跷脉起于足少阴经的然谷穴，经照海上
行，循下肢内侧至会阴处，入腹内，上膈，循胸里至锁骨上窝，
上出人迎之前，至咽喉交贯冲脉，上面部，经口角部会手足太阳
经、足阳明经、阳跷脉于睛明穴，然后入目系，入络于脑。

《灵枢·脉度》："跷脉者，少阴之别，起于然谷之后，上内
踝之上，直上循阴股，入阴，上循胸里，入缺盆，上出人迎之
前，入頄属目内眦，合于太阳、阳跷。"《难经·二十八难》又
说："阴跷脉者……至咽喉，交贯冲脉。"阴跷脉主要循行腹部、
胸部、咽喉部并入络于脑，与足少阴经、冲脉相联系，与足阳明
经、足太阳经、手太阳经、阳跷脉会于眼内角。

阴阳跷脉主一身之动静，动者为阳，静者为阴。两脉皆起于跟中，与足少阴经、足太阳经相通，皆入络于脑。卫气的运行与阴阳跷脉的功能有密切的关系，卫气昼行于阳，夜行于阴，行于阳则寤，行于阴则寐，此其常也。若病则失其常，或则留于阴，或则留于阳，留于阳则阳盛，留于阴则阳衰，如此则寤寐失常。可见阴阳跷脉与脑神的功能有密切关系。

3. 列缺配照海

列缺配照海其所属的经脉相会于会阴部、腹部、胸部、咽喉部、眼部、头部等，相联系的经脉有足少阴肾经、足厥阴肝经、足太阴脾经、手太阴肺经、手足阳明经、手足太阳经、任脉、冲脉、带脉、阳跷脉等，相联系的脏腑有肾、肝、心、肺、脾、脑、胞宫等。这些脏腑和其所属的经脉功能失调均可导致头痛的发生，列缺配照海常用于以下三种头痛的治疗。

（1）阴虚肝阳上亢性头痛　肝肾同源，肾阴亏损，必致肝阴不足，肝体阴而用阳，阴虚则水不涵木，肝阳上亢，可至头痛的发作。补照海调肾阴以滋水涵木，有"虚则补其母"之意，补阴跷脉以宁心安神；补列缺既可补肺金以生肾水，又可补肺金以抑制肝木；补列缺还可充实任脉以调补诸阴经。如此肝肾阴虚得以复原，肝阳受到抑制，不再上亢，头痛可愈。

（2）肾精亏损性头痛　肾主骨生髓，《灵枢·海论》："脑为髓之海。"因此，肾精充足，髓海得养，则脑的功能健全；反之，肾精不足，髓海空虚，脑失所养，则见头痛、头晕、耳鸣等症。列缺属于手太阴肺经并通于任脉，补列缺可补肺金以生肾水；任脉总任诸阴经，补之，可调补五脏之精，充养肾精，《素问·上古天真论》："肾者主水，受五脏六腑之精而藏之。"如此，列缺配照海可补益肾精，调补五脏，濡养脑髓，故可以治疗肾精亏损性头痛。

（3）冲任失调性头痛　任脉起于胞宫，有统任诸阴经的作用，冲脉起于胞宫，为十二经之海，又有"冲为血海"之称，有调节和滋润濡养十二经脉的作用。肾藏精，精生血。若肾之精气不足，则任脉推动和调控脏腑的功能减弱，脏腑则无多余的精气藏于肾，如此，精血亏损，血海空虚。月经期冲脉调十二经血入于胞宫，脑络失养，发为头痛。此类头痛多与月经有关，或为经期前头痛，或为经期中头痛，或为经期后头痛，或为绝经期头痛。列缺配照海可补肾益精，又可调补五脏充养肾精。如此，冲任得精血而协调，脑络得精血的濡养，头痛可愈。

（三）后溪配申脉

后溪配申脉常用于头痛始于目内眦，或始于头项部者。其病因可为风邪侵袭、肝阳上亢、气血亏损或瘀血阻滞等。

1. 后溪

手太阳经起于手小指外侧端，经上肢外侧后缘上达于头项部，终止于眼内角，联系足太阳经，与督脉大椎穴相交会，与心、小肠、胃、耳、眼相联系。《灵枢·经脉》："小肠手太阳之脉，起于小指之端……出肩解，绕肩胛，交肩上，入缺盆，络心，循咽下膈，抵胃属小肠；其支者，从缺盆循颈，上颊，至目锐眦，却入耳中；其支者，别颊上颇抵鼻，至目内眦，斜络于颧。"所以后溪可治疗心、胃、小肠以及颈项、耳、眼部病变引起的头痛。

后溪通于督脉，督脉与任脉、冲脉同起于胞宫，督脉其中一分支，下出会阴，循脊柱上达项后风池穴处，入络于脑。另一分支，与足少阴肾经并行于脊柱腹侧，上行分布于肾。

所以后溪可治疗通过督脉头项部及脑部病变引起的头痛。

2. 申脉

足太阳经起于目内眦，上头顶入络于脑，下至头项部，经背腰部络肾属膀胱，终止于足小趾端。足太阳经别属膀胱络肾，分布于心，上出项部复属太阳。《灵枢·经别》："足太阳之正，别入于腘中，其一道下尻五寸，别入于肛，属于膀胱，散之肾，循膂当心入散；直者从膂上出于项，复属太阳，此为一经也。"简而言之，足太阳经循行于头项部和脊背部，与眼、脑、心、膀胱、肾、足少阴经、督脉相联系。

申脉交会于阳跷脉，阳跷脉起于足太阳的申脉穴，循外踝上行，至目内眦，与手足太阳经、足阳明经、阴跷脉相会于睛明穴，入络于脑，然后绕行于头的侧部至风池穴。《奇经八脉考》："阳跷者，足太阳之别脉，其脉起于跟中，出于外踝下足太阳申脉穴，上外踝上三寸以跗阳为郄，直上……同足阳明上而行巨髎，复会任脉于承泣，至目内眦与手足太阳、足阳明、阴跷五脉会与睛明穴，从睛明上行入发际，下耳后，入风池而终。"而《灵枢·寒热病》的记载说明阴阳跷脉还入络于脑："足太阳有通项入于脑者，正属目本，名曰眼系，头目苦痛取之，在项中两筋间，入脑乃别。阴跷阳跷，阴阳相交，阳入阴，阴入阳，交于目锐眦。"

总之，申脉通过足太阳经、足太阳经别、阳跷脉，在内与肾、膀胱、心相联系，在上与眼、脑相联系，在外分布在颈项部。

3. 后溪配申脉

后溪与申脉相联系的经脉有手太阳经、足太阳经、手阳明经、足阳明经、足少阳经、任脉、督脉、阴跷脉、阳跷脉等。后溪与申脉通过经脉相联系的脏腑与器官有：肾、心、膀胱、小肠、脑、胞宫、眼等；后溪和申脉相联系的经脉会合于目内眦、颅脑、头项部等。当其所属的经脉和脏腑发生病变后就会引起头部疼痛，均可取后溪和申脉治之。临床上常用于以下两个方面：

（1）后头部或头项部疼痛，或头痛连及项背，或头痛连及肩臂　这些部位是太阳经和督脉的分布范围，故可用同名经配穴的后溪和申脉治之，临床上常配合天柱、风府、风池、至阴等穴应用。

（2）头痛起于目内眦连及额部者　后溪和申脉所联系的经脉会于目内眦，《素问·缪刺论》："邪客于足阳跷之脉，令人目痛从内眦始。刺外踝之下半寸所各二痏，左刺右，右刺左。"根据"经脉所通，主治所及"的治疗原则，故可用后溪、申脉治之。临床上常配合攒竹、天柱、金门等穴应用。

引起以上部位疼痛的原因主要有以下四个方面：

（1）风邪侵袭引起的头项部疼痛　后溪和申脉都属于太阳经，太阳为一身之外藩，为人体的屏障，容易感受外邪，故太阳经的穴位有散风祛邪的作用。后溪是手太阳经五输穴中的"输穴"，配五行属于"木"，木主风；且《难经·六十八难》："输主体重节痛"，说明输穴有散风驱邪通经止痛的作用。申脉属于足太阳经，循行于头项部，故可用于头项痛的治疗，正如《标幽赋》说："头风头痛，刺申脉与金门。"在临床上常应用后溪、申脉治疗后头痛，如紧张性头痛、枕神经痛。头痛严重者可配合天柱、金门。风邪侵袭人体有合并寒、热、湿邪气的不同，应根据症因加用不同的穴位。

（2）肝阳上亢性头痛　肝阳上亢，循经上扰，可致头巅顶疼痛，也可见头痛始于后项部。《灵枢·经别》："足厥阴之正，别跗上，上至毛际，合于少阳，与别俱行，此为二合也。"足少阳经行于耳后颈项，肝阳可沿足厥阴经及其相表里的足少阳经上扰头项部，引起头项部疼痛，这时可取后溪、申脉治之。因为此二穴既可益肾水，又可平肝阳泻心火。脏与腑是相互表里的，脏藏而不泻，腑泻而不藏。但脏也有过盛与不足，过盛时可通过腑以泻之，不足时也可通过腑以补之。后溪属小肠经，配五行属于火，申脉属于膀胱经，配五行属于水。泻后溪可以泻心火，火乃木之子，泻心火可达平肝阳的作用，且后溪是手太阳经五输穴中的输穴，配五行属风，内应于肝，泻之，也有泻肝息风的作用；补申脉有补肾水的作用，可达滋水涵木的效果。故肝阳上亢性头项部疼痛可取后溪与申脉治之，如高血压导致的肝阳上亢性头痛，常常开始于头项部，用后溪、申脉再配合风池、太冲、内关等穴，具有良好效果。

（3）气血亏损性头项痛　劳心过度，操劳失宜，耗伤气血，筋脉失于濡养，导致筋脉挛缩，引起头项部疼痛，如长久操作电脑的人、长久低头工作的人、长久失眠的人，因耗损气血，筋脉失养，而见头项疼痛，颈项肌肉挛缩僵硬，可取后溪、申脉治之。因为督脉和阳跷脉主痉挛性疾病，《素问·骨空论》："督脉为病，脊强反折。"《难经·二十九难》："阳跷为病，阴缓而阳急。"这些记载都说明督脉和阳跷脉主挛缩性疾病，诸如经筋挛缩引起的头项部疼痛和肌肉、关节疼痛均可取督脉的交会穴后溪和阳跷脉的交会穴申脉治之。因为后溪配五行属于木，木应于风，有息风解除痉挛的作用；申脉属于膀胱经并通于阳跷脉，既可解除痉挛，又可益阴涵木，缓解痉挛。临床上常配合心俞、膈俞、脾俞、三阴交等穴益气养血，可加强治疗效果。

（4）瘀血性头项痛　头项部由于外伤导致瘀血停滞，痹阻太阳、督脉等经络，形成头项部疼痛，活动受限，局部有明显压痛点，可取后溪、申脉并阿是穴治之，针刺泻法，若加用膈俞穴刺络拔罐，有良好效果。

（四）外关配足临泣

外关配足临泣常用于偏头痛的治疗，其病因可为外感风邪、邪气蕴结少阳、肝胆郁热、心胆气虚等。

1. 外关

手少阳经起于手无名指指端，经上肢外侧上入胸中，络于心包分属三焦，再上头部入耳中，并环绕于耳，终于眼外侧。手少阳经络脉起于外关，沿手少阳经上行分布于胸中和心包。《灵枢·经脉》："手少阳之别，名曰外关，去腕二寸，外绕臂，注胸中，合心主。"手少阳经别上别巅顶，下走三焦，散于胸中。《灵枢·经别》："手少阳之正，指天，别于巅，入缺盆，下走三焦，散于胸中也。"所以手少阳经及其络脉、经别主要分布在头的侧面、耳中、耳周围和目外眦，在体内联系三焦和心包。

外关通于阳维脉，阳维脉其脉气发于足太阳经之金门穴，上行足太阳经和足少阳经之间，经肩后，会手少阳经于天髎，会足少阳于肩井，并会于哑门、风府、风池、脑空、承灵、正营、目窗、本神、阳白。与阳维脉交会的经脉有手足太阳经、手足少阳经、手足阳明经、督脉和阳跷脉。手少阳经和阳维脉共同循行于偏头部、耳部、目外眦、项部和肩胛部。

2. 足临泣

足少阳经起于目外眦，循行于偏头部，入于耳中，属胆络肝，止于足部。足少阳经的络脉别走足厥阴经。《灵枢·经脉》："足少阳之别，名曰光明，去踝五寸，别走厥阴，下络足跗。"足少阳经别起于股外侧的足少阳经，入腹部合于足厥阴经，分布于胆和肝，经过心上达面颊部，在眼外角入眼内，系目系。《灵枢·经别》："足少阳之正，绕髀，入毛际，合于厥阴，别者入季胁之间，循胸里属胆，散之上肝贯心，以上夹咽，出颐颔中，散于面，系目系，合少阳于外眦也。"足少阳经及其络脉、经别会于足厥阴经，联系胆、肝、心和脑，分布于头的侧面、目外眦、耳的周围和耳中。

足临泣通于带脉，带脉起于第2、3腰椎之间，上至肾纳足少阴经别至季胁，环腰一周。

《灵枢·经别》："足少阴之正，至腘中，别走太阳而合，上至肾，当十四椎出属带脉。"《素问·痿论》："冲脉者，经脉之海也，主渗灌溪谷，与阳明合于宗筋，阴阳总宗筋之会，会于气街，而阳明为之长，皆属于带脉，而络于督脉。"《奇经八脉考》：
"带脉者，起于季胁足厥阴之章门穴，同足少阳循带脉穴，围身
一周，如束带然，又与足少阳会于五枢、维道，凡八穴。"从以
上记载可知带脉环腰一周，联系足少阳经、足少阴经、足厥阴经
和督脉。

3. 外关配足临泣

外关与足临泣相联系的经脉有手少阳经、手厥阴经、阳维
脉、足少阳经、足厥阴经、带脉、足少阴经和督脉。外关和足临
泣通过其经脉在内联系的脏腑有三焦、心包、胆、肝、肾、心、
脑，在外有耳、眼等。其经脉主要分布于头的侧面、目外眦、耳
部、胸部、胁肋部。

外关与足临泣相配合属于同名经配穴法，也属于母子配穴
法，因为外关属手少阳三焦经，配五行属于"火"；足临泣属于
足少阳胆经，配五行属于"木"，木生火，故此配穴法属于母子
配穴法。用于头痛的治疗主要以偏侧头痛为主，因为手少阳经、
足少阳经、阳维脉均循行于头的侧面，按照"经脉所通，主治所
及"的治疗原则，外关与足临泣相配当以治疗偏头痛为主。

（1）**感受风邪引起的偏头痛** 阳维脉起于诸阳之会，在其循
行中与诸阳经相交会，有维系诸阳经以抗御外邪的作用。阳维脉
功能失调，就容易感受外邪，《难经·二十九难》："阳维为病苦
寒热。"因阳维受邪为病在表，故苦寒热。感受外邪后可见偏侧
头痛，兼见恶风寒热，可取外关、足临泣治之。外关通于阳维
脉，有驱除外邪，通经止痛的作用；足临泣与外关同属于少阳
经，有相互协同祛除外邪的作用。足临泣是足少阳经五输穴中的
"输"穴，配五行属于木，木主风，故足临泣也有散风祛邪的作
用。临床应用时可加风池、太阳，以加强散风祛邪的作用。

（2）**邪气入侵少阳的偏头痛** 邪在少阳症见偏侧头痛，或左
或右，寒热往来，胸胁苦满，心烦喜呕，默默不欲饮食，口苦咽

干，脉弦。手足少阳经循行于目外眦、头颞部、胸胁部，属三焦和胆，络于心包和肝。故邪在少阳，经气痹阻，则偏侧头痛；邪在少阳郁而化热，则见口苦咽干；胆热犯胃，胃失和降，故见心烦喜呕，默默不欲饮食。外关属少阳通于阳维脉，有向上向外的作用，使邪从表解。足临泣属足少阳胆经，泻之可清解少阳之热，使邪热从内化解。如此，少阳邪气可除。临症时可结合病情酌加太阳、风池、大椎、中脘、足三里等穴。

（3）肝胆郁热性头痛　肝胆郁热随经上扰，症见头部胀痛眩晕，或头痛如劈，抽掣作痛，痛连目珠，头面烘热，心烦易怒，口苦咽干，脉弦数。足临泣清泻肝胆之热，外关属手少阳经，配五行属火，泻之可清热兼泻肝胆，因火乃木之子也。临症时可酌情加行间、太阳、曲池等穴。

（4）心胆气虚型头痛　心胆气虚，头部脉络失于气血荣养，头痛而晕，遇劳痛剧，神疲乏力，胆怯易惊，心悸失眠，焦虑症患者多见此类型头痛。补外关和足临泣，并可酌情加用心俞、胆俞、足窍阴等穴，效果良好。

（5）头痛起于耳中者　手足少阳经皆入于耳中，并环绕耳窍分布，故外关和足临泣是治疗耳源性头痛的主穴。

（6）头痛起于目外眦连及颞部者　手少阳经抵达目外眦，足少阳经起于目外眦，足少阳经别入于目，阳维脉会于手足少阳经，故外关和足临泣又是治疗眼源性头痛的主要配穴。

（7）绝经后头痛　妇女绝经之后，经血复来不止，或带下不止，腰腹酸痛，足痿无力，此带脉约束乏力也。正如《脉经·平奇经八脉病》："带脉也，动苦少腹痛引命门，女子月事不来，绝继复下，令人无子。"针补外关、足临泣，并酌情配合肾俞、章门、关元等穴以补之，有良好效果。

三、特殊针刺手法

（一）第二掌骨侧针刺法

在第二掌骨侧穴位群中蕴涵着整个人体各个部位和器官的生理和病理信息，当人体某一部位或器官有病时，就会在第二掌骨侧相应的穴位出现压痛点，在压痛点上进行针刺或按摩，就可以治疗人体相应部位或器官的疾病，这种方法就是第二掌骨侧诊疗法。

1. 穴位定位（图3–12）

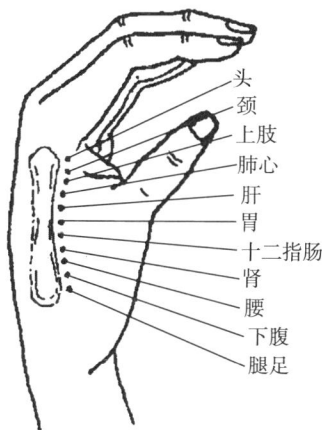

图3–12　第二掌骨侧针法穴位示意图

（1）头穴　手握空拳，掌心横纹尽端与第二掌骨的交点。

（2）腿足穴　第二掌骨近侧端与拇指侧的交点。

（3）胃穴　头穴与足穴连线的中点。

（4）肺心穴　头穴与胃穴连线的中点。

（5）肝穴　胃穴与肺心穴连线的中点。

（6）颈穴　头穴与肺心穴的连线分成三等分，近头穴的1/3点是颈穴。

（7）上肢穴　头穴与肺心穴的连线分成三等分，近肺心穴的1/3点是上肢穴。

（8）腰穴　胃穴与足穴连线的中点是腰穴。

（9）十二指肠　胃穴与腰穴的连线分成三等分，近胃穴的1/3点，是十二指肠点。

（10）肾穴　胃穴与腰穴的连线分成三等分，近腰穴的1/3点是肾穴。

（11）下腹穴　腰穴与足穴连线的中点是下腹穴。

2. 针刺方法

针刺前需要找准压痛点。选用直径 0.30mm，长 25mm 的毫针，消毒后，对准穴位和压痛点垂直刺入，进针 20mm 左右，得气后，并获得较强的针感。获得较强针感后留针 45 分钟，每间隔 5～10 分钟行针一次，以保持针感。每天针灸一次，7 次为一疗程。针刺 5～10 分钟后，患者可在病变部位出现热感、出汗或舒服感，此征象是疗效较好的反应。

3. 临床应用

第二掌骨侧针疗法应用的取穴原则是部位对应原则，同侧对应原则，脏腑所主对应原则。应用本法对头痛的治疗也要遵循这些原则。

主穴：第二掌骨侧头穴。

配穴：第二掌骨侧肝穴、胃穴、肾穴、心肺穴等。根据头痛的病因与脏腑的关系灵活选择穴位，如风寒风热者加心、肺穴；风湿者加胃穴；肝阳上亢者加肝穴；痰湿中阻者加胃穴；肾精亏损者加肾穴。

（二）耳针法

耳针法对头痛有较好的效果，具体应用方法如下。

1. 耳穴的选取法和配穴法

（1）根据头痛的部位选配穴位

全头痛：额、颞、枕、神门、皮质下、交感、心、肝、肾。

前头痛：额、神门、皮质下、缘中。

后头痛：枕、顶、颈椎、神门、脑干、膀胱、肾。

偏头痛：颞、神门、肝、胆、交感、皮质下、肾。

头顶痛：顶、枕、神门、肝、膀胱、皮质下。

（2）根据头痛伴随病症选配穴位

神经性头痛：神门、皮质下、心、肝、胆、胃、脾、肾。

高血压性头痛：神门、心、肝、肾、降压沟。

鼻源性头痛：内鼻、外鼻、咽喉、肺、神门。

耳源性头痛：外耳、内耳、神门、胆、肝、肾。

眼源性头痛：目1、目2、神门、肝、胆、耳尖。

牙源性头痛：上颌穴、下颌穴、牙痛点、神门、胃穴。

（3）根据中医辨证选配穴位

风寒性头痛：肺、大肠、皮质下。

风热性头痛：肺、大肠、扁桃体、耳尖。

风湿性头痛：肺、大肠、脾、胃。

肝阳上亢性头痛：肝、胆、肾、耳尖。

痰浊阻滞性头痛：脾、胃、肺。

气血两虚性头痛：心、脾、胃。

肾精亏损性头痛：肝、肾、脾。

（4）根据耳郭上的反应点选配穴位　当人体内脏或躯体某些部位发生病变时，往往会在耳郭相应区域出现各种反应，这种反应可作为辅助诊断和治疗的依据。具体方法有以下三种：

望诊法：在自然光线下，用肉眼或放大镜直接观察耳郭色泽和形态的变化，如硬结、丘疹、凹陷、脱屑、色素沉着等。

压痛法：在与疾病相应的部位，用探棒或毫针针柄等由耳郭周围向中心以均匀的压力依次仔细探查，当压及反应点时，患者可有呼痛、皱眉、躲闪等反应，以最明显的反应点为首选。

皮肤电阻测定法：当身体有疾病时，多数患者在耳郭相应区域的耳穴上电阻会下降，电阻下降的穴位，皮肤导电量必然升高，故这个点又称良导点，而良导点可作为耳针的治疗点。

以上三种选配耳穴方法，在临床上多结合应用。

2. 耳穴的刺激方法

耳穴针刺前，必须严格消毒。包括针具的消毒，医生手的消毒，耳穴皮肤的消毒。耳穴的刺激方法有以下四种：

（1）毫针刺法　针具选用 0.25～0.30mm 粗细及 13～25mm 长的毫针。进针时，术者用左手拇、食两指固定耳郭，中指托着针刺部位的耳背，这样既可掌握针刺的深度，又可减轻针刺的疼痛。然后用右手拇食指持针，在所选耳穴处进针。针刺的强度和手法应视病人的病情、体质和耐痛度等综合决定。针刺的深度也应根据患者耳郭局部的厚薄而灵活掌握，一般刺入皮肤 2～3 分即可。刺入耳穴后，如局部感应强烈，头痛即可减轻；若无针感，应调整针尖的方向，寻找针感。一般留针 20～30 分钟，慢性疼痛留针时间可适当延长，儿童老人留针时间不宜过长。出针时左手托住耳背，右手出针，并用消毒干棉球压迫针孔，以免出血。

（2）电针法　电针法是将毫针法和脉冲电流刺激相结合的一种方法。利用不同波形的脉冲电刺激以强化针刺耳穴的调节作用。

（3）埋针法　是将皮内针置于耳穴内以治疗疾病的方法，此法适用于一些疼痛性疾病和慢性疾病，可起到持续刺激，巩固疗效或防止复发的作用。使用时；消毒局部皮肤，左手固定耳郭，绷紧埋针处皮肤，右手用镊子夹住消毒的皮内针柄，轻轻刺入所选穴位皮内，一般刺入针体的 2/3，再用胶布固定。一般仅埋患侧单耳穴，必要时可埋双耳穴。每日自行按压 3 次，留针 3 ~ 5日。

（4）压丸法 又称压籽法，是在耳穴表面贴敷王不留行籽或磁珠的一种方法。本法不仅能收到与毫针埋针法同样的效果，而且无痛，副作用少，不易引起耳软骨炎。本法能起到持续刺激的作用，患者可以不定时地在穴位敷贴处按压以加强刺激。

3. 注意事项

（1）严格消毒，防止感染。因耳郭表面凹凸不平，结构特殊，针刺前必须严格消毒。在湿疹、溃疡和炎症的部位禁针。

（2）有习惯性流产的孕妇应禁针。

（3）耳针治疗时也可发生晕针，应注意预防。

（三）皮肤针法

皮肤针法是使用皮肤针叩刺皮部以治疗疾病的方法。皮部是全身皮肤按经脉的分部，皮肤针法就是用皮肤针叩刺皮部，通过孙络、络脉和经脉，以通行气血，平衡阴阳，调整脏腑的功能以治疗疾病的方法。

1. 叩刺部位

（1）夹脊穴是治疗头痛的常规穴位 夹脊穴从颈椎到腰椎，并根据头痛的性质，配合适当的其他穴位，如：

风寒性头痛加：风池、天柱、合谷、手三阳经。

风热性头痛加：风池、天柱、合谷、曲池、大椎、督脉、手三阳经。

风湿性头痛加：风池、天柱、中脘、足三里、手三阳经。

肝阳上亢性头痛加：风池、肩井、肝俞、太冲、足三阴经。

痰湿性头痛加：中脘、足阳明经、足三阴经。

气血虚弱性头痛加：心俞、膈俞、脾俞、肾俞、足三阴经。

肾虚性头痛加：心俞、脾俞、肾俞、督脉、足三阴经。

瘀血性头痛加：心俞、膈俞、肝俞、足三阴经。

（2）头痛的部位是叩刺的主要依据

前头痛：重点叩刺前头部和项部的督脉、足太阳经、足少阳经、眼区、手足阳明经。

偏头痛：重点叩刺后头项部的督脉、偏头部的手足少阳经、头额颞部、太阳穴和手足少阳经。

后头痛：重点叩刺头项部的督脉、足太阳经及手足太阳经。

（3）阳性反应点是叩刺的重点　当人体内脏或经络发生病变后，就会通过经络系统反映到体表，常见于背部脊柱的两侧。其表现形式有两种，其一是某些点感觉疼痛，或感觉过敏，或感觉迟钝，或者有色泽的改变，这些点称为"阳性感觉点"；其二是某些部位有条索状物或结节，称之为"阳性反应物"。对这些部位应重点叩刺，往往可取得良好效果。

2. 叩刺方法

将针具及叩刺的皮肤消毒后，用无名指或小指将针柄末端固定于手掌小鱼际处，再以拇指和中指夹持针柄，食指置于针柄中段。针尖对准叩刺部位，使用腕力，将针垂直叩打在皮肤上，并立即提起，反复进行。叩打频率一般每分钟 70～90 次，连续依次叩打。叩打的次序是先上后下，先左后右。头部按经络呈网状叩刺；胸部沿肋边缘叩刺；腹部穴位及口、眼、耳和关节部位按环形叩刺；背部的督脉叩刺在棘突间，背部也可叩刺夹脊穴和足太阳膀胱经第一条线；四肢按手、足三阳经和手、足三阴经的走行方向叩刺。

叩刺的强度应根据患者的体质、年龄、病情及部位而定，叩刺的强度分弱、中、强三种。

弱刺激：用较轻的腕力，患者无疼痛感，被叩刺的皮肤略有潮红。适用于虚证、老弱患者、妇女、儿童及面部。

强刺激：用较重的腕力叩刺，病人有痛感，被叩刺的部位有少许出血或隐隐出血。适用于实证、青壮年、体格强壮者及肌肉丰厚的部位。

中等刺激：腕部用力介于上述两者之间，患者稍有痛感，局部皮肤潮红，但无出血。适用于一般患者。

3. 注意事项

（1）叩刺时腕力应灵活，垂直叩刺并立即弹起，不可斜刺、压刺和拖刺。

（2）针具和叩刺的部位应严格消毒，防止感染。

（3）叩刺部位有创伤、溃疡或瘢痕不宜叩刺。

（4）皮肤针刺后可配合拔罐，名曰"刺络拔罐"，可加强治疗效果，适用于实证。

（四）皮内针法

皮内针法是将皮内针刺入穴位的皮内或皮下，给予较长时间的刺激，以调整经络脏腑功能，达到防治疾病的一种方法。临床常用于慢性顽固性疾病和经常发作的疼痛性疾病，如顽固性头痛、三叉神经痛、关节痛等。

1. 选穴方法

一般可根据针灸治疗时的配穴原则进行辨证取穴，同时可结合经络腧穴的触诊法，选取阳性反应物或阳性反应点。

前头痛：印堂、攒竹、阿是穴、列缺等。

偏头痛：太阳、阿是穴、外关、足临泣等。

后头痛：玉枕、阿是穴、申脉等。

头顶痛：印堂、阿是穴、太冲等。

外感头痛：加大椎、肺俞、列缺。

肝阳上亢性头痛：加肝俞、胆俞、行间。

痰浊阻滞性头痛：加中脘、丰隆。

瘀血性头痛：加膈俞、心俞。

气血虚弱性头痛：加心俞、脾俞。

肾虚性头痛：加肾俞、悬钟。

2. 操作方法

针具、镊子和埋针部位的皮肤应经严格消毒后，方可进行针刺。针具有图钉型和麦粒型两种。

图钉型皮内针，用镊子夹住针圈，将针尖对准穴位垂直刺入，使环状针柄圈平整地留在皮肤上，然后用胶布固定。此针多用于头面部和耳部。

麦粒型皮内针，用镊子夹住针柄，针尖对准穴位，将针平刺入皮内。针刺方向一般与经络方向垂直。针刺之后，在针柄和皮肤之间，贴一块小胶布，然后再用一块较大的胶布覆盖在针柄上，以防止针具移动或脱落。此法适用于多数穴位。

皮内针埋藏的时间，一般 1~2 天，最多 3~6 天，天热时不宜超过 2 天。埋针期间，可每天按压数次，以增加刺激量。

3. 注意事项

（1）埋针宜选用较易固定和不妨碍肢体活动的穴位。

（2）埋针后，若患者感觉局部疼痛，应将针取出，重新操作。

（3）埋针期间，在埋针的部位不要着水，以防感染。

（4）在埋针的部位如有溃疡、炎症、不明原因的肿块，禁忌埋针。

第二节　药物治疗头痛选药方法

一、依据头痛的病因病机选药

1. 散风止痛药

本类药物具有解表、散寒、清热、平肝、息风止痛的功效，根据临床表现，分为五个方面选择用药：

（1）散风祛寒　常用川芎、白芷、细辛、羌活、藁本、荆芥、防风等。

（2）散风清热　常用菊花、葛根、蔓荆子、蝉衣、薄荷、桑叶等。

（3）散风祛湿　常用防风、羌活等。

（4）平肝息风　常用钩藤、天麻、石决明、夏枯草、地龙等。

（5）通络息风　常用全蝎、蜈蚣、僵蚕、地龙、土鳖虫等。

2. 调肝止痛药

本类药物具有平肝潜阳、息风镇静、镇痉止痛的作用。根据病人的临床表现，分为六个方面选择用药。

（1）平肝潜阳　常用石决明、牡蛎、珍珠母、代赭石等。

（2）凉肝息风　常用羚羊角、钩藤、地龙、石决明等。

（3）清泄肝火　常用龙胆草、山栀子、牡丹皮等。

（4）滋肝阴养肝血　常用生地黄、白芍、阿胶、当归、熟地黄、制首乌等。

（5）滋阴潜阳　常用龟甲、鳖甲等。

（6）疏肝理气　常用柴胡、青皮、香附、川楝子、刺蒺藜等。

3. 化痰通络药

本类药物具有化痰通络止痛的作用。根据病人的临床表现，分为两个方面选择用药。

（1）温经化痰　常用半夏、天南星、贝母、白芥子、白附子、青礞石等。

（2）清热化痰　常用胆南星、贝母、瓜蒌、天竺黄、竹茹、竹沥、海浮石、海蛤壳等。

4. 健脾益气药

本类药物具有健脾和胃，补益气血，增强机体机能的作用，多用于脾胃虚弱或气血亏损性头痛。由于补气可以生血，所以血虚亦可通过健脾益气法治疗。

常用中药有人参、党参、黄芪、白术、扁豆等。

5. 补肾益髓药

本类药物有补肾精，益精髓，强筋骨，充盈脑髓的功能，多用于髓海空虚性头痛。根据病人临床表现，可分为补肾阳药和补肾阴药。

（1）补益肾阳　常用杜仲、续断、骨碎补、补骨脂、鹿角、益智仁、巴戟天、肉苁蓉、胡桃肉等。

（2）补益肾阴　常用熟地黄、白芍、何首乌、枸杞子、龟甲等。

6. 祛瘀通络药

本类药物具有通利血脉，促进血行，消散瘀血的功能，多用于瘀血性头痛。

常用中药有川芎、三七、桃仁、红花、乳香、没药、延胡索、三棱、莪术、丹参、益母草、鸡血藤、刘寄奴、土鳖虫、水蛭等。

二、依据头痛所属经络与部位选药

1. 依六经用药

太阳头痛：选用川芎、羌活。

少阳头痛：选用柴胡。

阳明头痛：选用升麻、葛根、石膏、白芷。

太阴头痛：选用苍术、半夏、南星。

少阴头痛：选用细辛。

厥阴头痛：选用吴茱萸。

2. 依疼痛的具体部位用药

头痛位于两侧或太阳穴处，可加柴胡、黄芩。

头痛位于颞部连及眼眶处，可加蔓荆子、重用川芎。

头痛位于前额或连眉棱骨，可重用白芷。

头痛位于巅顶，可加用吴茱萸、细辛，或藁本、防风。

头痛连及项背，可加用羌活、重用葛根。

全头痛者，选用羌活、防风。

三、依据药物的特性选药

在中药里有些药物对头痛的治疗有特殊的作用，备受中医临床家的重视。因此，掌握这些药物的性能、配伍、用量，将有助于临床疗效的提高。

1. 川芎

本品辛温升散，能"上行头目"，为治疗头痛的要药，为历代医家所推崇，无论风寒、风热、风湿、血虚、血瘀头痛均可随症配伍用之。李东垣说"头痛须用川芎"，且川芎有"头痛之圣药"之称。

风寒头痛，可配羌活、白芷、细辛、防风等。

风热头痛，可配菊花、石膏、僵蚕等。

风湿头痛，可配羌活、白芷、防风、苍术等。

肝阳头痛，可配天麻、钩藤、石决明等。

肾虚头痛，可配熟地黄、山茱萸、山药、人参等。

气虚头痛，可配人参、白术、黄芪、茯苓等。

血虚头痛，可配当归、白芍、熟地黄、何首乌等。

血瘀头痛，可配桃仁、红花、赤芍、地龙等。

痰浊头痛，可配天麻、半夏、白术、天南星等。

因川芎有上升的作用，为了避免上升过度，在临床上用川芎治疗头痛时多与有下降作用的牛膝配合应用，二者同用，能行气活血，上通下达，调理升降，可治诸经头痛。一般用量较大，川芎可用 10~15g，牛膝用 30~50g。

川芎治疗头痛的用量，许多学者主张重剂投入，才能达到明显的止痛效果。笔者在临床中用川芎治疗头痛时，用量一般为 10~15g，对于顽固性头痛或头痛程度较重者，用量可加大到 20~30g，每收良效。

实验研究证明川芎嗪可扩张脑血管，降低血管阻力，显著增加脑及肢体血流量，改善微循环；川芎水煎剂对动物中枢神经系统有镇静作用，并有明显而持久的降压作用；还有抗组织胺和利胆作有。

2. 白芷

本品辛散温通，芳香上达，散风通络，通达清窍，长于止痛，且善入足阳明胃经，是治疗阳明头痛的主药。故可治疗头额痛，眉棱骨痛，头风，是治疗鼻渊性头痛的要药。

风寒、风热、风湿性头痛可配合其他药物（详见川芎条），鼻渊性头痛可配合苍耳子、辛夷等。白芷与细辛同用，为治疗风寒性偏正头痛所必用之品。

现代药理研究表明，白芷水煎剂有解热、抗炎、镇痛、解痉的作用。

3. 细辛

本品辛香走窜，宣泄郁滞，上达巅顶，通利九窍，善于祛风散寒，功于止痛，尤适用于风寒性头痛、牙源性头痛、痹痛等多种痛证。风寒头痛常与川芎、白芷、羌活同用；寒性头痛剧烈者常与川芎、麻黄、附子同用。

关于细辛的临床用量，古有"细辛不过钱"之说，历代医家多遵此训，一般用量为 1 ~ 3g。近年来其用量逐渐增大，并认为增大剂量可增强止痛效果，用量多达 5 ~ 10g。但细辛有毒，大剂量应用可使中枢神经中毒，故不可贸然大量应用。

4. 蔓荆子

本品性辛苦微寒，辛能散风，微寒清热，轻浮上行，解表之力较弱，偏于清利头目，疏散头面邪气，故风热头痛者多用。蔓荆之籽入药，籽性沉降，善清降头目邪热，故蔓荆子是治疗头痛的主要药物。

蔓荆子、川芎是治疗头痛常用药品，蔓荆子善治外感风寒、风热、风湿之头痛，川芎善于活血行气，祛风止痛，两药相配，可用于多种头痛。

风热头痛者常配用菊花、薄荷等；头风所致之偏头痛常配用川芎、白芷、细辛、牛膝、全蝎等；与羌活同用，祛风湿之力更强。

5. 活血化瘀类药物

根据"久痛入络"和"久病必有瘀"的中医理论，采用活血化瘀类中药治疗偏头痛取得了良好效果，药如丹参、川芎、桃仁、红花、延胡索、牛膝、赤芍等。临床应用时多采用古方化裁，常用的有补阳还五汤、血府逐瘀汤、通窍活血汤等。一般多重用川芎，并酌情加用全蝎、蜈蚣、地龙、僵蚕、土鳖虫等虫类药。药理学研究表明，活血化瘀药有扩张血管，减少血管阻力，改善微循环，调节代谢失调及抗变态反应等作用，在临床上血管性头痛采用活血化瘀类药物治疗，取得了较好的效果。

6. 虫类药物

头痛用虫类药治疗，历史悠久早有记载，叶天士《临证指南医案》："病初在经在气，久病入络入血，气血瘀痹而头痛者，用虫蚁搜逐血络。"中医认为引起偏头痛的原因很多，但最重要的原因有两个，一是瘀血阻遏经络，气血不通，不通则痛；二是肝阳上亢，肝火上炎，肝风上扰，均可阻遏清阳而导致头痛。虫类药物性善走窜，长于通经活络散瘀止痛，是有效的止痛良药；虫类药多入于肝经，有很强的平肝息风作用。现代医学研究证明，偏头痛的治疗需要调节血管的舒缩功能，改善微循环，增加脑血流量，舒张头颈部血管的平滑肌和头颈的肌肉。药理学研究表明，虫类药有镇静、止痛、解痉的作用，对中枢神经系统有较强的抑制作用，所以虫类药常用于慢性头痛和偏头痛的治疗。

常用的虫类药有全蝎、蜈蚣、地龙、僵蚕等。虫类药品多有毒性，用量不宜过大。

第三节　针药并用治疗头痛十法

头痛的发生主要是头颅之脉络闭阻或失养，脑窍不利而成，因此治疗时，必以调神利窍，通络濡脉为基本治疗原则。邪气阻滞者以驱邪通络为主，内伤气血亏损者，以益气养血补虚为要，瘀血阻络者，以祛瘀通络为法。具体方法有以下十种。

一、散风祛寒法

【适应证】头痛急性发作，头痛剧烈而拘紧，连及项背，恶风畏寒，遇风寒加剧，口不渴，苔薄白，脉浮紧。

【治法】疏风散寒，通络止痛。选取手、足三阳经穴为主。

【主穴】百会　太阳　天柱　合谷　列缺

【配穴】后溪　金门　束骨

【操作】针刺泻法，并可用灸法，如艾条灸天柱5分钟，艾炷灸7壮。

【方药】

代表方：川芎茶调散。本方有疏风散寒止痛作用，主要用于风寒外袭所致的头痛。

常用药：川芎、白芷、羌活、细辛、荆芥、防风。

加减：若头痛，恶寒明显者，酌加麻黄、桂枝、制川乌等药温经散寒；若寒邪侵袭厥阴经脉，巅顶头疼，干呕吐涎沫，四肢厥冷，加吴茱萸、藁本、半夏以温散寒邪，降逆止痛。方中吴茱萸为入厥阴肝经主药；若寒邪客于少阴经脉，头痛、足寒、背冷用麻黄附子细辛汤加白芷、川芎、温经散寒止痛。

二、散风清热法

【适应证】头痛而胀，甚则头痛如裂，发热耳红，口渴欲饮，面红目赤，便秘溲黄，舌红苔黄，脉浮而数。

【治法】疏风清热，通络止痛。选取手、足三阳经穴为主。

【主穴】百会 太阳 风池 曲池 合谷

【配穴】少商 商阳 大椎 金门

【操作】针刺泻法，并可用三棱针点刺出血，如太阳、大椎、少商、商阳等。

【方药】

代表方：芎芷石膏汤。本方有清热散风止痛作用，主要用于风热性头痛的治疗。

常用药：菊花、桑叶、薄荷、蔓荆子、川芎、白芷、羌活、生石膏。川芎活血通窍，祛风止痛；白芷、羌活散风通窍而治头痛；生石膏清热和络。

加减：烦热、口渴，舌红少津者，可重用石膏，加知母、天花粉清热生津，加黄芩、栀子清热泻火；大便秘结，腑气不通，口舌生疮者，可加大黄、黄连泻热通腑。

三、散风祛湿法

【适应证】头痛如裹，肢体困重，胸闷纳呆，小便不利，苔白腻，脉濡或滑。

【治法】散风祛湿，通络止痛。选取手、足三阳经穴为主。

【取穴】百会　头维　太阳　风池　合谷　三间　列缺　后溪　中脘　解溪　足三里

【操作】针刺泻法，酌情加用灸法，如头维、中脘、足三里等穴。

【方药】

代表方：羌活胜湿汤。本方功能祛风胜湿，用于风湿困遏所致之头痛。

常用药：羌活、独活、藁本、白芷、防风、细辛、蔓荆子、川芎。

加减：若胸闷脘痞、腹胀便溏明显者，可加苍术、厚朴、陈皮、藿梗以燥湿宽中，理气消胀；若恶心、呕吐者可加半夏、生姜以降逆止呕；纳呆食少者，加麦芽、神曲健胃助运。

四、平肝潜阳法

【适应证】头痛而胀，兼见眩晕，烘热，心烦易怒，胁肋胀痛，夜寐不宁，舌红苔薄黄，脉弦。

【治法】平肝潜阳，通络止痛。选取足厥阴、足少阴经穴为主。

【取穴】百会　太阳　风池　太冲　三阴交　涌泉　照海　内关

【操作】针刺泻法，太阳用三棱针点刺出血，三阴交、照海、涌泉补泻兼施。不灸。

【方药】

代表方：天麻钩藤饮。本方重在平肝潜阳息风，可用于肝阳偏亢，风阳上扰引起的头痛、眩晕等症。

常用药：天麻、钩藤、石决明、山栀子、黄芩、杜仲、牛膝、桑寄生、益母草、夜交藤、茯神。天麻、钩藤、石决明以平肝息风潜阳；山栀子、黄芩以苦寒清泻肝火；杜仲、牛膝、桑寄生补益肝肾，牛膝还可引药下行；益母草可活血利水；夜交藤、茯神养心安神。可加生龙骨、生牡蛎以加强重镇潜阳之力。

加减：若见肝肾阴虚、水不涵木而头痛，朝轻暮重，或遇劳而剧，腰膝酸软者，酌加生地黄、何首乌、女贞子、枸杞子、旱莲草以滋养肝肾；若肝郁化火，肝火炎上，头痛剧烈，目赤口苦，便秘溲黄者加龙胆草、夏枯草、大黄以清泄肝火。

五、清肝泻胆法

【适应证】头痛眩晕，目赤肿痛，口苦咽干，心烦易怒，耳鸣失眠，小便黄赤，舌红苔黄，脉弦数。

【治法】清肝热泻胆火。选取足厥阴肝经、足少阳胆经穴为主。

【取穴】百会　太阳　风池　外关　大陵　侠溪　阳辅　行间

【操作】针刺泻法，只针不灸，并可在太阳、行间用三棱针点刺出血。

【方药】

代表方：龙胆泻肝汤。本方可清泻肝胆实火，对肝胆实火上扰引起的头痛、目赤颇有效验。

常用药：龙胆草、黄芩、栀子、泽泻、木通、车前子、当归、生地黄、柴胡。龙胆草、黄芩、栀子皆为苦寒泻火之品，龙胆草泻肝胆实火；泽泻、木通、车前子，清热利湿，使湿热从水道排出；当归、生地黄滋阴养血；柴胡为引经入肝胆药。

六、益肝补虚法

【适应证】头痛隐作，头晕目眩，视物昏花，疲乏无力，腹胀便秘，心神不宁，舌质淡，脉弦细。

【治法】补肝益气养血。选取足厥阴肝经和背俞穴为主。

【取穴】百会　太阳　风池　大陵　太冲　足三里　三阴交膈俞　肝俞　脾俞　肾俞

【操作】针刺补法，背俞穴用浅刺法，并可在百会、肝俞、脾俞、肾俞加用灸法。

【方药】

代表方：养肝汤。本方有养血柔肝，补肝益气的功能。

常用药：当归、白芍、熟地黄、川芎、防风、羌活。当归、白芍、熟地黄、川芎以养血行血；防风、羌活散风通窍止痛。

加减：若虚象较重，或已有气虚表现者可加人参、黄芪以益气养血。

七、化痰祛浊法

【适应证】头痛昏蒙，头部沉重，思维迟钝，胸脘满闷，呕恶痰涎，舌苔白腻，脉滑。

【治法】健脾化痰、祛浊通络。选取足太阴、足阳明经穴为主。

【取穴】百会　头维　太阳　合谷　内关　中脘　足三里丰隆　太白　解溪　内庭

【操作】针刺补泻兼施，并可酌情在中脘、丰隆加用灸法。

【方药】

代表方：半夏天麻白术汤。本方具有健脾化痰，降逆止呕，平肝息风之功。用于治疗脾虚生痰，风痰上扰清窍所致的头痛。

常用药：半夏、陈皮、白术、茯苓、天麻。半夏、陈皮和中化痰，白术、茯苓健脾化湿，天麻平肝息风，为治头痛、眩晕之要药。酌情加用蔓荆子、白蒺藜等药可助天麻之力。

加减：若痰湿久郁化热，口苦便秘，可加黄芩、竹茹、枳实、胆南星清热化湿；若胸闷、呕恶明显，加厚朴、枳壳、生姜和中降逆。

八、健脾益气法

【适应证】头痛而晕，心悸不宁，遇劳则重，自汗气短，神疲乏力，舌淡苔白，脉沉细而弱。

【治法】补益脾胃。选取足太阴经和足阳明经穴及背俞穴为主。

【取穴】百会　头维　太阳　中脘　气海　太白　膈俞　脾俞　胃俞　足三里　三阴交

【操作】针刺补法，并可酌情在百会、中脘、气海、足三里等穴加用灸法。

【方药】

代表方：四君子汤或补中益气汤。本方具有益气健脾、升阳举陷的功能。对脾虚清阳不升、浊阴不降所致的头痛有良好效果。

常用药：炙黄芪、党参、白术、茯苓、陈皮、升麻、柴胡、炙甘草。炙黄芪、党参、白术、茯苓、炙甘草健脾益气；陈皮理气健脾；当归补血，在补气药中臣以补血，气血双补，免生燥热；升麻、柴胡举下陷之清阳。

九、补肾益精法

【适应证】头痛伴有头脑空虚感，头晕耳鸣，腰膝酸软，神疲乏力，遗精带下，舌红少苔，脉细。

【治法】养阴补肾，补精益髓。选取足少阴经穴和背俞穴为主。

【取穴】百会　风府　神门　太溪　照海　悬钟　脾俞　肾俞

【操作】针刺补法，并可酌情配以灸法。

【方药】

代表方：大补元煎。本方重在滋补肾阴，益精填髓止痛。

常用药：熟地黄、山茱萸、山药、枸杞子、人参、当归、白术、杜仲、川续断、龟甲。熟地黄、山茱萸、山药、枸杞子滋肾填精；人参、当归、白术气血双补；杜仲、川续断健腰补肾；龟甲滋阴益潜阳。

加减：若有虚火上炎，去人参，加知母、黄柏以滋阴降火；若头痛畏寒，四肢不温，腰膝无力，当加肉桂、附子以温补肾阳；若兼感外寒者可加麻黄、附子、细辛温里散寒。

十、祛瘀通络法

【适应证】头痛部位固定不移，痛如锥刺，或头痛经久不愈，或有创伤史，舌质紫暗，或有瘀斑瘀点，苔薄白，脉细涩。

【治法】活血化瘀，通络止痛。选用阳明经与厥阴经穴为主。

【取穴】百会　太阳　风池　阿是穴　合谷　内关　膈俞　肝俞　血海　委中　太冲　三阴交

【操作】针刺泻法，并可于阿是穴、膈俞、委中用三棱针点刺出血，或刺络拔罐出血。

【方药】

代表方：通窍活血汤或血府逐瘀汤。单纯瘀血证选用通窍活血汤，若发病与情志有关，或与月经周期有关者，或伴有内脏症状者则用血府逐瘀汤较好。

常用药：川芎、赤芍、桃仁、红花、益母草、当归。诸药配合养血活血、通络止痛。

加减：疼痛明显者可加白芷、细辛以辛散通窍止痛；顽固性头痛也可加全蝎、蜈蚣等虫类药搜风活络止痛。

下篇 各论

第四章 偏头痛

第一节 常见型偏头痛

偏头痛是由多种原因引起的一种反复发作性疾病，是临床常见病。女性发病率约为 17.6%，男性为 6.1%，女性明显高于男性。头痛多急性发作，每次发作可持续几个小时，一般可自行缓解，或经治疗后缓解，遇到诱因又可发作。发作前可有先兆症状。病程长短不一，从几个月到几十年。疼痛部位可见于额颞部、枕部、头顶部、额眶部。根据临床表现的不同，常见型可分为有先兆的偏头痛和无先兆的偏头痛以及特殊类型偏头痛。

偏头痛的形成原因还不十分清楚，现代医学研究认为除脑血管的舒缩功能障碍外，还与神经、内分泌、遗传等多种因素有关。

偏头痛的发病率较高，发作形式多，发作起来病人非常痛苦。西药多用麦角胺制剂（ergotamine）、利多卡因（Lidocaine）等药物治疗。由于现代医学对偏头痛的病因尚不十分清楚，因此缺乏特效的治疗办法，且大部分的药物都有一定的副作用，禁忌证较多，临床应用受到一定限制。

针灸和中药对偏头痛有较好的疗效，且无副作用，很多病人可获得痊愈。

一、发作机理

偏头痛的发作机理极为复杂，有多种学说。

（一）血管舒缩异常（wolff 血管学说）

偏头痛发病机理的血管障碍理论，是 20 世纪中叶由 Wolff 氏完成的，认为一次典型的偏头痛发作过程，其血管障碍可分为三期。

1. 头痛发作的早期或前驱期 主要表现为一根或多根的脑内动脉痉挛（颈内动脉系统及椎 - 基底动脉系统都受累），引起局部脑缺血，从而出现先兆症状。由于不同的病人，血管痉挛缺血的部位不同，在典型有先兆的偏头痛或复杂性偏头痛（主要指具有偏瘫、眼肌麻痹等神经缺乏症状的偏头痛）发作中，其先兆症状或神经缺乏体征也各不相同。

2. 头痛发作期 主要是颅外动脉继颅内动脉痉挛后出现反应性扩张，动脉张力降低，引起充血性高灌注，产生头痛。血管扩张程度越明显，搏动幅度及累计范围越大，头痛程度越严重。在搏动性头痛期，颅外动脉扩张，而颅内动脉既可以扩张也可以收缩，使两期之间分界不清，这即可以解释为何在头痛发作期有的人还有先兆症或神经定位体征。

3. 头痛后期 主要表现为动脉壁水肿，血管狭窄，头痛失去波动性而变成持续性头痛，同时因血管腔狭窄，头颈部肌肉因缺血而收缩，出现肌肉收缩性头痛。故后期的头痛本质是混合性头痛。

这一血管舒缩障碍理论，由 20 世纪中叶一直延续至今，这一理论简单明了，易被学者接受，也易被病人理解。

（二）神经机能障碍

随着局部脑血流量测定技术的发展，一些研究对血管舒缩理论提出了质疑，一些研究表明头痛发作期脑部高灌注不是必然的，往往是缺乏的。另外一些研究认为血管障碍理论不能解释普通型偏头痛的发作。在头痛发作期，经治疗疼痛消失后的脑血流量也无明显异常。说明普通型偏头痛无明显的血管舒缩变化。提示脑循环过渡灌注并不是头痛发作初期的特有表现，也不是引起头痛的直接原因。

也有些人从临床角度观察偏头痛病人，在偏头痛过程中，有许多自主神经功能障碍症状，如：

（1）在偏头痛前驱期及头痛发作期可出现瞳孔散大，面色苍白，心动过速，呼吸急促，胃肠功能改变等。

（2）偏头痛发作前血浆中去甲肾上腺素增高。

（3）交感神经功能低下，Havanka - kanniainen 1986 年研究了 60 个偏头痛病人，头痛间歇期自主神经功能状态，结果是交感神经功能明显低下。认为在偏头痛的前驱期和头痛期，交感神经功能低下，脑血管敏感性增高。

（4）有些病人在头痛发作前，有饮食异常，大便规律改变，寒冷感，有些病人偏头痛发作与月经周期有明显关系，月经受下丘脑 - 垂体 - 卵巢轴的调节，这说明自主神经的高级中枢——下丘脑参与偏头痛的发作。

（三）三叉神经血管反射

该学说认为偏头痛为一种不稳定的三叉神经 - 血管反射，是由于三叉神经血管反射系统的阶段性缺陷及过多的内外刺激，最终导致脑干和颅内血管间相互作用的结果。其诱发因素有许多，如紧张、情绪改变、声、光、噪音及气味等，通过皮层和下丘脑，使脑干蓝斑被激活，去甲肾上腺素能递质增加，引起脑皮层血流量减少，而出现先兆的神经缺乏症状。另外，脑干的 5 - 羟色胺能神经元也被激活，引起脑膜中动脉及脑内大动脉扩张，作为刺激信号也激活三叉神经，引起血管活性物质增加，导致血管更加扩张、水肿及出现神经原性炎症性改变，从而构成头痛的病理基础。该学说将神经、血管和神经介质三者结合起来，并统一于三叉神经血管系统中，能比较多地解释偏头痛的一些临床表现及动物实验所见，也为治疗偏头痛的药物，既能作用于中枢神经系统，也能作用于周围神经及血管系统，提供了合理的解释。

二、诊断要点

（一）伴有先兆症状的偏头痛（典型偏头痛）

1. 一般青春期发病，多有家族史。

2. 头痛发作前有先兆症状，常见的先兆症状有：

（1）视觉症状　可见闪光幻觉，没有一定形状，或为星状，或为点状，或为闪光彩点，或为波浪线等，也可在视野中出现黑矇，也可出现视物变形等。

（2）感觉异常　多出现在面部和手臂部，表现为麻木和刺痛。有的人也会出现偏瘫以及嗅觉、听觉异常等。

（3）脑高级神经障碍　短暂性脑功能障，如精神恍惚，意识障碍，精神错乱，思维迟缓，语言障碍，烦躁易怒，恐惧，抑郁，焦虑等。

先兆症状多持续几秒到 20 分钟，偶有持续几个小时者，然后出现偏头痛。

3. 头痛的部位和性质：

头痛开始表现为一侧眶上、眶后、额颞或顶枕部位的钝痛。头痛痛势增强时可有搏动感，并以增强的方式达到顶峰，然后转为持续性的剧烈疼痛。

4. 头痛发作时伴有症状：

（1）胃肠道症状　恶心、呕吐、腹泻等；

（2）视觉症状　畏光、视觉紊乱等；

（3）神经功能障碍　嗅觉障碍，头痛前常嗅到一种异常气味。

（4）躯体感觉障碍　在头痛前或头痛时伴有面部、唇、舌周围或对侧肢体麻木、偏瘫、刺痛感或感觉迟钝等。

（5）自主神经功能障碍　如面色苍白、出汗、心悸、鼻塞、流涕、甚至昏厥等。

（6）其他　有的病人还会出现水肿，在头痛发作前，多数病人有体液潴留，足部有凹陷性水肿，体重增加，头痛出现后尿量增多，水肿减轻或消失。

5. 头痛持续时间：一般持续数小时后头痛可自行缓解，个别病人可持续数日之久。

6. 头痛呈阵发性发作。

7. 诱发因素：

（1）精神状况　精神紧张和焦虑是常见的促使偏头痛发作的诱因。多数偏头痛的发作是在高度紧张后的松弛期，如周末或假日开始时偏头痛发作。

（2）饮食　某些食物如巧克力、酒精饮料、牛乳制品、柠檬汁、油煎食品等可诱发偏头痛发作。

（3）气候变化　气候的变化会对 50% 的偏头痛病人产生影响，如暴风雨、寒冷、雷雨、刮风、热气、明亮耀眼的阳光等可诱发偏头痛发作。

（4）月经　大约 60% 的女性偏头痛患者，其头痛发作可与月经周期有关。头痛多发生在月经前或月经期，但部分偏头痛病人头痛只在月经期发作，其他时间不出现头痛。研究证明月经性偏头痛发作期，血清雌二醇水平明显下降，间歇期则回到正常范围。

（5）口服避孕药　约有 3%～5% 的女性口服含雌性激素的避

孕药后出现头痛或使原有的偏头痛加剧（机制尚不清楚）。

（二）不伴先兆症状的偏头痛（普通偏头痛）

1. 常有家族史，发作多有诱因，往往诱因比较明显。

2. 头痛发作前没有明显的先兆症状，尤其是没有视觉前驱症状，但可以有一些非特异性前驱症状，如头痛发作前数小时或数天有精神障碍、嗜睡、疲劳、全身不适、哈欠、食欲不振、失眠等。

3. 头痛持续的时间往往较典型偏头痛长，可以持续数天。

4. 普通偏头痛是偏头痛中最常见的，约占偏头痛的大多数，发作间歇期内多数病人完全没有症状，一般无异常表现。

5. 多数病人为单侧性剧烈头痛，呈搏动性，可因日常体力活动而加重。

6. 伴有恶心、呕吐、畏光、畏声等症状。

三、病因病机

中医认为头为诸阳之会，人体十二经脉均上达于头，五脏六腑的清阳之气皆上注于头，故外邪六淫侵袭，脏腑功能失调，均可影响头颅的正常功能，造成头痛。因外邪引起者称外感头痛，因脏腑功能失调引起者称内伤头痛。

（一）外感头痛

多因起居不慎，坐卧当风，所谓"伤于风者，上先受之""高巅之上，唯风可到"是也，同时因为风为百病之长，每多夹时邪犯人，可兼夹寒邪、热邪和湿邪等，外邪上犯巅顶，气血凝滞，经络痹阻，清阳不展则头痛发作。其依据有以下几个方面：

1. 偏头痛病人，头痛的发作与气候骤变有关，如刮风、暴风骤雨、寒冷、热气等。这是因为外邪作用于人体，使经络气血痹阻之故。

2. 偏头痛发病快，变化快，此风之特征，如病人先有身体不适感，旋即头痛发作，头痛或起颞部，或起眼眶部，或起于枕部，之后向偏侧头部扩散，之后又出现恶心、呕吐肢体麻木等症。

3. 头痛常兼见鼻塞流涕，此风寒之症；或兼见面红目赤，出汗，此风热之因。

4. 人体诸阳性经络均起于头或上达于头，阳主外，易感受外邪为患。

（二）内伤头痛

内伤头痛多与肝脾肾有关：

1. 肝阳上亢

肝体阴而用阳，体柔性刚，肝阳之所以潜藏，其体之所以柔和，全赖肝血和肾水滋养，若阳盛伤阴，肝失濡养，或肾水亏耗，水不涵木，则肝阳上亢，上扰清空而致头痛。

头痛发作前视觉中之闪光乃肝阳上亢之征；头痛发作前伴有面部手臂麻木、语言障碍，乃肝阳化风中络之兆；易激惹，烦躁易怒，乃肝阳上扰心脑之症。

2. 脾胃虚弱

操劳过度，耗伤气血，损伤脾胃，或久病体虚，致脾胃虚弱。脾胃为气血生化之源，若生化不足，气血生成乏源，则气血虚弱不能上荣于脑髓脉络，脉络失养则头痛发作。

头痛发作常在过度紧张或过度劳累之后，乃劳伤气血所致；头痛发作时伴有面色苍白、出汗、心悸、注意力不集中、遗忘等，乃气血不足之症；月经前或月经期头痛发作，乃气血归于胞宫，头部血供不足，脑络失于濡养所致。

3. 痰浊阻滞

饮食不节，嗜食甘肥，脾失健运，痰浊内生，上扰清窍，阻遏清阳发为头痛。

一部分偏头痛发作，常与饮食有关，如牛乳制品、巧克力、油煎食物等，这些食物可助湿生痰。

偏头痛发作时有体液潴留、水肿和体重增加，此痰浊水湿之征；偏头痛发作时伴有恶心、呕吐、腹泻等，此痰湿阻滞脾胃或肝木横犯脾胃所致。

4. 肾精亏损

肾主藏精，生髓充脑，若禀赋不足，或调摄失宜，房事不节，肾精亏损，或肾气虚弱生髓乏力，可致脑髓空虚，脑络失养，而发头痛。

偏头痛病人多有家族史，源于先天，总归于肾；偏头痛发作时伴有恐惧、遗忘、注意力不集中，此肾虚脑失所养之故；头痛发作后常伴有尿频，此肾虚收摄乏力之象。

5. 瘀血阻滞

肝郁气滞，失于疏泄，气血阻滞，久之则由气滞导致血瘀，或痰浊阻滞，血行不畅，久而久之可致血瘀，使头痛反复发作，长久不愈，此即"久痛入络"也。

偏头痛每次发作有固定的部位，瘀血之象；偏头痛发作时伴有血管搏动，病在血脉之征；偏头痛常在月经来潮之前二天内发作，血行受阻之故。

四、辨证治疗

（一）病因辨证与治疗

1. 风寒头痛

【临床表现】起病较急，头痛有拘紧感，或痛连项背，受风或受寒后头痛加重，喜以绵帛裹头，伴有形寒畏风，鼻塞流清涕等症。舌苔薄白，脉浮紧。

【治法】疏风散寒。

【取穴】百会 太阳 风池 列缺 外关 上四渎

【操作】百会、太阳、风池、列缺、上四渎诸穴针刺法见上篇第三章，均用泻法。针外关（图4-1），用1.5寸长毫针，直刺0.8~1.2寸，深达内关，用捻转泻法，使针感向手指传导。

【方义】百会、太阳属局部取穴，散风祛邪，疏通经络，是治疗头痛的有效穴位。风池和外关，通于阳维脉，阳维脉维系诸阳经，有疏风祛邪的功效，且刺风池的针感可直达病所，能疏通局部经脉之痹阻。列缺是手太阴经的络穴，别走手阳明经，此穴不仅可疏风宣肺，且能贯通表里阴阳之气，使针效上达头面。上四渎是治疗偏头痛的有效穴位，配以外关，同属少阳经，同气相求，共凑疏风祛寒通络止痛之效。

【方药】川芎茶调散加减（《太平惠民和剂局方》）

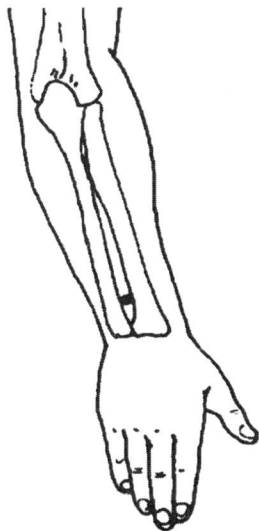

图4-1 外关穴

川芎10g 防风10g 荆芥10g 细辛3g 薄荷5g 白芷10g 羌活5g 甘草5g

【方解】方中川芎行血中之气，祛血中之风，上行头目，为治风寒头痛之要药。正如《本草正》言"川芎，其性善散，……唯风寒之头痛，极宜用之"。羌活、白芷、细辛辛温散寒，疏风止痛。《本草汇言》说"白芷上行头目，如头风头痛、目眩目昏皆能治之"。临床用其治疗头痛确有效验，近代实验研究证明白芷的提取物有解热镇痛和抗炎作用。薄荷、荆芥、防风宣泄升散，并助川芎、羌活、白芷、细辛疏风止痛。甘草和药缓急，并加用细茶以清上降下。此方为临床治疗外感风寒头痛之主方。

【加减】若兼风寒表证，鼻塞流清涕，加苍耳子 10g，辛夷 10g 以辛温祛寒通窍；若兼头重痛如裹，肢体困重，可加独活 10g，苍术 10g 以祛湿止痛；若兼恶心欲呕，食欲不振，舌苔白腻加陈皮 10g，半夏 10g 以和胃降逆；若寒邪较重，犯及厥阴，引起巅顶头痛，干呕吐涎，甚则四肢厥冷，苔白脉弦，治当温散厥阴寒邪，方用吴茱萸汤（吴茱萸、人参、生姜、大枣）加半夏、藁本、川芎之类，以温散降逆。

2. 风热头痛

【临床表现】头部胀痛较甚，有灼热感，或兼见恶风，面红目赤，鼻流浊涕，口渴欲饮，恶心呕吐，或便秘溲黄。舌红苔薄黄，脉浮数。

【治法】疏风清热。取阳明经穴为主。

【取穴】百会　太阳　风池　曲池　合谷　尺前

【操作】针百会、太阳、风池、尺前诸穴见第三章，针合谷（图 4-2）用 1 寸长毫针直刺 0.5~0.8 寸，捻转泻法。

【方义】就偏头痛致病因素而言，以"风邪"和"火气"最为常见，其"风邪"与"火气"客于清阳，随经上行，或偏或正，稽留不行与正气相搏，气血痹阻，则为疼痛。气失下行，升降失度，则为呕吐恶心。所谓"火性炎上""巅顶之上唯风可到"是也。血管性头痛来之甚速，如风骤至，其势凶猛，似风善行数变，似火熊熊炎上，故风热头痛属"头风"范围。治宜疏风清热，通络止

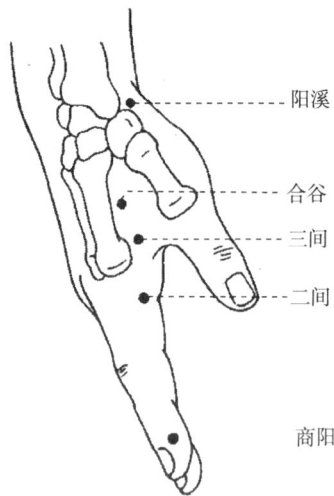

图 4-2　合谷

（图右侧标注）阳溪　合谷　三间　二间　商阳

痛。本证是风热上扰清窍，故选取阳明经穴为主，取曲池清热通络，取合谷以散风清热止痛，二穴同属阳明经，配合应用有协同作用，可增强其散风清热通络止痛的功效。百会、太阳、风池属局部取穴，又有祛风散热、通络止痛的作用，更与风池、合谷相配，局部与远端相结合，共达祛邪清热、通络止痛之功效。

【方药】芎芷石膏汤加减（《医宗金鉴》）。

川芎 10g　白芷 10g　生石膏 30g　菊花 10g　藁本 5g　羌活 10g

【方解】方中生石膏清热泻火，菊花散风清热，白芷、羌活、藁本辛温解表止痛，石膏既能制约白芷、羌活、藁本的辛温之性，又能清热止痛。川芎能祛血中之风，上行头目，功在祛风止痛。藁本偏于辛温，热盛者不宜，可酌加黄芩、薄荷、山栀子辛凉清解之药。其中菊花散风清热，善治头痛古有记载，《本草纲目》："用治诸风头目，其旨深微。"《本草经百种录》："菊花不甚燥烈，故于头目风火之疾，尤宜焉。"

【加减】若热盛伤津，舌红少津，可加石斛 10g，知母 10g，天花粉 10g 清热生津；若大便秘结，口鼻生疮，腑气不通者，可合用黄连上清丸，苦寒降火，通腑泻热，或加大黄 5g，黄芩 10g，黄连 5g；若头痛较剧，鼻流黄涕，可加辛夷 10g，苍耳子 10g，金银花 15g，连翘 10g，黄芩 10g 等辛凉清解之品；若头痛以前额为甚，心烦，两目昏瞀，便秘腹满，舌苔黄燥，脉实有力，为阳明热盛所致，可用白虎汤或承气汤加味治疗；若见身热汗出不扬，胸闷口渴者，为暑湿所致，宜清暑化湿，用黄连香薷饮加藿香 10g，佩兰 10g，蔓荆子 15g，荷叶 10g 等；若小便不利加滑石 15g，通草 5g，车前子 10g 等以淡渗利湿。

3. 风湿头痛

【临床表现】好发于阴雨季节，发作时头痛如裹，阵发或痛有定处，甚则头皮起包块，肢体倦重，纳呆胸闷，恶心呕吐，小溲不利，大便溏泻。舌苔白腻，脉濡滑。

【治法】祛风化湿，通络止痛。取阳明经穴为主。

【取穴】百会　风池　太阳　中脘　合谷　解溪　上四渎

【操作】百会、风池、太阳、合谷、上四渎的刺法见第三章。针中脘（图4-3）应用1.5寸长毫针直刺0.8~1.2寸，使局部有胀感，用龙虎交战法。针解溪直刺0.5~0.8寸，捻转泻法，每次捻转不少于108次。

【方义】中脘穴位于中焦，是胃之募穴、腑之会穴，针之可增强脾胃的斡旋功能，升清降浊，运化湿浊。中脘又是手太阳、手少阳、足阳明经的交会穴，所以中脘又可助小肠的

图4-3　中脘

分清泌浊功能，三焦的气化功能，脾胃的运化功能。六腑之经脉均上达于头，故腑会中脘有振奋诸阳经脉，理化湿浊，通经止痛的作用。又手太阴肺经起于中焦，针中脘又可激发肺之宣泄作用，以疏风祛湿。

合谷是手阳明经之原穴，功于行气，合谷又与手太阴肺经相表里，故合谷可宣肺解表，散风化湿，又可行气化湿，通络止痛。

解溪是足阳明经五输穴中之"经"穴，《难经·六十八难》："经主喘咳寒热"，所以解溪有治疗邪气在经络，在表的功能。解溪配五行属火，火可生土燥湿，经曰："头有病取之足"，故解溪善于祛头面之风湿邪气。古籍中对解溪的功能已有明确记载，《针灸大成》记有解溪"主风，面浮肿""头风，面赤，眉钻痛

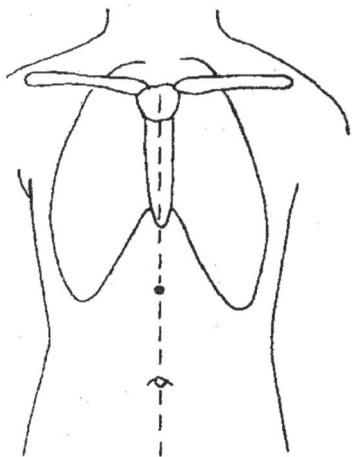

不可忍"，《资生经》也载有"治目眩头痛，呕吐，心烦"。由此可知解溪善治风湿阻络引起的头痛，临床用之行龙虎交战手法，可收桴鼓之效。

【方药】羌活胜湿汤加减（《内外伤辨惑论》）。

羌活 10g　独活 10g　川芎 10g　藁本 5g　防风 10g　蔓荆子 15g　甘草 5g

【方解】该方主治风湿邪气在表，壅阻经络，头痛兼头部沉重者。因湿气在表，治当辛温发散，故用羌活、独活、防风、藁本祛风通络，温散湿邪。辛温之品既可解表，通经止痛，又可使湿邪从汗而解，还因风能胜湿而使湿邪消散。羌活乃治风湿头痛之要药，《主治秘诀》云："羌活其用有五：手足太阳引经，一也；风湿相兼，二也；……治风湿头痛，五也。"

【加减】若兼湿邪中阻，胸闷纳呆，便溏，可加苍术 10g，厚朴 10g，陈皮 10g 等燥湿宽中、行气化湿之品；若兼恶心、呕吐者，可加生姜 10g，半夏 10g，陈皮 10g，竹茹 10g 以降逆止呕；兼纳呆者加麦芽 10g，神曲 10g 消食健胃。

4. 肝阳头痛

【临床表现】头胀痛，额颞部掣痛，常因精神紧张而诱发，心烦易怒，睡眠不安，恶心呕吐，面红口苦，舌红，脉弦。

【治法】平肝潜阳。取厥阴经穴为主。

【取穴】百会　风池　太阳　内关　太冲　三阴交

【操作】百会、风池、太阳、内关的针刺方法见第三章，用泻法。针太冲（图 4-4）使用 1.5 寸长毫针，针尖向涌泉透针，进针 0.8~1.2 寸，龙虎交战法，针感可向小腿内侧传导。针三阴交用 1.0 寸长毫针直刺 0.5~0.8 寸，捻转补法，针感可达足心。

【方义】足厥阴肝经起于足大趾之端，上达额部，与督脉会于巅顶，故足厥阴经原穴太冲，可平肝潜阳。针刺太冲透涌泉，有滋水涵木，导阳入阴之义。太冲是治疗头痛的常用穴位，临床可单独应用或配伍运用，对偏头痛、眶上神经痛、巅顶痛均有良好效果。

内关是治疗血管性偏头痛的有效穴位，配太冲属同名经配穴，能增强太冲平肝潜阳的作用。又足厥阴经配五行属木，手厥阴经配五行属火，按照"实则泻其子"的治疗原则，针刺内关时用捻转泻法，有清心火平肝阳的作用。三阴交是足三阴经交会穴，补之可调肝肾之阴，以平肝潜阳。

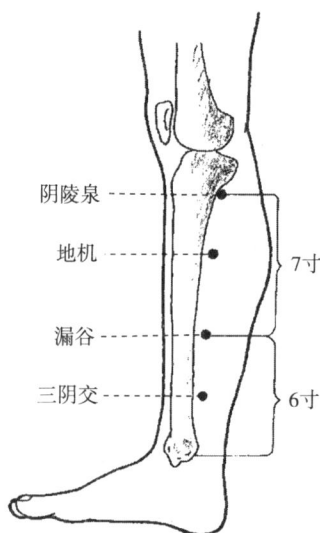

图4-4 三阴交

【方药】天麻钩藤饮加减（《杂病诊治新义》）。

天麻 10g 钩藤 15g 杜仲 10g 山栀子 10g 黄芩 10g 川牛膝 10g 生石决明 30g 桑寄生 10g 益母草 20g 茯神 15g 夜交藤 20g

【方解】本方重在平肝潜阳息风，对肝阳上亢之头痛，甚至对肝风内动所致眩晕，中风前兆之头痛均可获效。方用天麻滋肝阴、钩藤清肝热，两药相配，平肝息风，兼能泻热；石决明以平肝潜阳，《医学衷中参西录》有"石决明为凉肝镇肝之要药，……故善治脑中充血作痛、作眩晕"的记载。黄芩、山栀子以清泻肝火；牛膝补肝肾、引火下行；杜仲、桑寄生补肝肾，以滋水涵木；夜交藤、茯神养心安神；方用益母草，取"治风先治血，血行风自灭"之义，对头痛发作与月经有关者尤为适宜。另外，还可酌情加生龙骨、生牡蛎、珍珠母等以加强重镇潜阳之力。

【加减】若情志郁结者，加柴胡 10g，白芍 15g，郁金 10g，以柔肝解郁；若头痛剧烈，或头痛位于头颞部，面红目赤，口苦胁痛，脉弦数者，此为肝火亢盛，酌加龙胆草 10g，夏枯草 10g，芦荟 5g 以清肝泻火；若肝肾阴虚，朝轻暮重，遇劳而剧，脉弦细，舌红苔薄少津者，酌加生地黄 30g，何首乌 15g，女贞子 15g，旱莲草 10g，枸杞子 10g，山茱萸 10g 等滋养肝肾，以滋水涵木；若头痛已久，头痛局部兼见血脉跳动者，可酌情加入地龙 10g、土鳖虫 10g 等活血祛瘀之品。

5. 痰浊头痛

【临床表现】头痛昏重，或兼目眩，胸闷脘痞，头痛甚则恶心，呕吐痰涎，舌苔白腻，脉滑。

【治法】化湿除痰，降逆止痛。选取阳明经穴为主。

【取穴】百会　风池　头维　中脘　合谷　丰隆

【操作】针百会、风池、合谷、中脘诸穴刺法见第三章。针头维（图 4－5）用 2.0 寸长毫针，针尖向后，或针向痛处，或向额厌、悬颅、悬厘、曲鬓平刺，或向角孙平刺，捻转泻法，使针感向颞部传导。针丰隆用 1.5 寸长毫针直刺 0.8～1.2 寸，捻转泻法，使针感向足趾部传导。

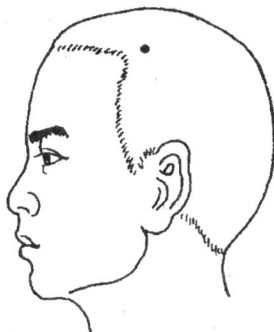

图 4－5　头维穴

【方义】头维穴属足阳明经，位于额颞部，颞肌上缘，布有颞前动、静脉，所以针刺此穴既可调节颞动脉之扩张，又可缓解颞肌的痉挛，故自古就是治疗头痛和偏头痛的重要穴位。沿足少阳经沿皮刺向曲鬓，可增强治疗偏头痛的功效。头维治疗头痛的功效在古代医籍中已有许多记载。《针灸甲乙经》："头痛如破，目痛如脱，喘逆，烦满，呕吐，流汗，头维主之。"《千金方》："头维、大陵主头痛如破，目痛如脱。"《医宗金鉴》："头维、攒竹二穴主治头风疼痛如破，目疼如脱，泪出不明。"

医籍中所载头维穴主治头痛的症状，类似现今的血管性头痛。头维又是足阳明、足少阳、阳维脉之交会穴，阳维维系诸阳，主一身之表，足阳明经调脾胃以化湿祛痰，足少阳布于颞部，故头维既可治疗外邪引起的偏头痛，又可治疗内因痰浊引起的偏头痛。丰隆功于祛痰，配以腑会中脘可加强其化痰除湿之力。合谷理气调气化湿除痰，并有通络止痛之效。诸穴相配共达化痰除湿，通络止痛的作用。

【方药】半夏白术天麻汤加减（《医学心悟》）。

半夏 10g　白术 10g　天麻 10g　陈皮 10g　茯苓 10g　甘草 5　生姜 5g　大枣 5g

【方解】该方具有健脾化痰，降逆止呕，平肝息风的功效。用于治疗脾虚生痰，风痰上扰清空所导致的头痛有卓效。方中半夏、白术、茯苓、陈皮、生姜健脾化痰，降逆止呕，痰浊化解，经脉疏通，则头痛可除。方中半夏化痰湿而降逆气，白术健脾益气而祛痰湿，天麻平肝息风、化痰通络，以上诸药配合应用是治疗痰湿上蒙清阳，头痛头晕目眩等症的重要药物。由于天南星善治经络中痰，方中酌加天南星用于痰浊阻络性头痛颇有效验。

【加减】若痰郁化热，出现口苦，舌苔黄腻时可加黄芩 10g，黄连 5g，枳实 5g，竹茹 10g，贝母 10g 以清热化痰；若痰浊阻滞，脘闷纳呆加厚朴 10g，枳壳 10g 以和中降逆，除湿化痰；若头痛食后加重，嗳腐吞酸，为食积所致，加服保和丸，或加入炒山楂、炒神曲、莱菔子、枳实等消食导滞之品。

6. 瘀血头痛

【临床表现】头痛屡发，经久不愈，痛有定处，疼如锥刺，或头部有外伤史。舌质紫黯或有瘀斑，脉细涩。

【治法】活血祛瘀，通络止痛。取阳明和厥阴经穴为主。

【取穴】百会　风池　太阳　膈俞　合谷　太冲　阿是穴

【操作】百会、风池、太阳、合谷、太冲刺法见第三章。针阿是穴时，应寻找阿是穴具体部位，如有怒张的血脉，用三棱针点刺出血，并加拔火罐。膈俞穴的刺法是用 1.5 寸长毫针，呈 15 度角向椎体平刺 1 寸，轻度捻转，以有酸麻感向背部或胁肋部传导为度，留针 30 分钟。起针后再用左手拇食指捏起该腧穴处的肌肉，用三棱针点刺，或用毫针刺络，术后拔火罐令其出血。

【方义】本证多属久痛入络，或因头部外伤，致瘀血停滞痹阻经络，引起头痛的发生。方中百会、风池、太阳均属局部取穴，可疏通头部气血，通经络以止痛。膈俞乃血之会穴，并阿是穴点刺出血，以祛瘀通络，取"宛陈则除之"之义。合谷是手阳明经原穴，功于行气，阳明经多气多血，故合谷功善行气行血，通经止痛。太冲属足厥阴经原穴，肝藏血，主疏泄，功于调理气血，行气活血。合谷与太冲相配伍，名曰"四关"，合谷重在行气，太冲重在行血，二穴上下相配，可加强其行气活血、疏通经络的作用。是针灸止痛的一组重要配穴。

【方药】通窍活血汤加减（《医林改错》）。

赤芍 10g　川芎 10g　桃仁 10g　红花 10g　麝香 0.1g　老葱 10g　鲜姜 10g　大枣 5g

【方解】本方以麝香、生姜、葱白通络开窍，桃仁、红花、川芎、赤芍活血化瘀，另外可加当归养血，以助活血通络化瘀之力。疼痛甚者，可酌加虫类搜剔之品，如全蝎 5g，地龙 10g，蜈蚣 5g 等，搜逐风邪，活络止痛。

麝香属名贵、稀有药材，不易寻觅，个人体会可用穿山甲代用，穿山甲活血化瘀、疏通经络，可遍走全身，无处不到，再有川芎引药上行，可直达病所，从而取得活血化瘀，通经止痛的良好效果。《本草纲目》有云："盖此物穴山而居，寓水而食，出阴入阳，能窜经络，达于病所。"

临床实践证明，凡头痛发作与情志失常、月经周期有关的瘀血性头痛，用血府逐瘀汤效果也非常卓著。清代医学家王清任在

《头痛血瘀论》论述血府逐瘀汤时有"查头痛者无表症、无里症、无气虚、痰饮等症，忽犯忽好，百方不效，用此方一剂而愈"的记载。

【加减】若因受寒而诱发加重者，可酌加细辛3g，桂枝5g等温经通络散寒之品；若应用活血化瘀类药物效果不显著，属久痛气血不足，或气虚瘀阻者，宜加当归10g，熟地黄15g，黄芪20g，人参5g，以补益气血，或用当归补血汤与通窍活血汤合用化裁。

（二）病位辨证与治疗

偏头痛的发作大多位于颞部，但偏头痛发作时开始的部位各不相同，有的起始于额颞部，有的起始于眉棱处，有的起始于鼻之根部和内眼角，有的起始于眼球的深部，有的起始于头项部。偏头痛起始的部位不同，所涉及的经络不同，故临床上可根据头痛起始的部位与经络分布的关系选取穴位进行治疗。

1. 头痛始于眼外角，痛势逐渐加剧，并向额颞部扩散

【主穴】太阳　头维　合谷　外关　足临泣　厉兑

【操作】太阳用1寸毫针直刺，或用三棱针点刺出血。头维用2寸长毫针向悬厘透刺，捻转泻法。合谷、外关、足临泣直刺龙虎交战手法。厉兑沿经向上平刺，无热症可用艾炷灸5～7壮。

【方义】本病症始于眼外角，属于少阳经，之后随病情发展波及额颞部，属于少阳、阳明经并病，故选取少阳、阳明经穴为主治之。合谷是治疗头面部疾病的重要穴位，厉兑善于治疗头脑疾苦。头维是阳明经与少阳经的交会穴，可疏通少阳、阳明经脉，针刺时用透针法，经额厌、悬颅直达悬厘，而额厌、悬颅、悬厘都是治疗偏头痛的重要穴位。

【经验体会】头痛位于额颞部时，采用头维透悬厘有良好效果，若头痛剧烈且局部有血管怒张时，可用三棱针在血管怒张的部位点刺出血，效果更好。

2. 头痛起始于颞部，后连及偏头部

【主穴】太阳 率谷 风池 上四渎 外关 足临泣

【操作】刺太阳用 3 寸长毫针向率谷透刺，捻转泻法，有针感波及偏头部。刺风池时向对侧眼球平刺，捻转 200 次左右，并使针感向同侧颞部传导。上四渎用 1.5 寸毫针直刺，捻转泻法，有针感向手部传导。外关、足临泣直刺捻转平补平泻手法。

【方义】本症始于颞部，隶属于少阳经，故治疗以少阳经穴为主。太阳和率谷均属于少阳经，位于头痛的部位，属于局部取穴范围，且太阳透率谷是治疗偏头痛的经验效穴。外关配足临泣属于八脉交会配穴法，是治疗少阳病的主要穴位。上四渎是治疗偏头痛的经验效穴。

【经验体会】偏头痛起始于颞部或发于颞部，针刺太阳透率谷有很好的效果，若配合上四渎可增强治疗效果。若局部伴有疼痛性血管跳动，可用毫针浅刺波动的血管，再配合内关穴有较好的效果，也可采用外关透内关。以上均属于局部治疗范畴，应同时配合外关、足临泣整体调理才可取得持久的效果。

3. 头痛起始于眼内角，加剧后波及额颞部

【主穴】攒竹 睛明 头维 悬厘 太阳 天柱 外关 至阴 足窍阴

【操作】攒竹用 1 寸毫针透刺睛明，头维用 2 寸毫针透刺悬厘，有针感扩散在额颞部。太阳直刺，天柱用 1.5 寸毫针向脊柱斜刺 1 寸左右，有针感向额部传导。外关直刺，伴有恶心呕吐者透刺内关。至阴、足临泣用艾炷灸 5~7 壮。

【方义】偏头痛起始于眼内角并连及额颞部，属于太阳、少阳经同病，故治疗选取二经穴位为主。攒竹透睛明、头维透悬厘属于局部取穴，意在疏通局部经气痹阻而止痛。天柱、至阴疏通太阳经脉，外关、足窍阴疏通少阳经脉。太阳、少阳经气通达头痛可止。

【经验体会】至阴、足窍阴治疗头痛和偏头痛有良好的效果，头痛位于太阳经者用至阴，头痛位于少阳经者用足窍阴。一般情况下，灸法优于针刺法，艾炷灸优于艾条灸。

4. 头痛始于颈项部，加剧后联及颞部

【主穴】风池　太阳　率谷　后溪　上四渎　金门　阳辅

【操作】风池用 1.5 寸长毫针，向对侧眼球平刺 1 寸左右，捻转手法并使针感向同侧颞部传导。太阳用 3 寸毫针透刺率谷穴。其余诸穴直刺捻转泻法。

【方义】本症主要病在少阳，所以治疗以少阳经穴为主。风池、太阳、率谷、上四渎和阳辅均属于少阳经，而且是治疗偏头痛的有效穴位。后溪是手太阳经五输穴中的输穴，有祛风通经的作用，善于治疗头项部疼痛。金门是足太阳经的郄穴，对颈项部疼痛引起的急性头痛有很好的效果。

【经验体会】上四渎配阳辅是一组治疗偏头痛的有效组合，对于肝胆火热引起的偏头痛兼见目睛红赤、颜面潮红、耳内作痛效果较好。阳辅穴属于足少阳经，是五输穴中的"经穴"，配五行属于火。肝胆属于木，火乃木之子，遵"实则泻其子"的原则，泻阳辅可清泻肝火胆热。上四渎属于手少阳三焦经，配五行属于火，故上四渎与阳辅配合可治疗肝胆火热引起的偏头痛。

5. 头痛始于眼眶内或眼球深部引起的偏头痛，疼痛剧烈，多伴有恶心或呕吐

【主穴】攒竹　头维　太阳　合谷　大陵　太冲

【操作】攒竹用 1 寸毫针向睛明透刺并点刺出血，头维向悬厘透刺，太阳直刺或点刺出血，合谷、大陵、太冲均直刺捻转泻法。

【方义】攒竹与头维临近眼部，是治疗头痛伴有眼痛的主要组合，正如《医宗金鉴》云："头维、攒竹二穴主治头风疼痛如破，目疼如脱。"肝开窍于目，目痛如脱，头痛如破，应属于肝阳上亢证，故取肝经原穴太冲，泻肝阳之上亢，配合谷可助太冲平肝阳息肝风的作用，同时合谷又有明显的止痛效果；配手厥阴经原穴大陵清泻肝火，同时大陵与头维相配，可增强以上诸穴治疗头痛目痛的作用，正如《千金方》所说："头维、大陵主头痛如破，目痛如脱。"

【经验体会】在临床上凡遇到偏头痛源于眼内时，取攒竹、头维、大陵、太冲治疗，每获良效。大陵、太冲采用捻转泻法，一般捻转在 200 次左右，才可获效。

五、验案举例

［案 1］贾某，男，42 岁，1974 年 12 月 3 日初诊。

周期性发作性偏头痛 10 余年（每三周左右发作一次）。发作期间需卧床休息 2～3 天，发作前有先兆，如精神倦怠，全身无力，不欲纳食，伴恶心呕吐等症状。此次发作又逢外感发烧，头痛如劈，较历次为重，经当地医院治疗未效，乃转我院求救于针灸。患者急性痛苦面容，精神萎靡不振，情绪忧郁，面色无华，闭目无声，二便如常。体温 39℃，血压 110/70mmHg，心肺未闻异常，腹软，肝脾未触及，鼻塞，咽部充血，舌质淡红，苔薄白，脉浮数兼弦。

患者素患头痛，复受外邪，证属风热邪气客于表阳，随经而上，侵袭头部，留而不去，与正气相搏，致使高烧，头痛如劈，根据"急则治其标"的原则，取解表清热止痛的穴位。

取穴：风池　外关　合谷　翳风　丝竹空透率谷

治疗经过：诸穴均用泻法，针后 20 分钟，头痛明显减轻。但体温未退，西医内科医生给予对症处理，数小时后体温正常。二诊、三诊时，只用针灸治疗，头痛已愈。但患者顾虑再次发作，故再用针灸做预防性治疗，每周 3 次，共治 10 次，至头痛发作一周期时，头痛未发作。两年半后随访，头痛已获痊愈。

按语：此证中医称为"头风"，《玉龙歌》云："偏正头风痛难医，丝竹金针亦可施，沿皮向后透率谷，一针两穴效更奇。"又说："偏正头风有两般，有无痰饮细推观，若然痰饮风池刺，倘无痰饮合谷安。"一诊时，用风池、外关祛风解表，用合谷清手足阳明之热邪。当表解热退，疼痛止后，转为"缓则治其本"，主穴为丝竹空透率谷，或头维透率谷，加翳风穴。翳风、丝竹空、率谷三穴能疏导手足少阳经的经气，翳风穴应向对侧乳头深刺，达 2 寸深，可显示其特异性效能。

［案 2］陆某，男，40 岁。

主诉：头痛如裂已半月。

病史：患者于 1977 年 2 月 19 日始，因过度疲劳复受风寒，发作头顶疼痛，至 24 日疼痛加重，当地医院诊断为神经性头痛，服止痛药及注射哌替啶，头痛暂止，但 5 小时后复痛如劈，前额，眼球牵引作痛，流泪畏光，高热 39.8℃，经用抗生素等药物，热退而痛不止。后经用脑电图和超声波检查，诊断为"血管性头痛"，住院经用吲哚美辛、地巴唑等药物治疗，疼痛减轻即出院，3 天后颞部疼痛更甚，或左或右，并联及头顶部、眼部，伴有恶心呕吐等症。

检查：痛苦面容，形体消瘦，面色苍白。舌苔白腻，脉弦滑。

诊断：偏头痛（血管性头痛），风湿头痛型。

治法：化浊宣络，和营止痛。

取穴：合谷　足三里　束骨　后溪　足临泣

操作：每日针刺 1 次，得气后，留针 30 分钟。

四诊治疗后，疼痛明显减轻，欲吐已止，惟目内眦至鼻交额处疼痛不减（左侧），仍守原法加内庭。前后经 9 次治疗头痛解除，胃纳已佳，结束治疗。两个月后随访头痛未再复发。

按语：该例头痛，痛势甚剧，反复发作。按中医标本、根结理论，手足三阳经的标、结均分布在头面部，其本、结在四肢下端。《素问·五常政大论》说："病在上，取之下，病在下，取之上；病在中，傍取之。"根据标本根结的基本理论，结合头痛的部位及症状，辨证论治，分经取穴，疗效显著。取太阳经声骨、后溪；少阳经足临泣疏通经气，取阳明经足三里、合谷、内庭以健脾化湿，和中止吐。治疗9次而获痊愈。

六、针灸效验治法

（一）井穴法

用井穴治疗偏头痛的方法，源于根结理论，因井穴主要是治疗头脑部疾病，并有良好效果。

1. 理论根据

井穴有调阴阳通经脉的作用。井穴分布在四肢的末端，上肢阴经的井穴终止于手指的末端，而与其相表里的阳经的井穴，起于手指的末端。下肢阳经井穴终止于足趾的末端，而与其相表里的阴经井穴，起于足趾的末端。所以，四肢末端是阴阳经脉交会连接的部位。刺之，可调节十二经脉，古代有大接经气之说，正如《灵枢·动输》说："夫四末阴阳之会者，此气之大络也。"这就是说"井"穴是阴阳经交会的地方，也是阴阳气血会络的部位，所以井穴可调阴阳，行气血，通经止痛。头痛是人体经络气血受阻引起的疼痛，故可用井穴治之。

根据标本根结理论，四肢末端是人体之"本"，头部和胸部是人体之"标"，四肢末端是人体之"根"，头部和胸部是人体之"结"。因此，位于四肢末端的井穴对人体有重要作用，对头脑疾病有特殊的疗效，《灵枢·终始》"病在头者，取之足"就是这种理论的具体体现。

井穴与五行相结合，手足阳经井穴配五行为"金"，金应于肺，肺主表毛，外邪侵袭人体首先犯表。所以阳经井穴有驱除外邪的作用，或为风寒、或为风热、或为风湿均可用之。头为诸阳之会，极易感受风邪发为头痛，所以阳经井穴可用于头痛的治疗；手足阳经井穴配五行属金，金克木，所以阳经井穴又有抑制肝木的作用。而偏头痛的发作又与肝有密切的关系，故阳经井穴可用于偏头痛的治疗。手足阴经井穴配五行为"木"，木应于肝，故阴经井穴有调肝治肝的作用，故偏头痛也可用阴经井穴治疗。

用井穴治头疼在古籍即有详细记载，如：

少泽：《针灸甲乙经》"头痛不可以顾，少泽主之"。

关冲：《神应经》治头风用"上星……关冲"。

足窍阴：《针灸甲乙经》"头痛如锥刺之"。

至阴：《素问·缪刺论》云："邪客于足太阳之络，令人头项肩痛，刺足小指爪甲上，与肉交者各一痏，立已。"还有《肘后歌》："头面之疾针至阴。"

中冲：《针灸大成》治头痛用"百会、上星、中冲、中渚"。

涌泉：《针灸甲乙经》"肩痛头痛时眩，涌泉主之"。还有《肘后歌》："顶心头痛眼不开，涌泉下针定安泰。"以及《千金方》："热病先腰胫酸……足热不欲言，头痛巅巅然，先取涌泉及太阳井荥。"

大敦：《素问·刺法论》"木欲发郁亦须待时，当刺足厥阴之井"。头痛缘于肝气郁结者，当刺大敦以疏肝解郁，头痛可解。

以上引述说明古代用井穴治疗头痛已有很多经验和记载，然近代用井穴治疗头痛者较少，作者在临床上对顽固性偏头痛经常应用，颇有效验。

2. 应用方法

应用井穴治疗头痛的配穴法是根据标本根结理论，井穴配合头部穴位，井穴的选择主要是根据头痛的部位与经络的关系，并结合具体症状而定。或者在辨证论治的基础上加用井穴。

【主穴】

头痛在两眉间，取攒竹、至阴、少泽。

头痛位于前额，取头维、厉兑、商阳。

头痛位于颞部，取太阳、足窍阴、关冲。

头痛位于枕部，取天柱、至阴。

头痛伴有跳动感时加内关、中冲或少冲。

头痛伴有恶心呕吐时加内关、厉兑。

【操作】用 1 寸长毫针，平刺 0.2~0.3 寸并捻转 10 次左右。艾炷灸 5~7 壮。

3. 验案举例

[案 1] 于某，女，38 岁，1989 年 7 月 23 日初诊。

主诉：头痛 10 余年。

病史：患者于 16 岁月经初潮，四年后不明原因出现头痛，近两年来加重。头痛呈周期性发作，每于月经前 2~3 天开始头痛，经行后逐渐减轻。经期及行经周期均正常，但经期腰酸痛，月经量较少，色淡。头痛位于额颞部，伴有性情急躁，倦怠乏力，失眠多梦，食欲尚可，大便秘结。经中西药物多方诊治无效。

检查：身体瘦弱，面色少华，舌质暗，苔薄白，脉沉尺部弱。

诊断：偏头痛，肝肾阴虚，肝阳上扰。

取穴：涌泉　风池

操作：以上两穴用捻转手法，每日一次，每次留针 20 分钟，两穴针刺时要有明显针感。治疗两次后，头痛明显好转，再针两次头痛消失。患者于此后，月经期未再发生头痛。

按语：患者禀赋不足，肾精亏耗，使水不涵木，肝失所养。肝肾之阴不足，不能制阳，肝阳上扰而致头痛。患者因肝肾不足，故见月经量少、色淡、腰酸痛等症。治宜滋补肝肾，平肝潜阳。涌泉为肾经井穴、根穴，针之补肾阴，使肾阴充足以潜上浮之阳。风池属足少阳经穴，针之以平肝潜阳。两穴乃治疗周期性头痛的经验效穴。用以月经期头痛效果良好。

[案2] 鲁西娅（Lusia），女，生于1960年6月18日，意大利，罗马。

主诉：偏头痛25年。

病史：患者于20岁左右出现头痛，位于左颞部，经多方求治乏效，近5年以来逐渐加重，曾服用多种药物，均无明显效果。过去大约1~2个月发作一次，每次持续4~5小时，目前几乎每周均有发作，发作时始于左额颞部，以后扩散到左颞部，伴有血管跳动，头痛严重时有恶心呕吐，头痛可持续24~36小时，烦躁易怒，头痛多在工作紧张后，或劳累后或月经前发作。头痛发作后乏力、嗜睡。月经周期正常，经量、经色无明显异常。

检查：身体消瘦，舌质暗，脉弦细。

诊断：偏头痛（肝血不足，肝阳上扰）。

治法：调补气血，清泻少阳。

取穴：百会 太阳 风池 关冲 足窍阴 三阴交

操作：百会、太阳、风池用捻转泻法，针风池使针感向颞部扩散。针关冲和足窍阴向上平刺0.3寸左右，并捻转10次。针三阴交，使针感传至足心，用捻转补法，留针30分钟。每周治疗2次。

针刺治疗4次后头痛未发作，针治10次后结束治疗，6个月后随访偏头痛未再发作。

按语：患者肝血不足，故于经期或劳伤阴血之后，肝阳失于血之濡养而夹少阳风火上扰，发为偏头痛。此症肝本虚而标实，故取少阳经之井穴、根穴足窍阴、关冲，清泻肝胆邪热，并制肝阳之亢。针三阴交增补阴血，以潜涵上亢之肝阳。用此法在罗马治疗多例顽固性偏头痛，均获有良好效果。顽固性偏头痛在井穴用灸法效果更好。

（二）华佗夹脊穴法

华佗夹脊穴（以下简称夹脊穴）首见于《素问·刺疟》，多用于慢性病的治疗。夹脊穴分布在脊柱两侧的背腰部，位于第一胸椎至第五腰椎棘突下，旁开0.5寸处，左右共34穴（图4-6）。夹脊穴与背俞穴部位临近，治疗功能相似常可交替应用。

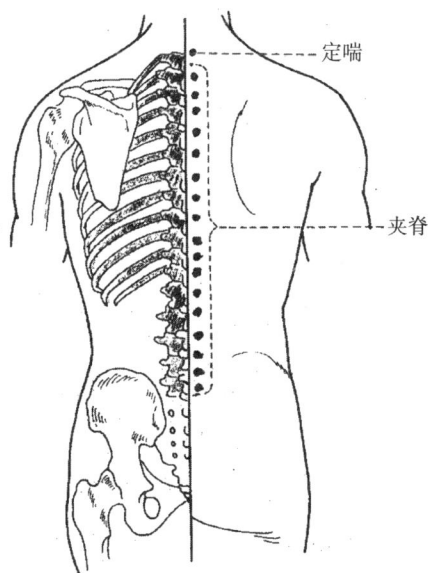

图4-6　华佗夹脊穴

1. 理论根据

夹脊穴应隶属于督脉的络脉。《灵枢·经脉》："督脉之别，名曰长强，夹膂上项，散于头上，下当肩胛左右，别走太阳，入贯膂。"这就是说督脉的络脉从长强穴分出，夹脊柱两侧上行，经过腰部、背部和项部，分布于后头部，并在肩胛部与外侧的足太阳经相联系。根据《灵枢·经脉》篇的记载可知夹脊穴应隶属于督脉的络脉。

督脉的络脉和任脉相联系。《奇经八脉考》说："督脉别络自长强走任者，由少腹直上贯脐中央，上贯心，入喉，上颐，环唇，上系两目之下中央，会太阳于目内眦睛明穴，上额与足厥阴同会于巅，入络于脑。又别自脑下项，循肩胛，与手足太阳、少阳会于大杼……内夹脊抵腰中，入循膂络肾。"由此说明督脉的络脉是联系督脉和任脉的经脉。

夹脊穴有调节督脉、任脉和十二经脉气血的作用。夹脊穴隶属于督脉的络脉，督脉的络脉沟通于任督二脉。督脉总督诸阳经，任脉总汇诸阴经，二者正是通过督之络脉的作用，相互联系，以调节阴阳、调整内外，总司人体的正常生理功能。又督脉、任脉、冲脉同起于胞中，一源而三歧。督脉行于后，并于脊里属阳。任脉行于腹部、胸部属阴。冲脉向后行于脊柱腹侧；向前与任脉两侧的足少阴经相并，夹脐上行；下行者，从少腹输注于肾下，沿下肢内侧下行至足。冲脉的功能是上行者，行于脊内渗诸阳；下行者，行于下肢渗诸阴，能容纳和调节十二经脉及五脏六腑之气血，正如《灵枢·动输》说："冲脉者，十二经之海也。"以及《灵枢·逆顺肥瘦》："冲脉者，五脏六腑之海也，五脏六腑皆禀焉。"如此，督脉的络脉可沟通督脉、任脉和冲脉，而夹脊穴隶属督脉的络脉，所以夹脊穴有调节督脉、任脉、冲脉的作用，有调节十二经脉气血和五脏六腑功能的作用。

内脏有病可反映于夹脊穴。《灵枢·卫气》篇说："气在胸者，止之膺与背腧，气在腹者，止之背腧。"说明了脏腑的功能与背俞穴有密切关系。《灵枢·背输》篇进一步指出"按其处，应在中而痛解"。说明脏腑有病不仅可以反应于背部，而针灸按压背部的某些穴位，还可治疗脏腑的疾病，或与脏腑有关的疾病。临床实践证明，脏腑有病可在背部表现出不同的反应，通常称为阳性反应物或阳性感觉，如呼吸系统疾病可出现于胸椎 3~5 两侧；消化系统疾病可出现于胸椎 5~12 两侧；泌尿系统疾病可出现于腰骶椎两侧。以上情况说明背部脊柱两侧的异常改变往往是相应脏腑病变的指征，也就是说脊柱两旁是反应内脏疾病的处所。

　　一般认偏头痛的发生或由于外邪阻滞，或由于内脏功能失调。由于外邪阻滞者，针刺夹脊穴可通过督脉、太阳经和诸阳经，以驱除邪气通经止痛。由于脏腑功能失调者，针刺夹脊穴可通过任脉、冲脉调节内脏失调的功能，内脏功能恢复正常后，头痛可愈。头痛与月经有关者，针刺夹脊穴可通过督脉、任脉、冲脉的作用，调节胞宫的功能，治疗偏头痛。现代医学一般认为偏头痛的发作是由于血管舒缩功能障碍所引起，而血管的舒缩功能受自主神经所支配。作者通过 10 余年反复临床实践，初步认识到华佗夹脊穴具有调节自主神经的作用。某些与自主神经有关的疾病，通过针刺华佗夹脊穴收到了良好的效果，偏头痛即是其中的一个方面。

　　笔者从 1973 年采用华佗夹脊穴治疗偏头痛 70 例，病程长短不一，短者数月，长者 30 余年，其中多数都采用过针灸或其他方法治疗，病情未见好转。采用华佗夹脊穴治疗后获得良好效果，其中痊愈者 34 例，占 48.6%，显效者 20 例，占 28.6%，好转者 13 例，占 18.5%，无效者 3 例，占 4.3%，总有效率为 95.7%（摘自《中医杂志 1982 年 11 期 51 页》）。

　　2. 应用方法

　　【主穴】华佗夹脊穴（5、7、9、11、14）　风池　三阴交

　　【配穴】外邪侵袭者配夹脊穴 3；肝阳上亢者配夹脊穴 10；痰浊阻滞者配夹脊穴 12；瘀血停滞者配夹脊穴 4；气血亏损者配夹脊穴 12。

　　【操作】针风池时，病人采用坐位，微低头，医者左手拇指固定穴位，右手持 1.5 寸长毫针，将针尖向着对侧眼球水平刺入 1 寸左右，得气后施以捻转泻法，使针感沿少阳经脉传至同侧额部或太阳穴处，随后起针。针华佗夹脊穴时，病人采用俯卧位，先寻摸脊柱棘突，定好穴位，常规消毒，然后用 1.5 寸长毫针，沿棘突下两侧刺入穴位，针尖向着椎柱斜刺，针身与皮肤呈 75 度角，刺入 1 寸左右（视病人胖瘦而定），使针感沿脊柱上下传导或沿肋骨传导。

其中外邪侵袭者配夹脊穴3，用捻转泻法，余穴平补平泻法；肝阳上亢者，风池、夹脊穴（9、10）用泻法，其他穴位用补法；痰浊阻滞者，风池、夹脊穴（11、12）用平补平泻法，三阴交用补法，其他穴位用平补平泻法。瘀血阻滞者，风池、夹脊穴（4、7）用泻法，其他穴位平补平泻法；气血亏损者，所用穴位均施以捻转补法。留针30分钟，隔日针刺一次，10次为一疗程。

3. 验案举例

［案1］马某，女，24岁，未婚，1975年9月24日就诊。

主诉：患偏头痛已10年，近两年来加重。

病史：患者于10年前患左侧偏头痛，有家族史，其母亲亦患此疾，经用多种方法治疗未见效果，且近两年来逐渐加重，发作频繁，并较前痛剧。目前一周左右发作一次，并与月经周期有关，头痛先始于额颞部，后波及左侧头部，以至全头。疼痛2小时达高峰，持续24小时后逐渐缓解。疼痛剧烈时伴有恶心、呕吐、大便秘结，服用麦角胺类药物已不能控制。

检查：脉弦细，苔薄白，血压110/70mmHg。

诊断：偏头痛。

取穴：选取华佗夹脊穴（5、7、9、11、14）　风池　三阴交

操作：同上述方法，隔日一次。

经过针刺7次后，头痛开始好转，自述在此治疗期间内只发作过一次头痛，未服药物，一小时后痛止。经针灸治疗11次后，月经来潮时头痛没有发作。以后为巩固疗效，又针治9次，至月经再潮时头痛未作。随访一年，偏头痛未再复发。

［案2］拉乌拉（laura），女，51岁，2006年3月10日就诊。

主诉：左侧偏头痛30多年。

病史：病人于13岁月经初潮，以后月经能按月来潮，一切均属正常。大约19岁时一次月经来潮前突然出现左侧头痛，持续2个小时后头痛缓解，以后每次月经来潮前均有左侧头痛发

生，服用止痛药物可以缓解。曾到医院做过多次检查，诊断为"血管性偏头痛"。35 岁后头痛逐渐加重，经用多种方法治疗，头痛始终不能控制。目前于月经前一天头痛发作，位于左侧，始于额颞部，然后波及左侧头部，头痛部位伴有血管跳动，兼见头部发热，面部潮红，恶心呕吐，心中烦乱。

检查：脉弦细，舌红，苔薄白。

诊断：偏头痛（肝阳上亢）。

取穴：华佗夹脊穴（5、7、9、11、14） 风池 三阴交

操作：同上述方法，每周 2 次。

采用上述方法 3 次治疗后，头痛开始好转，6 次治疗后头痛有轻微发作，10 次治疗后头痛已基本控制，月经来潮时头部有轻微不适感。以后在一次休假时，月经来潮，头痛有轻度发作。头痛虽已好转但不巩固，为巩固疗效每周针灸一次，又治疗 6 次，头痛未再发作，遂停止治疗。3 年后，病人因腰疼前来针灸，告诉作者自针灸结束后，头痛未再发作。

4. 经验体会

华佗夹脊穴治疗顽固性偏头痛，有良好效果，在临床应用时应注意穴位的组合要正确，手法的实施要得当。缘于外邪侵袭者，针刺夹脊穴 3，用泻法，宣肺驱邪，其他穴位用平补平泻法，调理诸阳经脉，祛除邪气通络止痛。缘于肝阳上亢者，风池、夹脊穴（9、10），用泻法，取"脏实泻其腑"之意，以平肝潜阳；平补平泻夹脊穴 11，调理中焦，以助斡旋升降之力，其他穴位用补法，以益阴养血潜阳。头痛缘于痰浊阻滞者，平补平泻夹脊穴 11，补三阴交，调理中焦，升清降浊，健脾化痰。瘀血阻滞者，泻风池、夹脊穴（4、7），以活血祛瘀通络止痛。缘于气血亏损者，诸穴皆用补法，可调补五脏六腑，通过脏腑的作用，补益气血，通利经脉，气血调，经脉通，头痛可愈。另外，选取夹脊穴时，一定要掌握好穴位的位置，旁开督脉 0.5 寸，严格掌握针刺

的角度和深度，避免刺入胸腔造成气胸，导致医疗事故的发生。在留针过程中，嘱患者不可移动肢体，以免针体改变方向和深度刺入胸腔。在留针过程中，如患者有咳嗽，应立刻将针上提，改变针刺的深度，其深度不超过0.5寸。

（三）点刺出血法

1. 理论根据

中医认为偏头痛发生的机理，有两点至关重要。

一是偏头痛的发作多是由肝阳上亢，或肝阳夹少阳风火上扰清阳之窍所致，所以称之为"首风""脑风"或"偏头风"。《医宗必读·卷之八》云："头为天象，六腑清阳之气，五脏精华之血，皆会于此。故天气六淫之邪，人气五脏之变，皆能相害，或蔽覆其清明，或瘀塞其经络，与气相薄，郁而成热，脉满而痛。"因此偏头痛的发作多因于风，因于火。遵照针灸的治疗原则"盛则泻之""满则泄之"和"治风先治血，血行风自灭"的原则，用点刺出血法既可疏通经络的痹阻，又可使火热之邪随出血而外泄，正是基于这一原则，所以用出血法治疗偏头痛有良好效果。

二是偏头痛的发作多与瘀血有关，《医林改错·头痛》论述血府逐瘀汤证时说："查头痛者无表症，无里症，无气虚，痰饮等症，忽犯忽好，百方不效，用此方一剂而愈。"实践证明偏头痛的临床表现，与瘀血有密切关系。首先，偏头痛是血管舒缩功能障碍所致，病变在血脉，而偏头痛发作时常常伴有血管的搏动，说明与血脉有关。其次，偏头痛发作时常常有固定的部位。最后，偏头痛往往数年不愈，经常痛作。中医认为"不通则痛"，经脉长久瘀滞不通，易造成血脉瘀阻，瘀血停滞，即"久痛入络"是也。基于以上三点，遵照《灵枢·经脉》"菀陈则除之，视其血络，尽除其血"的治疗原则，对于偏头痛的病人，作者常在太阳、膈俞等穴位点刺出血，再配以其他穴位，效果颇佳。

2. 应用方法

【主穴】太阳　膈俞

【配穴】偏头痛较重的患者太阳配膈俞；并可加以针刺合谷、太冲；失眠者加刺三阴交、神门。

【操作】刺太阳穴时先用手按揉患侧太阳穴，使血管充盈，常规消毒后，以左手拇、食指固定穴位，右手持三棱针点刺穴位，或选取头颞部浅表怒张的静脉，点刺出血，每次约0.5毫升左右。如出血较少，也可在点刺部位加拔火罐，可增加出血量。一般每隔3~5天治疗一次。刺膈俞穴时先在双侧膈俞穴处寻找压痛点，在痛点常规消毒后，左手拇食指捏起，右手持三棱针快速点刺，出针后再拔火罐，或先用梅花针叩刺，再拔火罐，即有血液外出。

【注意事项】用三棱针点刺出血时，手法宜轻、宜快、宜浅，出血不宜太多，勿刺中深部大动脉。体质虚弱者，孕妇及有出血倾向者，均不宜用点刺出血法。

3. 验案举例

宋某，男，41岁。

病史：患有高血压病数年，2年前开始出现经常性左侧头痛，时作时止，每当头痛发作时疼痛剧烈，难以忍受。一周来偏头痛又作，痛势剧烈，呈跳痛，犹如疮疡化脓状，饮食如常，大便干，小便黄。

查体：身体肥胖，面色黧黑，舌质红，苔薄白，脉沉弦。

辨证：肾阴素亏，肝胆之火亢盛，致外邪入侵，风火相搏而成此证。

治法：急宜祛火息风止痛法治之。

处方：太阳点刺出血。

治疗经过：共治3次而愈，后经追访，左侧偏头痛一直未发。

4. 经验体会

膈俞是足太阳经穴，足太阳经脉起于目内眦，循经头顶及头之前后，故头痛常累及太阳经脉。凡偏头痛的病人，在双侧膈俞穴常有不同程度的压痛，且偏头痛病人多有瘀血，而膈俞为血之会穴，临床多用于治疗与瘀血有关的疾病，如慢性原发性血小板减少性紫癜，脑血管病引起的偏瘫、偏头痛等均有良好效果。现代研究证实，针刺膈俞穴能有效地阻止血液黏滞性的增高，能改善微循环障碍，促进血液循环，促进血流加速，改善组织的缺血缺氧状态，因而对瘀血证可起到活血化瘀的作用，故刺之可治疗偏头痛。太阳位于颞部，也是偏头痛的好发部位，点刺出血可疏通局部经脉的瘀阻，清除郁热。点刺出血法可单独应用太阳或膈俞治疗偏头痛，也可两穴同时应用，一般情况下常结合头痛的辨证配合其他穴位，效果较好。

（四）灸法

用灸法治疗偏头痛有悠久的历史，且有很好的效果，可惜近代应用较少，应当进一步研究和发扬。

1. 理论根据

灸法治疗偏头痛起始已久，《素问·血气形志篇》记有："形乐志苦，病生于脉，治之以灸刺"，其意是说头脑苦痛之疾，病在血脉，应当用灸刺的方法进行治疗。在《外台秘要·中风及诸风方十四首》中更明确地说："圣人以为风为百病之长，深为可忧，故避风如避矢。是以御风邪以汤药、针灸、蒸熨，随用一法，皆能愈疾。至于火艾，特有奇能，虽针、汤、散，皆所不及，灸为其最要。"在《扁鹊心书》中记载了具体的灸法："偏头痛或左或右，痛连两目及齿，灸脑空穴二十一壮，再灸目窗穴二十一壮，左痛灸右，右痛灸左。"诸多疼痛多源于经络气血不通，不通则痛，治疗的原则是疏通经络调理气血，通则不痛。经络气血得热则行，得寒则凝，遇邪气则痹阻。偏头痛的病因病机比较复杂，但归纳起来，不外内外二因。因于外者，风寒、风热、风湿；因于内者，脏腑经络、阴阳气血失调。灸法可疏通经络气血，有驱除外邪的作用，温热可散风驱邪，温灸可散热引邪外出，温灸可散湿燥化湿气。温灸可调理脏腑功能，脏腑虚弱者，温灸可补其虚弱和不足；脏腑寒盛者，温灸可助阳祛寒；脏腑阴阳失调，阳气上扰者，温灸足部穴位可导热下行；还有瘀血停滞者，温灸可行血散瘀。因此，温灸法可用于偏头痛的治疗。

2. 应用方法

【主穴】阿是穴（风池穴附近）　头维　关冲　足窍阴

【操作】将艾炷置于穴位之上，点燃之，以产生灼热为度，一般可连灸 5 ~ 7 壮。或将点燃的艾条艾灸主穴，当有灼热感时立即拿开，重复 6 ~ 7 次。灸时平端艾条，对准穴位，有灼热感效果最好。

3. 验案举例

［案 1］米莱娜（Milena），女，38 岁，2008 年 3 月 11 日就诊。

主诉：偏头痛 6 年。

病史：患者 6 年前曾患感冒，发热恶寒，一周后才逐渐痊愈，但自此后身体虚弱。有一天突然右侧头痛，难以忍受，经服用止痛药物，才慢慢缓解。以后头痛经常发作，访问多家医院，诊断为"血管性偏头痛"，服用药物后，头痛始终不能解除。目前，偏头痛发作日趋频繁，每月约发作 3 ~ 4 次，头痛发作时始于后项部，然后波及偏头部和额颞部，每次发作或左或右，无固定部位，伴有鼻塞、流泪，头痛发作后疲乏无力，夜寐佳，纳食可，舌苔薄白，脉弦。

治疗经过：治疗初期选用百会、太阳、风池、华佗夹脊穴（5、7、9、11、14）、三阴交，经治疗 5 次，偏头痛无明显改变，改用百会、太阳、风池、外关、足临泣、足窍阴等穴。针刺方法是百会、太阳、风池用捻转泻法，然后先针左侧足临泣、外关，再针右侧外关、足临泣，留针 30 分钟。起针后，用艾炷灸足窍阴 7 壮。每周治疗 2 次，经 3 次治疗后，头痛开始好转，头痛程度减轻，次数减少，治疗 8 次后明显好转，头痛偶有发作。之后改为每周治疗 1 次，又治疗 5 次，头痛没再发作，停止治疗。一年后随访头痛从未发作（作者医案）。

［案 2］本人曾在意大利治疗一例偏头痛患者，姓名曼奇尼（Mancini），男性 52 岁，大学教授，患有偏头痛 30 余年，头痛位于左颞部，几乎每周发作，劳累、紧张更易诱发，发则整日不能工作，每天还需服用药物控制，否则，发作更为频繁。病人希望用针灸治疗，以减轻药物的副作用。病人无其他疾病，身体健康。针灸按少阳、厥阴、瘀血、痰浊等证治疗未能取效，以后又用耳针、头针、第二掌骨侧针刺法等诸多方法治疗，均未见效。后根据根结理论和《素问·方盛衰论》"气上不下，头痛巅疾"之理论，治当引气下行，当即采用艾炷灸法。先灸右足窍阴七壮，再灸左足窍阴七壮。每周 3 次，一周后获得奇效。病人持续两周头痛未发，只有轻度不适。连灸一个月后未见头痛发作，暂停治疗。年余后病人来访，述头痛一直未发，非常高兴，并赠送他最近著书一册，以作纪念。

［案 3］洁古（张元素约生于公元 1130 年），治一人头痛久矣，发则面颊青黄（厥阴），眩晕，目慵张而口懒言（似虚证），体沉重（太阴），且兀兀欲吐，此厥阴（肝）、太阴（脾）合病，名曰风痰头痛，以局方玉壶丸治之，更灸侠溪穴（足少阳胆经穴）旬愈（《名医类案·卷六》）。

4. 经验体会

偏头痛是一种较难医治的病症，针灸对本病有较好的疗效，但并非每种方法均能获得满意的效果，因为偏头痛的病因复杂，临床表现各不相同，病人的体质各异，而针灸的各种治疗方法又有各自不同的适应证。所以在治疗时要详细的询问病史、病症，检查体征，做出正确的辨证，采取恰当的治疗方法，才能获得良好的效果。病案（1）就是有力的证明。华佗夹脊穴是治疗偏头痛的有效方法，但并非对所有的偏头痛都有良好的效果，因为它有本身的适应证，通常对偏头痛兼见头部伴有血管跳动、恶心呕吐、心悸、腹痛、便秘或泄泻，有良好的效果。病案（1）是风寒邪气侵袭少阳经脉引起的偏头痛，病在经络未入脏腑，所以用华佗夹脊穴治疗乏效，而用少阳经穴外关、足临泣获效。更加艾灸足窍阴，温经散寒，通络止痛。足窍阴是足少阳经的"井"穴，配五行属金，金属肺，善于驱除外邪；又金克木，可抑制肝阳的上亢。故艾灸足窍阴既可治疗外邪引起的偏头痛，又可治疗肝阳上亢引起的偏头痛。同时也说明用"井"穴是治疗偏头痛的重要方法。病案（2）说明当用常规的方法治疗偏头痛乏效时，艾灸足窍阴往往会收到意想不到的好效果。

（五）耳针法

耳针在临床上已普遍应用，用耳针治疗偏头痛也有一定的效果。

1. 应用方法

【主穴】神门　皮质下　心　太阳

【配穴】前额痛者配胃、额；颞部痛者配颞、胆、肝；后头至前额痛者配枕、膀胱、肾。

【操作】

（1）毫针刺法　常规消毒，每次选取 3～4 穴，取 0.5 寸毫针刺入穴位，捻转泻法，留针 30 分钟。留针期间，间断捻针，隔日一次，10 次为一疗程。

（2）压豆法　取王不留行，并消毒，每次取 2～3 穴，或用耳穴探测仪寻找敏感点，将王不留行，按在穴位上，外用胶布固定，轻轻按压，以耳郭部有胀、热、痛等感觉为度，每日按压 3～5 次。每隔 3 天更换一次穴位。

2. 经验体会

用耳针治疗偏头痛有一定的效果，但在治疗时穴位的选择非常重要。确定针刺的穴位有两种方法，一是患者坐位，用耳穴探测针，探测双耳的压痛点，压痛点明显者效果好。二是用耳穴探测仪探找双耳敏感点。在探测压痛点或敏感点时，要耐心、细心，循序渐进，不可跳跃，才能找到好的治疗点。在压痛点或敏感点针刺后或压豆后，患者感到耳郭部有胀、热、痛等感觉效果较好。

（六）皮内针法（埋针法）

1. 应用方法

【取穴】患侧太阳　头维　阿是穴

【操作】穴位消毒后，用 1 寸或 0.5 寸长毫针，针体与经络循行方向垂直刺入 0.3～0.5 寸，然后用胶布固定（局部有毛发者可剃去）。一般留针 1～2 天，然后予以更换。

2. 经验体会

皮内埋针法治疗偏头痛有一定的效验，尤其对头痛部位固定和头痛始发部位固定者有良好的效果。如头痛始于目内眦者，可取攒竹、神庭等穴；头痛始于眼外角者，可选取丝竹空、太阳、瞳子髎等穴；头痛始于额颞部者，可选取头维、颔厌等穴；头痛始于枕部者，可选取玉枕、天柱等穴。一般情况下，皮内针法多结合病因辨证法、脏腑辨证法、经络辨证法综合应用。

附：偏头痛的诊断标准（国际头痛学会，2003 年）

1. 无先兆偏头痛诊断标准

（1）至少有 5 次下述（2）～（4）的发作。

（2）头痛持续 4～72 小时（未经治疗或治疗无效）。

（3）头痛至少具有下列 2 个特征：①单侧性，可能为双侧性，额颞部（非枕部）；②搏动性；③程度为中度或重度；④日常体力活动使之加重（如步行或上楼）。

（4）头痛时至少有下列 1 项：①恶心和（或）呕吐；②畏光及畏声。

（5）不能归因于其他疾患。

无先兆的偏头痛较伴有先兆的偏头痛，发作频率高，危害性更高。

2. 典型先兆偏头痛诊断标准

（1）至少 2 次下述（2）～（4）的发作。

（2）先兆包括至少以下 1 种，但非运动无力：①完全可逆的视觉症状，包括阳性特征（如闪烁光、点或线）和（或）阴性特征（如视觉丧失）；②完全可逆的感觉症状，包括阳性特征（如针刺感）和（或）阴性特征（如麻木感）；③完全可逆的语言困难性语音障碍。

（3）至少具有下列 2 个特征：①同一关系的视觉症状和（或）一侧感觉症状；②至少一个先兆症状在≥5 分钟内逐渐出现，和（或）不同的先兆症状在≥5 分钟内连续出现；③每个症状持续 5～60 分钟。

（4）头痛符合无先兆偏头痛（2）～（4）的发作，头痛在先兆开始或在先兆之后 60 分钟内出现。

（5）不能归因于其他疾患。

第二节　偏瘫型偏头痛

偏头痛发作前伴有偏瘫者，为偏瘫型偏头痛，临床较少见。

一、诊断要点

1. 偏瘫可作为头痛发作的先兆症状之一，持续 20～30 分钟，然后偏瘫症状消失，继而偏头痛发作。

2. 偏瘫发作大多从儿童期出现，20～30 岁时偏瘫发作停止，以其他类型的偏头痛出现，有偏瘫时可伴有偏身感觉障碍。

3. 大约 50% 的病人，在偏瘫发作时，伴有构音障碍或失语。

4. 大约三分之一的偏头痛病人，头痛与偏瘫为同侧，同时伴有恶心和呕吐。

5. 儿童期偏瘫型偏头痛患者，在偏瘫时可见抽搐、颤抖及眼球震颤。

6. 本病有家族性，但也可散发。

二、病因病机

偏瘫型偏头痛的发作与中风病的中经络证相似，如主症偏瘫，半身感觉障碍，言语不利或失语等。

偏瘫型偏头痛的发生，是多种原因导致的复杂病理过程。

1. 肝阳上亢，肝风内动

在内脏功能失调的情况下，由于忧思恼怒或过劳，致肾精亏损，心火暴盛，风阳内动，风火相并，夹痰浊上扰脑窍，痰阻脉络造成本病。阻于脑之脉络，则见头痛、偏瘫、构音障碍、抽搐、震颤等症。

2. 痰浊阻络

素体肥胖多湿多痰之体，或酒食不节，多食肥腻，生湿生痰，随肝阳心火上阻脑之脉络则头痛，阻于廉泉则言语不利，横窜经络则半身瘫痪，感觉异常。

3. 血瘀阻络

头痛长久不愈，反复发作，血行受阻，复夹痰浊阻络，致痰瘀互结，阻滞经络，则头痛缠绵难愈。

三、鉴别诊断

偏瘫型偏头痛应与短暂性脑缺血发作引起的头痛和偏瘫相鉴

别。

1. 短暂性脑缺血是某一脑动脉供血范围内发生的一过性脑缺血而造成的短暂性脑功能障碍，可表现为偏瘫、半身麻木和头痛。颈内动脉系统的短暂性脑缺血，表现为全头痛或局限于额部或局限于眶后部的疼痛。椎－基底动脉系的短暂性脑缺血发作，头痛常位于枕部或枕下部。

2. 短暂性脑缺血者多发生于中年以后，常有高血压、动脉硬化、糖尿病、高脂血症等。

3. 短暂性脑缺血者一次发作持续时间不超过 24 小时，有时压迫颈总动脉或扭转颈项，可诱发头痛和偏瘫症状出现。

四、辨证和治疗

1. 肝风内动

【临床表现】头痛突然发作，眩晕，轻度偏瘫，半身麻木，言语不利，并有肢体抽搐或震颤，脉弦数，舌红。

【治法】平肝息风，通络止痛。

【主穴】风池　百会　太阳　尺前　大陵　合谷　太冲　三阴交

【配穴】偏瘫者配曲池、足三里；言语不利者配通里、廉泉。

【操作】针大陵用 1 寸长毫针，直刺 0.3 ~ 0.5 寸，捻转泻法，三阴交用补法。余穴常规操作。

【方义】本证抽搐、震颤乃肝风内动之象，头痛、偏瘫、言语不利乃肝风夹瘀血阻于脑之脉络所致，故选取风池、百会、合谷、太冲诸穴平肝息风活血通络。取太阳以通络止痛，泻大陵以清心安神，兼泻肝风。补三阴交以益阴潜阳，平肝息风。尺前是治疗偏头痛的经验效穴，并有理气活血和疏通经脉的作用（详细内容见第三章）。

【方药】天麻钩藤饮加减。

天麻 10g　　钩藤 15g　　生石决明 30g　　山栀子 10g　　黄芩 10g
川牛膝 12g　　杜仲 10g　　益母草 10g　　桑寄生 10g　　夜交藤 10g
茯神 10g

【加减】肝火炎上，头痛剧烈者，可选加龙胆草 6g，夏枯草 15g，僵蚕 10g 以清肝泻火；偏瘫者，可选加鸡血藤 15～30g，地龙 10g，全蝎 5g，白附子 5g 等以息风止痉，通经活络。

2. 痰浊阻络

【临床表现】头痛伴有沉重感，恶心欲吐，肢体麻木，或兼见言语不利。脉弦滑，舌苔黄腻。

【治法】平肝息风，化痰通络。

【主穴】百会　风池　合谷　尺前　中脘　丰隆　太冲

【配穴】头部沉重明显者配解溪；恶心明显者配内关；肢体麻木者配曲池、足三里。

【操作】诸穴均用泻法。

【方义】本证是由于肝风暴动，夹痰浊上扰头颅，阻滞脉络所致。治疗选取百会、风池、太冲为主穴，平肝息风是治疗本症的重点。选取中脘、丰隆、合谷理气和胃，健脾化痰，因为痰浊阻滞脉络，只有祛除痰浊脉络才能通畅。方中更有合谷、太冲，名曰"四关"，平肝息风，还有行气活血，理气通络止痛的功效。

【方药】半夏白术天麻汤。

天麻 10g　　半夏 10g　　茯苓 10g　　橘红 10g　　白术 15g　　甘草 5g

【加减】若痰浊久郁化热，口苦便秘，舌红苔黄腻，脉滑数者，可加黄芩 10g，竹茹 10g，枳实 6g，胆南星 10g 等以清热化痰；若胸闷呕恶明显者，可加厚朴 10g，枳壳 10g，瓜蒌皮 15g 等以宽胸利气，加陈皮 10g，竹茹 10g 以降逆止呕；若头痛明显者，可加蔓荆子 10～15g；若肢体麻木者，可加鸡血藤 15g，地龙 10g，白附子 6g 等活血通络。

3. 瘀血阻络

【临床表现】偏头痛发作部位固定，呈刺痛性质，偏身瘫痪，麻木，言语不利，脉沉涩，舌质暗。

【治法】活血化瘀，通络止痛。

【主穴】百会 风池 太阳 阿是穴 极泉 膈俞 内关 太冲

【操作】刺阿是穴先用捻转泻法，起针后再用三棱针点刺出血。膈俞用三棱针点刺，并拔罐出血。极泉穴在原穴下2寸，手少阴心经上，用1寸毫针直刺，提插捻转泻法，要求出现麻感，并向肘部扩散。余穴常规操作。

【方义】用百会、风池、太阳，属局部取穴范畴，并有通络止痛的功效。极泉属手少阴心经，内关属手厥阴心包经，"心主血脉"，此二穴善治血脉瘀阻引起的病症。太冲是足厥阴肝经的原穴，"肝藏血"，本穴功于调血止痛。膈俞是血之会穴，善治血分病，此穴拔罐有祛瘀活血的作用。诸穴相配共奏活血祛瘀通络止痛的功效。

【方药】血府逐瘀汤加减。

当归12g 生地黄12g 桃仁10g 红花10g 赤芍10g 川芎15g 牛膝10g 柴胡10g 丹参10g

【加减】若头痛较剧，久痛不已，可加全蝎5g，土鳖虫10g；若有偏瘫，半身麻木，可加黄芪20g以益气活血通络；若见言语不利，可加石菖蒲5~10g，辛开苦燥温通，豁痰开窍。

五、经验体会

寻找阿是穴的方法很重要，直接关系着针刺的效果，其方法一是在疼痛部位按一定的次序用拇指腹寻找疼痛结节，针刺时必须刺中结节；二是在疼痛部位寻找怒张的血脉，针刺其血脉出血，如此多能获效。

　　偏头痛患者在膈俞穴附近常有压痛点或结节。在痛点和结节处点刺出血并拔火罐，可获良好效果。

　　华佗夹脊穴法对本病有较好的效果。偏瘫型偏头痛，在临床上不多见，20年前本人曾用华佗夹脊穴治疗本病一例，取得极为满意的效果。患者李某某，女性，25岁，10年前因与家人发生极为严重的口角，突然发生右半身麻木，转而无力难以活动，言语不利，舌根部发硬，随即卧倒在地。大约10分钟后，右半身麻木和无力减轻，随之出现右侧偏头痛，并逐渐加重，位于额颞部，经用止痛药物疼痛缓解。以后大约2~3个月发作一次，曾到许多医院进行过多次检查，均未见异常。10多年来经用多种药物和方法治疗，无明显效果。来我院治疗时，偏头痛大约两周左右发作一次，发作前有右半身麻木、软弱，言语不利，持续20分钟左右后，出现右侧偏头痛，位于额颞部，疼痛剧烈，持续5~6小时后逐渐缓解。病人精神忧郁，面容憔悴，纳食不馨，乏力，记忆力减退，失眠，月经正常，脉弦细，舌质暗。本病发作过程很像短暂性脑缺血性疾病，于是根据我治疗短暂性脑缺血性疾病的经验，治取华佗夹脊穴法，穴如百会、风池、夹脊穴（5、7、9、11、14）三阴交。针刺风池取坐位，用1.5寸长毫针，针尖向对则眼球进针0.7~1.2寸，捻转泻法，使针感到达前额或眼球。针夹脊穴取俯卧位，捻转泻法，使针感向两肋或沿脊柱传导。针三阴交用捻转补法。留针30分钟。每周治疗三次。治疗6次后头痛未见发作，只是在治疗第4次后右半身和头部有轻度不适，微有偏瘫和头痛发作，以后又连续治疗10次，巩固4次，前后经20次治疗，头痛一直未发。两年后因膝关节痛再次来诊，述说头痛一直没有再发作，右半身亦无任何不适，欣喜述说偏头痛已经痊愈。

附：偏瘫性偏头痛的诊断标准（国际头痛学会，2003）

（1）至少2次下述（2）～（4）的发作。

（2）先兆包括完全可逆的运动无力和至少以下1种：①完全可逆的视觉症状，包括阳性特征（如闪烁光、点或线）和（或）阴性特征（如视觉丧失）；②完全可逆的感觉症状，包括阳性特征（如针刺感）和（或）阴性特征（如麻木感）；③完全可逆的语言困难性语音障碍。

（3）至少具有下列2个特征：①至少一个先兆症状在≥5分钟内逐渐出现，和（或）不同的先兆症状在≥5分钟内连续出现；②每个先兆持续5分钟～24小时；③头痛符合无先兆偏头痛（2）～（4）的发作，头痛在先兆开始或在先兆之后60分钟内出现。

（4）不能归因于其他疾患所致。

第三节 腹型偏头痛

腹型偏头痛是偏头痛发作时伴有腹部绞痛，位于脐周，并伴有恶心呕吐。此类型偏头痛多见于儿童和女孩，约占60%左右。此类型偏头痛的特点是偏头痛发作的同时伴有腹部疼痛。

一、诊断要点

1. 偏头痛时伴有脐周疼痛。

2. 偏头痛时伴有恶心、呕吐、面色苍白、多汗、头晕等自主神经功能紊乱症状。

3. 头痛和腹痛反复发作，而腹部触诊柔软，无阳性体征可见。

4. 精神紧张时可使疼痛加重。

5. 各种实验室检查和X线检查均为阴性。

二、病因病机

1. 脾胃虚弱

素体脾胃虚弱，复感风寒湿邪，上犯于头颅，阻滞脉络则头痛；内犯肠胃，胃失和降，肠失传导，则恶心呕吐，腹部作痛。

2. 肝气郁结

情志怫郁，肝失条达，失于疏泄，致肝气郁结，横犯脾胃，脾胃气机不调，升降失常，则恶心呕吐，腹部疼痛；清阳之气不能上达于头，头部浊阴之气不能下降，而见头痛、面色苍白等症。

三、辨证治疗

1. 风寒湿邪阻滞

【临床表现】 偏头痛剧作，痛而拘紧，腹痛，恶心，呕吐，脉紧，舌苔白腻。

【治法】 散风祛寒，化湿止痛。

【取穴】 百会　风池　太阳　中脘　气海　合谷　足三里　神阙

【操作】 针合谷捻转泻法；针中脘穴用 1.5 寸长毫针，直刺 0.8～1.2 寸，捻转泻法；刺气海穴用 1.5 寸长毫针，直刺 1.2 寸，针感向耻骨和会阴部传导，捻转法先泻后补；神阙穴用灸法，一般用艾条雀啄灸 5～7 分钟左右，余穴常规操作；百会穴除针刺外，尚可用艾条温和灸 5 分钟左右。

【方义】 百会、风池、太阳、合谷诸穴，散风祛寒，通络止痛。中脘是胃之募穴，腑之会穴，位居中焦，是人体脏腑升降之枢纽，既可升清降浊，降逆止呕，又可调六腑，理气止痛。配合谷、足三里，可加强其调理胃肠之功能，行气驱邪止痛。神阙是生命之门户，灸之可温中散寒，利湿止痛。诸穴相配，既可祛在上之风寒湿邪，又可温中阳逐寒湿，行气止痛。

【方药】川芎茶调散加减。

川芎 10g　荆芥 10g　羌活 5g　细辛 3g　白芷 10g　防风 5g　干姜 5～10g　紫苏叶 10g　乌药 10g

【加减】若恶心呕吐者，加姜半夏 10g，陈皮 10g，姜竹茹 10g，和中降逆止呕。

2. 肝气郁结

【临床表现】偏头痛发作，或左或右，疼而发胀，位于额颞部，或位于顶枕部，脘腹胀痛，恶心欲吐，纳食不馨，胸胁胀满，精神忧郁，脉弦，舌质色暗。

【治法】疏肝解郁，理气止痛。

【处方】百会　风池　太阳　四渎　内关　中脘　气海　太冲　公孙　阿是穴

【操作】针百会、风池、太阳、阿是穴等穴用泻法，针四渎用 1.5 寸长毫针直刺 0.5～1.2 寸，捻转并提插泻法，使针感上达肩部，或下达手指；中脘、气海、公孙、内关、太冲用捻转平补平泻法。

【方义】百会、风池、太阳，疏通头部经络以止头痛。中脘、气海健脾和胃以止腹痛。四渎属手少阳三焦经，调理三焦理气止痛，又是治疗偏头痛的经验效穴。内关、太冲同属厥阴经，上下配伍，既可疏肝解郁，又可理气止痛，是治疗肝郁气滞证的主穴。内关和公孙属于奇经八脉配穴法，有调理脾胃和疏肝解郁的作用，是治疗肝脾不和的主要配穴。

【按语】针内关时刺入 1.0 寸左右，针尖斜向肘部，使针感向肘部传导。然后先捻转左侧内关穴 3～5 分钟，再捻转右侧内关穴 3～5 分钟，头痛和腹痛能即刻缓解。注意捻转角度不宜过大，针感不宜过强，以免损伤正中神经。

【方药】柴胡疏肝散加减。

柴胡 10g   枳壳 10g   白芍 15g   陈皮 10   香附 10g   川芎
10g   川楝子 10g   木香 5g   吴茱萸 5g   甘草 5g

【加减】若见恶心呕吐者，加姜半夏 10g，竹茹 10g，和中降
逆止呕。

四、经验体会

腹型偏头痛属于特殊型头痛，临床少见，如能根据患者的具
体情况，应用中医的四诊八纲进行辨证论证，也能取得良好效
果。现列举 10 年前作者在罗马治疗的腹型偏头痛一例，以作佐
证。

弗兰卡（Franca），女，1963 年 12 月生于罗马，于 1998 年
3 月因头痛和腹部剧痛前来就诊。

自述于六年前不明原因罹患此病，腹痛时伴有头痛，经各种
检查，均未有异常发现。大约 5 ~ 6 个月或 7 ~ 8 个月发作一次，
每次发作大约持续 1 ~ 2 天，此次发作已有一天。腹部疼痛部位
在脐周，喜按，按之柔软，伴有恶心和轻度腹泻，头痛位于额颞
部，呈跳动性疼痛，身体恶寒，但不发热，月经期腹痛，但本病
与月经无明显关系，脉沉紧，舌质淡。其母亲亦有头痛病，且常
年发作，但不伴有腹痛。证属风寒邪气外侵体表，内犯中焦，气
血凝滞，经气不通，治疗予祛风散寒，温中助阳，通经止痛。

取穴：百会   太阳   阿是穴   合谷   中脘   足三里   神阙
操作：针刺百会、太阳平补平泻法，余穴除神阙外用泻法。
神阙用灸法。取太乙药用艾条灸神阙穴 10 分钟后，腹痛和头痛
均缓解，再灸 10 分钟后诸症消失。

治疗经过：以后每周治疗一次，共治疗 5 次，诸症平安，停
止治疗。1 年和 2 年后两度随访病人，头痛和腹痛均未发作。

附：腹型偏头痛的诊断标准（国际头痛学会，2003）

（1）至少5次下述（2）～（4）的发作。

（2）腹痛发作持续1～72小时（未经治疗或不能治疗）。

（3）腹痛具有下列所有特征：①中腹部，脐周或定位不明显；②钝痛或"酸痛"；③疼痛程度中至重度。

（4）发作期至少有以下2种症状：①食欲减退；②恶心；③呕吐；④面色苍白。

（5）不能归因于其他疾患所致。

第四节　基底动脉型偏头痛

基底动脉型偏头痛，为突然发作的短暂视觉障碍、眩晕、步态共济失调、发音困难、肢体感觉异常，和伴有呕吐的枕部搏动性头痛。基底动脉型偏头痛多由于椎－基底动脉（图4－7）供血不足而引起，多见于青年女性和月经期，但在男、女儿童中也可见到。

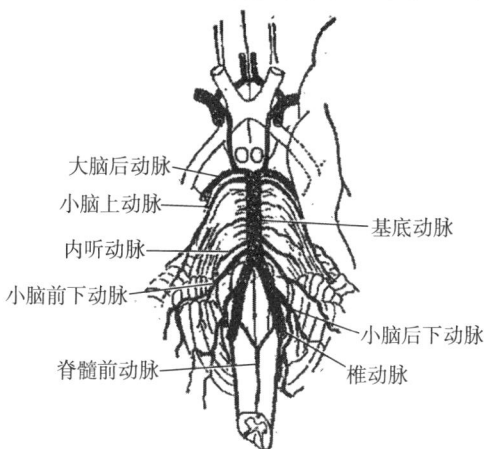

大脑后动脉
小脑上动脉
内听动脉
小脑前下动脉
脊髓前动脉
基底动脉
小脑后下动脉
椎动脉

图4－7　基底动脉

一、诊断要点

1. 有明显发作性头痛或偏头痛家族史。

2. 基底动脉供血范围内的反复性一过性神经功能障碍。如眩晕、耳鸣、步态不稳、眼球震颤、面神经麻痹、构音障碍、四肢麻木，或口周感觉异常等。这些症状可出现在头痛前，也可与头痛同时出现。一般持续 10~30 分钟。

3. 头痛以枕部为主，呈双侧性，也可位于额部或颞部，呈搏动性疼痛，并伴有恶心、呕吐和眩晕。

4. 偏头痛发作频繁，每周可连续发作 3 次，每次持续数分钟或数小时，少数可达 3 日。发作间隔不一，长者可达数月。

5. 多见于青年女性和月经期头痛发作。

二、病因病机

根据基底动脉型偏头痛的临床表现，其病因病机多由肝阳上亢，肝风内动，或阴血亏损脉络失养所致。

1. 肝阳上亢

先天不足，肝肾亏损，肝阳上亢，上扰脑窍则见头痛、眩晕、脉络跳动等症。

2. 阴血亏损

妇女以血为本，若阴血亏损，又当经期之际血归胞宫，头脑失于阴血濡养而眩晕，脑络失于血之濡养而头痛，目失血之濡养则视物异常等。

三、辨证治疗

1. 肝阳上亢

【临床表现】头痛兼见眩晕，头痛多始于枕部，连及颞部或巅顶部，伴有恶心呕吐，平衡失调，眼球震颤，言语不利，肢体麻木，脉弦数，舌质红。

【治法】平肝潜阳，调血通络。

【主穴】百会 风府 风池 曲池 内关 太冲 三阴交

【配穴】肢体麻木配尺前；恶心呕吐配中脘；后头痛明显者配天柱、玉枕、后溪；平衡失调者配阳陵泉。

【操作】针三阴交用捻转补法，余穴均用泻法。针玉枕穴用1.5寸长毫针，沿经脉向下平刺0.8~1.2寸，捻转泻法。针太冲穴时针尖刺向涌泉，进针1.2寸，捻转手法，先泻后补。

【方义】本证是由肝阳上亢，阳化风动，上扰脑窍所致，治在平肝潜阳，息风通络。故取百会、风池、风府息风通络，取太冲、内关、三阴交以益阴平肝潜阳。天柱和玉枕配后溪同属太阳经，是治疗后头痛的重要配穴；太冲透涌泉，先泻肝阳之上亢，后补肝肾之阴，益阴潜阳，对头痛眩晕、肢体抽搐等症有良好效果。

【方药】天麻钩藤饮加减。

天麻10g 钩藤15g 生石决明30g 川牛膝15g 山栀子10g 益母草15g 夜交藤15g 川芎10g

【加减】可酌情加入葛根10~15g，羌活5g，地龙10g，僵蚕10g等；其中葛根对头痛项强有特效，对椎-基底动脉供血不足引起的头晕、头痛治疗有效；若眩晕，平衡失调者可加入菊花10g，羚羊角3g等以凉肝息风；若肢体麻木者可加入丹参15g，鸡血藤10g，地龙10g等以活血通络；若有面神经麻痹，口角感觉异常，可加入白附子10g，僵蚕10g，全蝎5g以通经络，祛风痰，解痉。

2. 阴血亏损

【临床表现】头痛位于枕部，连及头巅顶或颞部，多见于月经期，头疼眼花，耳鸣，四肢麻木，口周麻木，脉弦细，舌质淡红。

【治法】益气养血，濡脉止痛。

【主穴】百会　天柱　风池　心俞　膈俞　肝俞　脾俞　肾俞　三阴交

【配穴】颞部疼痛者配太阳、率谷；月经期疼痛者配关元、子宫穴。

【操作】针百会、天柱、风池用捻转平补平泻法，针心俞、膈俞、肝俞、脾俞、肾俞等穴用 1.0 寸毫针，浅刺 0.1 ~ 0.3 寸，针尖向下，肝俞行泻法，其他穴位行补法。三阴交直刺 0.5 寸，捻转补法。

【方义】本证头痛是由于阴血亏损，脑络失养所致，故取五脏之背俞穴补益气血，取血会膈俞和三阴交，以增加背俞穴益气养血之力。平补平泻百会、风池、天柱等穴，使气血上达头部，调理气血，濡养脉络，脑络得养，头痛可除。

【方药】人参养荣汤加减。

人参 5g　当归 10g　熟地黄 15g　黄芪 15g　白术 10g　茯苓 10g　远志 5g　陈皮 10g　炙甘草 5g　川芎 15g　牛膝 10g　鸡血藤 20g

【加减】月经期头痛者，可加益母草 20g，以调经活血；头痛明显者，可加蔓荆子 15g，细辛 3g 以散寒除湿，清利头目；头痛位于枕部者，可加葛根 10 ~ 15g，以缓解头项疼痛；头痛位于头顶者，可加藁本 5g，吴茱萸 5g，细辛 3g，藁本配细辛为治风寒巅顶头痛的常用药，疗效肯定；头痛位于颞部者，可加柴胡 10g 以引经入少阳。

四、经验体会

基底动脉型偏头痛在临床上并不多见，但基底动脉供血不足引起的眩晕和偏瘫，在临床上并不少见。根据本人多年来采用针灸治疗基底动脉供血不足的经验，取华佗夹脊穴（5、7、9、11、14）加百会、玉枕、风池、三阴交等穴治疗基底动脉型偏头痛效果良好，一般针刺治疗 5 次左右即可见效。

附：基底动脉型偏头痛的诊断标准（国际头痛学会，2003）

（1）至少 2 次下述（2）～（4）的发作。

（2）先兆包括至少以下 1 种，但非运动无力：①构音困难；②眩晕；③耳鸣；④听力不良；⑤复视；⑥双侧眼的鼻侧和颞侧同时视觉症状；⑦共济失调；⑧意识水平降低；⑨双侧同时感觉异常。

（3）至少以下 1 种：①至少一个先兆症状在 ≥5 分钟内逐渐出现，和（或）不同的先兆症状在 ≥5 分钟内连续出现；②每个先兆持续 5~60 分钟；③头痛符合无先兆偏头痛（2）～（4）的发作，头痛在先兆开始或在先兆之后 60 分钟内出现。

（4）不能归因于其他疾患。

第五节　眼肌麻痹型偏头痛

眼肌麻痹型偏头痛，是指周期性反复发作的偏头痛伴有动眼神经的不全麻痹，时间可持续一周以上。本症临床上较少见。

一、诊断要点

1. 多在儿童及青少年时起病。

2. 有进行性的加重的偏头痛史。

3. 眼肌麻痹通常发生在偏头痛后，眼肌麻痹通常可完全恢复。但也有多次发作后甚至一次发作后导致持续性眼肌麻痹。

4. 头痛自眼眶或颞部开始，可放射至头顶部，常伴有呕吐，一般无其他全身症状。

5. 核磁共振、CT 扫描，以排除颈内动脉瘤、垂体瘤、蝶窦炎、海绵窦肿瘤引起的眼肌麻痹。

二、病因病机

先天不足，肾精亏损。肾主藏精而生髓，脑为髓海，若肾精不足，髓海空虚，脑络失养，发为头痛。肝藏血，具有储藏和调节血液的作用。若肾精不足，可使肝血亏损，因"精血同源"，肝血不足，血不能上行以养脑窍，发为头痛，肝血不能上注目，目络失养，发为眼肌麻痹。

三、辨证治疗

【临床表现】偏侧头痛或左或右，多始于眼部，连及颞部或巅顶，呈空疼性质，伴有眩晕耳鸣，腰膝酸软，眼肌麻痹，脉弦细，舌质红。

【治法】补肾填精，濡络止痛。

【主穴】百会　天柱　风池　太阳　翳风　大陵　关元　悬钟　太溪

【配穴】头痛始于眼部者加完骨；腰膝酸软者加肾俞。

【操作】针刺补法。

【方义】本处方的宗旨是补肾益精，濡养脑窍，补益肝血，濡养目窍。百会、风池、太阳属于局部取穴，是治疗头痛的重要组合。关元是任脉和足三阴经的交会穴，配足少阴经原穴太溪，补肾益精。悬钟属足少阳经，是治疗偏头痛的有效穴位，又是髓之会穴，是治疗髓海空虚的良好穴位。精血亏损，往往伴有肝阳上扰，本方中取手厥阴经原穴大陵，一方面是因为手厥阴经与足厥阴经同名，且可互用，手厥阴经配五行属火，有泻肝木的作用。另一方面大陵对头痛有良好的治疗效果。深刺翳风穴，其原因一方面翳风是治疗偏头痛的有效穴位，另一方面又是治疗口眼歪斜的主要穴位，而且对眼肌麻痹有很好的效果。

【方药】大补元煎加减。

熟地黄 15g　枸杞子 10g　女贞子 10g　杜仲 10g　川续断 10g　龟甲 15g　山茱萸 10g　山药 15g　人参 5g　当归 10g　白芍 10g

【加减】头痛明显者，可加川芎 10g，蔓荆子 15g 以加强止痛效果。

第六节　周期性偏头痛

Melena 在 1977 年首次提出周期性偏头痛，并对 27 例周期性偏头痛患者进行了报道和论述。在 27 例病人中，女性 21 例，男性 6 例。一侧头痛者 17 例，双侧头痛者 10 例。头痛性质是典型或不典型偏头痛，头痛剧烈，呈压迫性或转动性（阎海《偏头痛诊治大全》128 页）。

头痛每次发作平均持续 25 小时左右，周期的期限为 2 ~ 20 周（平均 6 周），每年发作 1 ~ 12 次，平均每年 5 ~ 6 次，在头痛周期中，每周发作 1 ~ 7 次，平均每周 5 次。在头痛周期中，间歇期仍有轻微的一侧或两侧头痛。

一、诊断要点

1. 病人应有典型或非典型的偏头痛。
2. 头痛呈周期性发作，可持续 2 周以上。
3. 头痛在发作周期中，头痛间歇期仍有明确的轻微的头痛。
4. 应当证明偏头痛发作至少有 2 个周期。

二、病因病机

周期性偏头痛是偏头痛中的一个特殊类型，病因尚不十分清楚。

中医认为人与自然有密切的关系，高度重视天、地、人相互依存的关系。人必须随自然的变化而变化。当人体调控系统发生障碍，不能适应自然的变化时，就会发生疾病。每年有 12 个月，每月 30 天，每天有 12 个时辰。人有 12 个脏腑，12 条经脉，12 条经脉气血的流注，随时辰而变化。这样就创立了时间医学和子午流注针法。

中国古代用天干和地支计算年、月、日、时。计算天气的数有 10 个，即甲、乙、丙、丁、戊、己、庚、辛、壬、癸，称为天干。计算时刻的数有 12 个，即子、丑、寅、卯、辰、巳、午、未、申、酉、戌、亥，称为地支。天干起于甲，终于癸。地支起于子，终于亥。天干和地支相结合，用于计算日和时辰，即成：甲子、乙丑……轮流一周干支，即一个"甲子"，需要天干 6 次，需地支 5 次，即天干 10×6 等于 60，地支 12×5 等于 60，称 60 环周。

周期性偏头痛的发作，大约是 60 天左右，正合天干和地支之数。而每个周期大约发作 5 次，也正合地支 5 天之数。

所以当 12 经气血不能适应天地时辰变化时，即调控性降低时，就引起偏头痛的发作。

天干中的甲属胆，乙属肝，地支中的子时属胆，丑时属肝。如果平时素体肝阳偏亢之体，胆热偏盛之躯，在甲子日或乙丑时气血流注两经，可促使其偏亢，导致肝阳上亢，胆热上扰而头痛发作。壬属膀胱，癸属肾。申属膀胱，酉属肾。当到壬申日或癸酉时，肾水增强，肝阳和胆火可减，病情好转。60 天后又轮回甲子日和乙丑时，病情复发。因本病多属肝阳偏亢，胆热亢盛之故。

三、辨证治疗

【临床表现】偏头痛呈搏动性，周期发作，伴有恶心呕吐，心烦急躁，脉弦数，舌红。

【治法】清肝泻胆，通络止痛。

【取穴一】百会 风池 太阳 四渎 阳辅 太冲 三阴交

【操作】百会、风池、太阳、太冲刺法同前，四渎和阳辅用泻法，三阴交用补法。

【取穴二】按时取穴法（灵龟八法），可按照"虚则补其母，实则泻其子"的原则取穴：

虚则补其母法，取列缺、照海、百会、风池、太阳，列缺和照海用补法，余穴用泻法。

实则泻其子法，取内关、公孙、百会、风池、太阳，内关和公孙用泻法，余穴用泻法。

【取穴三】按时取穴法（子午流注法）

【操作】针百会用斜刺捻转泻法；太阳直刺0.3~0.5寸，捻转泻法；针风池向对侧眼球直刺0.8~1.2寸，捻转泻法；针四渎、阳辅直刺0.8~1.2寸，使针感向手臂或足部传导，捻转泻法；针太冲透向涌泉，捻转法，先泻后补；针三阴交用捻转补法。

【方义】本证头痛的病机是肝肾阴虚，肝阳上亢，治疗取三阴交补肝肾阴虚；取太冲透涌泉补肾阴泻肝阳；取四渎、阳辅是手足同名经配穴，上下结合，清在上的阳热，又是治疗偏头痛的主要配穴。

【方药】龙胆泻肝丸加减。

龙胆草10g 柴胡10g 生地黄10g 栀子10g 黄芩10g 当归10g 白芍15g 木通5g 泽泻10g 车前子10g 全蝎5g 僵蚕10g

第七节　经期偏头痛

经期偏头痛是与月经周期有关的一种偏头痛，是与妇女的卵巢功能周期有密切关系的一种特殊类型偏头痛。是妇女的一种常见病，大约有 60% 的女性患者偏头痛的发作与月经有关。本病青春期女性发病率较高，许多患者是月经初期时开始患病，大约有 60%～80% 的患者在怀孕期间偏头痛发作减少甚至停止，但在分娩后偏头痛又重新出现，到绝经期后偏头痛缓解。另外，口服避孕药时偏头痛往往加重。

一、诊断要点

1. 经期偏头痛发作，具有偏头痛的特点。

2. 经期偏头痛的发作特点是与月经周期密切相关，头痛多发作在月经前一周或后一周内，一般经后发作者较少。

3. 经期偏头痛多在青春期发病，在妊娠期头痛大部分消失（约占 80%），产后头痛复作，绝经期缓解。口服避孕药可加剧头痛的发作。

4. 经期偏头痛多有家族史，文献记载本病有家族史者高达 60%（《偏头痛大全》）。

二、病因病机

经期偏头痛的机制一般认为与性激素失衡有关，主要是雌激素下降以及雌激素与孕酮失衡所致。雌性激素降低，可使颅内外血管对某些因素（如 5 - 羟色胺）敏感，使易感个性发生偏头痛。另外研究证明，偏头痛与前列腺素有关，将前列腺素 E 注入健康人体可引起头痛。前列腺素 E 是一种血管收缩剂，高浓度可使血管扩张，雌激素通过刺激催乳素的分泌，可直接或间接地刺激前列腺素分泌，由前列腺素作用于血管，引起血管的收缩和扩张，从而激发偏头痛的发作。

中医认为，本病的发生机理是肝血不足、肾精亏损致阴阳失调，或肝气郁结致瘀血阻滞脉络，导致头痛的发作。

经期头痛多数发生在月经前期，此时胞宫需要有大量血液储备，以备经血的来潮。肝脏有储存和调节血液的功能，《素问·五脏生成论》王冰注："肝藏血，心行之，人动则血运于诸经，人静则血归于肝脏，何者？肝主血海故也。"所以肝脏有储藏和调节血液的功能。冲脉起于胞中通于肝，月经来潮之前，肝脏通过冲脉将所藏之血输入胞宫，以备经血来潮。如肝血不足，当肝血输入胞宫时，肝之阴阳顿失协调，肝阳上亢，上扰于头而痛作。

或血虚之人，肝肾精血亏损之体，经血来潮之际，肝脏调动全身的血液输入胞宫，脑窍缺血，而肝脏无足够的精血上输于头颅，脑之脉络失养而痛作。

血液的运行和输布，有赖于气机的调畅，肝主疏泄，能调畅气机，使全身脏腑经络之气运行畅达有序。气能运血，气行则血行，故"肝主疏泄"的作用，能促进血液的运行，使血液运行通畅而无瘀滞。若素有肝气郁结，当肝调节血液入胞宫时，则血液运行受阻，头部脉络瘀阻使头痛发作。

经后头痛是由于经期耗伤气血，体内血气虚损益甚，而经后气血不能及时补充，或由于脾胃虚弱，失于生化之源，或由于心气虚，失于化生，致清窍脑络失养而痛作。

怀孕后偏头痛之所以缓解，是因为男精与女精相结合，获得了新的生命，置于胞宫，胞宫系于肾，此时机体机能旺盛，使阴阳失调的机体得以改善，故可使偏头痛缓解。

三、辨证治疗

1. 肝阳上亢

【临床表现】偏头痛多发作于月经前期，眩晕，恶心，呕吐，急躁易怒，失眠，腰膝酸痛，舌质红，脉弦细。

【治法】调补肝肾，平肝通络。

【取穴】百会 风池 太阳 内关 关元 子宫 三阴交 公孙 太冲

【操作】百会、太阳、风池诸穴刺法见第三章，平补平泻法。内关、太冲捻转泻法，垂直深刺法，分别透向外关和涌泉。关元、子宫用 1.5 寸长毫针垂直刺入，使针感达会阴部，捻转补法。三阴交、公孙直刺，捻转补法。

【方义】百会、太阳、风池、太冲、三阴交诸穴相配，育阴平肝潜阳。关元、子宫补元阴以潜阳。内关与公孙相配属八脉交会配穴法，内关属手厥阴心包经，通于阴维脉，有调节诸阴经的作用。公孙属足太阴脾经，通于冲脉，冲脉者其经上循头，下至足，后行背，前布胸腹，可谓广布全身。且上行者，行于脊内渗诸阳，下行者，行于下肢渗诸阴，能容纳和调节十二经脉及五脏六腑之气血，故有"十二经之海也"（《灵枢·动输》）和"五脏六腑之海"（《灵枢·逆顺肥瘦》）之称。二穴相配可调阴血之亏损，补胞宫之阴血，降肝阳之上逆，通脉络之阻滞，再配三阴交，更增其补阴潜阳之力。

【方药】天麻钩藤饮加减。

天麻 10g　钩藤 30g　杜仲 10g　山栀子 10g　黄芩 10g　川牛膝 10g　石决明 30g　桑寄生 10g　益母草 15g　茯神 10g　夜交藤 15g　白芍 20g

2. 气血虚弱

【临床表现】偏头痛多见于月经后期，头痛绵绵，身体瘦弱，神倦乏力，面色萎黄，心悸少寐，纳少腹胀，大便溏泄，脉沉弱，舌质淡。

【治法】调补脾胃，生化气血。

【取穴】百会　风池　太阳　内关　中脘　气海　关元　足三里　公孙

【操作】百会、风池、太阳针法同前，用平补平泻法。余穴补法。

【方义】平补平泻百会、太阳、风池调理头脑经脉以止痛。

内关是手厥阴经络穴，配五行属火；公孙是足太阴经络穴，配五行属土。火能生土，故补内关、公孙可以起到益心气补脾胃的作用，心主血，脾胃为后天之本，气血生化之源。中脘位于中焦，是胃的募穴、腑之会穴。《灵枢·根结》曰："太阴根于隐白，结于太仓。"太仓者即胃之募穴中脘。所以中脘穴是调补脾胃的主要穴位，有生气之源的作用。气海穴位于下焦，为肓之原。肓是包裹内脏的膜，意指三焦，三焦是元气的别使，是元气通行的道路，所以气海穴有调补元气的作用。《针灸铜人》说气海"治脏气虚惫，真气不足，一切气疾久不差"。关元穴是任脉和足三阴经的交会穴，有补益肝脾肾的作用。中脘善补中气，气海、关元善补元气，再配以足三里，如此，既可补脾胃益气血生化之源，又可补肾气以益精血生化之根。

【方药】人参养荣汤加减。

人参 5g　当归 10g　熟地黄 10g　黄芪 15g　白术 10g　茯苓 10g　远志 5g　大枣 10g　炙甘草 5g　柴胡 10g　川芎 10g　牛膝 10g　陈皮 10g

3. 肝郁血瘀

【临床表现】月经前偏头痛，常突然发作，恶心呕吐，头痛部位固定，胸胁胀满，两乳胀痛，月经色黯，伴有血块，舌质色黯或有瘀斑，脉弦。

【治法】疏肝理气，活血通经。

【取穴】百会　太阳　阿是穴　内关　血海　太冲　合谷　膈俞

【操作】诸穴均用泻法，阿是穴和膈俞穴点刺出血。

【方义】百会、太阳、阿是穴，活血通络以止痛。血海、膈俞活血祛瘀，内关、太冲疏肝理气，以振发肝之疏泄功能，合谷行气活血通络止痛。

【方药】血府逐瘀汤加减。

柴胡 10g　陈皮 10g　枳壳 10g　白芍 15g　香附 10g　川芎 10g　川牛膝 10g　桃仁 10g　红花 6g　丹参 15g　茺蔚子 15g　琥珀 5g　炙甘草 5g

【加减】胸胁痛者，可加玄胡 10g，郁金 10g，以疏肝解郁，活血止痛；恶心呕吐者，可加姜半夏 10g，陈皮 10g，以和中降逆止呕。

四、验案举例

米莱娅（Milea），女，42 岁，意大利人，2008 年 3 月 25 日就诊。

主诉：偏头痛 11 年。

病史：病人于 11 年前患头痛，多位医生均诊断为"偏头痛"，经用多种药物治疗无明显效果。目前月经期开始头痛，或左或右，无固定部位，一般从头项开始，后波及额颞部，兼见流泪、恶心、腹胀、腰酸、乏力，月经量少，色淡。

检查：脉沉细，舌质淡。

诊断：偏头痛（气血虚弱）。

取穴：百会　风池　太阳　内关　中脘　关元　子宫　公孙　足窍阴

操作：针刺补法，先用艾条灸关元、子宫各 2 分钟，再用艾炷灸足窍阴 5 壮。每周针灸 2 次。

采用上述方法治疗 3 次后月经来潮，头痛有轻度发作，针灸 7 次后，月经再潮，头痛已无发作，改为每周针灸 1 次。以后又连续针灸 5 次，头痛未再发作，停止治疗。1 年后随访头痛一直未再发作（作者医案）。

五、经验体会

月经期偏头痛的发生与雌性激素的分泌失调有密切关系，雌

性激素分泌正常，女子的月事才能正常无事。中医学认为女子的
排卵和月经来潮，与肝气的疏泄功能有密切关系。《格致余论·
阳有余阴不足论》说："主闭藏者肾也，司疏泄者肝也。"指出男
子精液的贮藏与施泄，女子卵子的生成、储存与排泄，月经的来
潮，是肾脏之气的闭藏与肝脏之气疏泄相互作用、相互协调的结
果。女子能按时生卵、排卵、排经血，也是肾气闭藏和肝气疏泄
功能相互协调的体现。月经期头痛即表明肾气的储藏功能和肝气
的疏泄功能失去了协调，所以在治疗时应注意调节肝肾的这种功
能。作者经验，在针灸临床上凡治疗与月经和排卵有关的疾病
时，常常加用关元和子宫二穴，多能收到良好的效果。关元穴属
于任脉，又是足三阴经和任脉的交会穴，有调补肝肾的作用，为
人身元阴元阳关藏之处，故名"关元"。《灵枢·五音五味》云：
"冲脉、任脉，皆起于胞中。"《素问·举痛论》云："冲脉起于
关元。"这就是说关元穴可通过任脉、冲脉直接作用于胞宫，调
节胞宫气血的偏盛与偏衰以及阴阳失调。实验研究证实关元穴对
垂体－性腺功能有促进作用，针刺关元、中极、大赫等穴可引起
血浆促黄体生成激素、促卵泡生成激素水平发生变化，改善迟发
排卵（《临床常用百穴精解》）。所以关元穴是治疗胞宫疾病的最
好穴位之一。子宫穴为奇穴，位于下腹部，中极穴旁开 3 寸处，
其位置临近卵巢，卵巢生卵、排卵，其分泌的激素可调节月经的
周期。《千金要方》云："子宫穴主治女人胞宫久冷，不受胎孕。"
《针灸大成》曰："治人久无子嗣。"说明子宫穴有调节卵巢的功
能，可促进卵子的生成和排泄，故可生子。关元配子宫穴既可调
节卵巢和子宫的功能，又可调补肝肾，是治疗月经期头痛不可缺
少的穴位。

第八节　颈椎病性偏头痛

颈椎病性偏头痛，是由于颈椎骨质增生（图 4 - 8），尤其钩椎关节的骨刺形成，造成颈神经根与椎动脉受压，导致椎 - 基底动脉供血不足，因而出现一侧搏动性偏头痛。

一、诊断要点

1. 颈椎病性偏头痛呈发作性，每次持续数分钟，或数小时，乃至更长。

2. 头痛往往在早晨起床后，转动头颈部或乘车颠簸时出现或加重。

3. 头痛位于一侧的颈枕部或枕顶部（第 2、3、4 颈神经根受刺激），有时可波及眼眶区或鼻根部（第 1 颈神经根受刺激），并伴有颈枕部酸胀感。

4. 疼痛性质为搏动性或灼痛性。

5. 头痛发作前可有眼前一阵发黑，或闪光等视觉先兆。头痛剧烈时可伴有恶心、呕吐、出汗、流涎、心慌、胸闷和血压改变等自主神经功能紊乱症状。

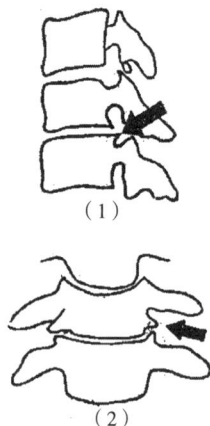

图 4 - 8　钩椎关节增生
（1）侧位（2）前后位

6. 颈椎 X 光摄片，在颈 1～4 可有骨性改变。

二、鉴别诊断

颈椎性偏头痛和普通性偏头痛，症状相似，难以区别，以下几点可帮助鉴别。

1. 颈椎性偏头痛的头痛侧，伴有上肢麻木、疼痛、无力和抬举困难等颈椎神经根刺激征。以及眩晕、咽痛、咽部阻塞感、头痛侧耳鸣、耳内疼痛等脑神经干刺激征。

2. 发病诱因除疲劳、颈项受风寒外，大多数以颈部突然转动，或前屈后仰而发病。

3. 每次头痛部位固定不变，多局限于枕部。

4. 头痛时枕神经区有明显压痛。

5. 颈部 X 光片有颈椎病性改变。

三、病因病机

中医认为本病主要是感受外邪，客于经脉，或气血瘀阻，经脉痹阻所致。

1. 风寒侵袭太阳经脉，气血痹阻发为头痛。

2. 扭挫损伤或长久低头作业，致气血瘀阻，发为头痛。

四、辨证治疗

1. 风寒痹阻

【临床表现】头部疼痛，位于枕部，连及头顶部或额颞部，项背酸痛，项部活动不利，上肢麻木，恶心，舌苔薄白，脉浮紧。

【治法】祛风散寒，通络止痛。

【主穴】百会 天柱 玉枕 颈夹脊 后溪 列缺

【配穴】上肢麻木者配曲池；手指麻木者配所属经脉的井穴，如少商、商阳、中冲、关冲、少泽等。

【操作】针天柱穴用 1.0 寸毫针，斜向脊柱刺入 0.8 寸左右，捻转泻法。针玉枕穴，针尖沿太阳经向下平刺 0.8 寸左右，捻转泻法。颈夹脊（$C_2 \sim C_4$）向颈椎斜刺 0.5 ~ 0.8 寸，使针感向颈肩部传导，针后并可加用灸法。

【方义】百会、天柱、颈夹脊和玉枕穴属局部取穴，有温经祛邪、通经止痛的作用。玉枕穴属于足太阳经，位于后枕部，该处布有枕神经和枕动、静脉，对后头痛有良好效果，且又是治疗眼部诸症的有效穴位，对头痛波及眼眶及鼻根部者尤为适宜，正如《针灸甲乙经》所说："头项痛，恶风汗不出，凄厥恶寒，呕吐，目系急，痛引颊，头重项痛，玉枕主之。"后溪是手太阳经的输穴，又为八脉交会穴之一，通于督脉，与天柱等穴相配，疏通太阳经脉，通达督脉，可祛邪通经止痛，更配以手太阴经络穴列缺，疏风散寒，祛除邪气。诸穴远近相配，共奏祛逐邪气，通络止痛的功效。

【方药】羌活胜湿汤加减。

羌活 5g　防风 10g　葛根 15g　川芎 10g　细辛 3g　蔓荆子 15g　甘草 5g　地龙 10g　鸡血藤 15g

2. 瘀血阻滞

【临床表现】头痛位于枕项部或枕顶部，或痛及额颞部，项部僵硬，上肢麻木，舌质紫暗，脉涩。

【治法】活血化瘀、通络止痛。

【取穴】百会　玉枕　天柱　颈夹脊　太冲　后溪　膈俞

【操作】膈俞点刺出血，并拔火罐。余穴针刺泻法。

【方义】本方局部与远端相结合，在于疏通经络，调理气血，祛瘀止痛。更加血之会穴膈俞刺血拔罐，助活血祛瘀之力。

【方药】归芎汤加减。

羌活 5g　当归 10g　川芎 10g　葛根 10g　蔓荆子 15g　丹参 10g　乳香 5g　没药 5g　红花 5g　苏木 10g

第九节　丛集性头痛

丛集性头痛，也称组织胺性头痛、神经性偏头痛，也属于血管神经性头痛（图4-9）。但发病机制不同，因在一段时间内头痛密集发作而得名丛集性头痛。这段时间称为群集期，群集期通常持续 3～16 周，然后头痛停止，间歇数月数年后再复发，且多见于春秋季节。

丛集性头痛多发于青年男性，是一种单侧性突发性头痛。一般表现为阵发性、爆炸性的一侧眼区疼痛，多在夜间发作。同时伴有一侧鼻充血、软组织肿胀、流泪等。头痛发作前没有明显的先兆，头痛的部位多在一侧眼眶的

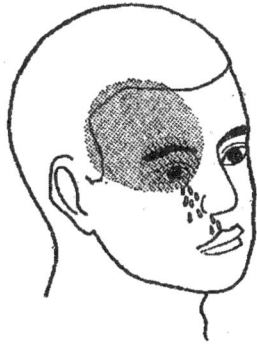

图 4 - 9　丛集性头痛示意图

周围，并向同侧颞部、前额部、下颌部放散。头痛一般持续 30 分钟到 2 小时后消失，并能马上恢复工作，很少有后遗症。头痛发作连续数周至数月，然后停止发作，在间隔数月或数年后可以再发作。

本病的形成原因不十分清楚，现代医学认为与 5 - 羟色胺、组织胺、前列腺素等代谢障碍有关（血液中 Ach 组织胺增加）。

中医学认为本病的发作多有外受六淫邪气的侵袭，内由脏腑功能失调所致。外邪或为风热或为风寒；内伤多为肝胆火盛或为脾胃失调，痰浊内阻。针灸或中药治疗本病有良好效果。

一、诊断要点

1. 多见于 30～50 岁男性，男性 4～5 倍于女性。

2. 头痛突然发作，无先兆，20 分钟可达高峰，持续 20～90 分钟可缓解。

3. 常在夜间入睡后突然发作而痛醒。

4. 疼痛的部位是一侧眶部、球后、额颞部。疼痛性质是锐痛、刀割样痛、烧灼样痛、钻通。

5. 丛集期（持续几周）也可有疼痛间歇期。

6. 眼结膜充血、流泪、流涕、鼻塞，前额和面部出汗、发红、瞳孔缩小、睑下垂，通常无恶心呕吐。

7. 疼痛侧额部可出现小冷点，面部热象图显示在同侧框上区有密集的多发性冷区（其他血管性头痛无类似的冷区）。

8. 丛集期对酒精敏感，情绪紧张、硝酸甘油、组织胺、酪胺、酒精、晚睡等可诱发本病。

二、病因病机

丛集性头痛是一种反复发作性头痛，据其临床表现多属于中医偏头痛和偏头风的范畴。

头为诸阳之会，清阳之窍，头部诸疾多与风邪或邪热有关。

1. 风热上扰

风热邪气上犯头部脉络，气血阻滞，发为头痛，其根据有下述三点：①本病多突然发作，并迅速达到高峰，具有风邪致病的特征；②疼痛的性质为烧灼性、刀割性，具有火热之邪致病的特征；③头痛的兼症为眼结膜充血，面红，额部出汗，属热证的表现。

2. 风寒痹阻

风寒邪气侵袭经脉，气血凝滞，经脉不通而作痛。其根据是下列四点：①鼻塞流涕；②额部有冷点；③头部恶风寒；④夜间发作。

3. 痰湿阻滞

痰湿阻滞，经脉不通，不通而痛，其根据有下列二点：①眼睑下垂，眼睑水肿；②饮酒吃奶酪食品，饮食不节可诱发本病。

4. 肝胆火热

肝胆火热上扰，气血壅阻，经脉不通，不通而痛。其根据有下列三点：①疼痛部位是眼球和额颞部；②春季发病，秋季复发；③诱发因素是精神紧张。

三、辨证治疗

1. 风热上扰

【临床表现】一侧眼眶突然疼痛，连及额颞，伴有灼热感，鼻塞流涕，目赤流泪，面红，出汗，脉浮数，舌尖红。

【治法】散风清热，通经止痛。

【取穴】风池　太阳　合谷　曲池　外关　关冲

【操作】针刺泻法。风池针刺用捻转泻法，使针感传导至眼部。针合谷、曲池、外关诸穴，捻转泻法，并使针感向上传至肘部，最好上达头部。太阳、关冲针刺泻法，术后点刺出血。

【方义】风池、太阳属局部取穴，可清散头部风热，通络止痛。合谷功善散风祛邪，是通经止痛的重要穴位。外关属手少阳三焦经，又是八脉交会穴之一，通于阳维脉，阳维主表，"阳维为病苦寒热"，所以外关是治疗外邪袭表，尤其是邪气位于少阳的主穴，再加手少阳经井穴关冲，同经相配，更用点刺出血法，增其祛邪清热，通络止痛之力。曲池是手阳明经的"合穴"，气血隆盛，是祛邪清热，通经止痛的重要穴位。

【方药】芎芷石膏汤。

川芎 10g　白芷 10g　石膏 30g　菊花 10g　桑叶 10g　薄荷 5g　蔓荆子 15g　柴胡 10g　黄芩 10g　僵蚕 10g

2. 风寒痹阻

【临床表现】头痛剧烈，起于眼区，遇寒加重，遇热减轻，头部恶风怕冷，喜裹头，鼻塞流涕，舌苔薄白，脉迟或沉迟。

【治法】温经散寒，祛风止痛。

【取穴】太阳　攒竹　天柱　合谷　后溪　金门

【操作】太阳、合谷、后溪针刺捻转泻法。攒竹用毫针向鱼腰方向平刺 0.5~0.8 寸，泻法。针天柱与脊柱成 75 度角，刺入 1 寸左右，捻转泻法，使针感向头部传导，并加用灸法。金门直刺 0.8 寸左右，捻转泻法，使针感在足外侧出现酸麻胀感，并向足趾方向传导。

【方义】太阳和攒竹位于眼区，属局部取穴，又是治疗头痛的重要穴位。正如《玉龙歌》"眉间疼痛苦难当，攒竹沿皮刺不伤"。天柱是治疗头风的重要穴位，配以灸法可加强其散风驱邪，温经散寒，通络止痛之力。合谷属于手阳明经，其经脉上达头面部，祛邪通络止痛，是治疗头面部疾病的重要穴位。后溪是手太阳经输穴，"输主体重节痛"。金门是足太阳经郄穴，阳维脉所别属，功善于疏通经络，又可驱除外邪的作用，主治感受外邪引起的急性疼痛。足太阳经起于眼内角，手太阳经上达眼内角，故后溪与金门相结合，手足同名经上下相配，是治疗头痛的重要组合。

【方药】麻黄附子细辛汤。

麻黄 5g　附子 5g　细辛 3g　川芎 5g　白芷 10g　甘草 5g

3. 肝胆火热

【临床表现】一侧眼部爆发性剧痛，疼痛且胀，伴烧灼感，口干口苦，面红目赤，急躁易怒，烦躁不安，不停地走动，舌质红，脉弦数。

【治法】清肝泻胆，通经止痛。

【取穴】太阳　风池　合谷　太冲　关冲　足窍阴　大陵

【操作】太阳、风池、合谷诸穴针刺捻转泻法，术后太阳点刺出血。关冲、足窍阴针刺泻法，术后点刺出血。针太冲透向涌泉，针感可达足心和下肢内侧。大陵直刺 0.5~0.8 寸。诸穴均用泻法。

【方义】本处方的作用是清肝热，泻胆火，通经止痛。其中太阳、风池清热泻火；合谷、太冲二穴相配名曰"四关"，功于清热泻火，通经止痛；关冲是手少阳经井穴，足窍阴是足少阳经井穴，手足同名经配穴，针刺泻法，术后点刺出血，善于清泻胆火，又是治疗偏头痛的有效穴位；大陵与太冲同属厥阴经，是同名经的原穴配伍，清心火，泻肝火，太冲刺向涌泉可调肾阴，并引肝阳以下行，且大陵也是治疗头痛的主要穴位，如《千金要方》云："头维大陵主头痛如破，目痛如脱。"诸穴相配可达清肝泻胆，通经止痛的作用。

【方药】龙胆泻肝汤加减。

龙胆草 10g　柴胡 10g　生地黄 15g　白芍 15g　菊花 10g　黄芩 10g　栀子 10g　木通 5g　泽泻 10g　车前子 10g　白芷 10g　薄荷 5g

4. 痰浊阻滞

【临床表现】一侧眼眶疼痛，肿胀，伴有眼睑水肿，眼睑下垂，多由饮食不节或纳食奶酪厚味之品而诱发，脉滑，舌质淡，舌苔白腻。

【治法】健脾化痰，通络止痛。

【取穴】头维　太阳　四白　合谷　中脘　丰隆　厉兑

【操作】头维穴用平刺透穴法，过颔厌、悬颅、悬厘，直达曲鬓，用抽气法；针四白以 45 度角向下斜刺 0.5 ~ 0.8 寸；针厉兑向跖趾方向平刺 0.2 ~ 0.3 寸，捻转泻法，余穴常规捻转泻法。

【方义】头维、太阳、四白属局部取穴，兼祛湿通络；丰隆化痰通络止痛，是治疗痰浊头痛的重要穴位，正如《玉龙歌》"痰多宜向丰隆寻"，又有《百症赋》云："强间、丰隆之际，头痛难禁。"合谷、中脘、丰隆是化痰通络的主要组合。中脘、丰隆健脾胃以化痰，合谷行气以化痰通络，更配足阳明经井穴厉兑疏通阳明经脉以止痛，足阳明经根于厉兑，结于头维，所以厉兑是治疗头部病变的重要穴位。

【方药】半夏白术天麻汤加减。

半夏 10g　白术 15g　天麻 10g　陈皮 10g　茯苓 10g　甘草 10g　生姜 10g　白芷 10g　蔓荆子 15g　柴胡 10g　薄荷 5g

【加减】疼痛剧烈者，可加僵蚕 10g，细辛 3g。

四、验案举例

西蒙尼（Simoni），男，35 岁，意大利罗马市人，于 1998 年 3 月 18 日初诊。

主诉：偏头痛 3 年余。

病史：三年前因工作紧张，睡眠少，饮酒多而诱发左侧偏头痛。三年来经多种检查，采用多种方法治疗未效。头痛多在夜间突然发作，位左眶额部（攒竹穴部位），连及眼球和太阳穴处。头痛剧烈难以忍受，需服止疼药，约两小时后疼痛缓解，常连续数日发作，之后缓解。间歇期不定，今年以来发作频繁，头痛持续时间较长。

检查：上眼眶肿胀，眼睑轻度下垂，眼眶及上眼睑有多个小冷点，触之发凉。舌苔白腻，脉沉缓。

诊断：偏头痛（丛集性），风寒夹痰浊阻滞。

治法：祛风散寒，健脾化痰。

取穴：百会　风池　攒竹　太阳　合谷　中脘　丰隆　解溪

操作：针百会针尖向前 0.8 寸，捻转泻法。针攒竹向鱼腰平刺 0.8 寸，捻转泻法。太阳直刺 0.5 寸，捻转泻法。针风池穴刺向对侧眼球 1.2 寸深，行龙虎交战法，使针感向前传导至眼部。针中脘、丰隆平补平泻法。合谷、解溪用捻转泻法。

连续针灸二次后，头痛缓解。以后取攒竹、百会、太阳、合谷、中脘、解溪、至阴，每周一次，共针 12 次，头痛未作。后随访三年未见复发（作者医案）。

五、经验体会

丛集性头痛属于中医偏头痛或偏头风的范畴，有外感和内伤两种，按上述四型治疗有相当好的效果，多数针灸 3~5 次后，疼痛可缓解或消除，少数病人效果不显著者也可采用百会、风池、华佗夹脊穴（T5、7、9、11、L2）、三阴交等穴进行治疗，往往可获得显著效果。治愈后应嘱患者戒烟、戒酒及咖啡、奶酪等食品，以免再度复发。

附：丛集性头痛的诊断标准（国际头痛学会，2003）

（1）至少5次下述（2）~（4）的发作。

（2）单侧眼眶、眶上和（或）颞部剧烈疼痛，如不治疗，可持续15~180分钟。

（3）头痛伴有以下至少一项：①同侧结膜充血和（或）流泪；②同侧鼻塞和（或）流涕；③同侧眼睑水肿；④同侧额部和面部出汗；⑤同侧瞳孔缩小和（或）眼睑下垂；⑥坐立不安或烦躁。

（4）发作频率为每天1~8次。

（5）不能归因于其他疾患。

第五章 紧张性头痛

紧张性头痛（图5-1）以往称为肌肉收缩性头痛，主要是发现本类头痛多表现为颈部和头面部肌肉持续收缩而产生头部压迫感，沉重感，患者自述头部有"紧箍"感。但以后研究发现本类疾病并非都存在头面部肌肉的紧张和收缩，而仅表现为精神紧张。因此在新的头痛分类时改称为紧张性头痛。实际上本类头痛包括了传统的肌肉收缩性头痛，和临床常见的神经性头痛。现在国际头痛学会根据其表现的不同分为：反复发作性紧张性头痛，和慢性紧张性头痛。

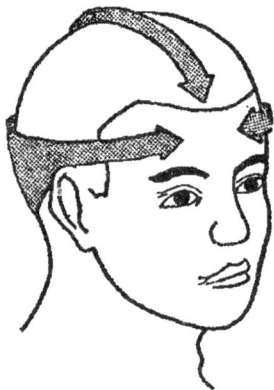

本类头痛的发病机理尚不十分清楚，一般认为可能与精神紧张，肌肉紧张，抑郁和焦虑等因素有关。

图5-1 紧张性头痛示意图

西方医学认为本病在治疗时需要结合精神心理疗法，方可取得效果。本病往往持续数年不能痊愈，给病人带来很大痛苦。针灸和中药对本病有很好的治疗效果。

一、诊断要点

紧张性头痛是临床上最常见的头痛之一，任何年龄均可发病，女性多于男性。本病的诊断无特异性指标，主要是根据其病史、发病部位、疼痛性质、疼痛程度、诱发因素等做出诊断。另外还要排除与此相关的一些功能性疾病和器质性疾病引起的症状性头痛。

1. 起病缓慢，发病前可有其他类型的头痛，如偏头痛，逐渐转变成了紧张性头痛，或紧张性头痛合并有偏头痛。

2. 头痛多位于双侧颞部、额部、顶部和枕项部。

3. 头痛的性质为钝痛、胀痛，伴有压迫感、沉重感、紧箍感、麻木感，头痛时轻时重，呈持续性，病程较长。

4. 头痛可因紧张、激动、失眠、焦虑或忧郁而加重。

5. 神经系统检查常无阳性体征，头部可有压痛点，头项部和肩背部肌肉僵硬。

二、病因病机

中医学根据紧张性头痛发作的诱因，疼痛的性质，疼痛的部位，可探讨其病因病机。

1. 头痛的诱因

紧张性头痛的诱因有忧郁、焦虑和精神紧张三个方面：

（1）忧郁 紧张性头痛可因精神忧郁而发作，也可因精神忧郁而加重。忧郁乃肝气郁结所致，肝主疏泄，肝郁则失于疏泄功能。血液的运行，有赖于气机的调畅，肝的疏泄作用有助于调畅气机，气行则血行，气滞则血瘀。肝气失于疏泄则气血运行受阻，头部筋脉失养而发为头痛；或头部气血瘀滞，不通则痛。

（2）紧张和焦虑 紧张性头痛常因精神紧张、焦虑、烦躁而发病，或因易激惹而加重，精神紧张、烦躁，乃肝阳上亢所致。

所以根据紧张性头痛的诱因，可知紧张性头痛多因肝气郁结和肝阳上亢而发作。

2. 头痛的性质

紧张性头痛的性质是紧箍感、压迫感、沉重感和胀痛：

（1）紧箍感、压迫感 紧箍感和压迫感，可因寒引起，但本头痛呈慢性发作，往往持续数月数年，且与精神状态有关，可知本头痛属内伤性头痛，而非外邪所致。内伤头痛中，可因气血亏损，筋脉肌肉失养而拘急，导致紧箍感和压迫感。

（2）头部胀痛　胀是阳盛和热的表现，根据本病的临床表现，应属肝阳上亢所致。

（3）沉重感　紧张性头痛常伴有沉重感，沉重感是痰湿内阻，清阳不升，浊阴不降的一种表现。痰浊是脾胃功能失调所致，痰浊停滞中焦，或蒙蔽清窍，清气不升，浊阴不降，发为头痛并伴有沉重感。

从头痛的性质可知气血虚弱，肝阳上亢，痰湿内阻可引起紧张性头痛。气血虚弱，可因劳伤过度，或脾胃虚弱所致。痰湿内阻，多责之脾胃失运，湿浊内蕴所致。肝阳上亢，可因肝血不足或肾水亏损所致。

3. 头痛的部位

紧张性头痛的原因是精神紧张和肌肉紧张，肌肉紧张之病位在经筋，是由于经筋缺乏气血荣养，或痰浊阻滞所致。肌肉紧张的部位各不相同，可位于前额部、颞部、枕部等，因此可根据头痛的部位和经筋的分布，以确定病变的经脉。

手阳明和足阳明经筋，分布于额部、额角、鼻部和眼部，所属的肌肉有耳前肌、颞前肌、颊肌、鼻肌和眼轮匝肌下部，所以前头痛应属阳明经筋。

手少阳和足少阳经筋，分布于耳之前后，和耳之上部，颞部和面部，所属肌肉主要有耳上肌、耳前肌、耳后肌、颞部和眼轮匝肌等。所以偏侧头痛应属少阳经筋。

手太阳与足太阳经筋，主要分布于项部、枕部和前额部，所属的肌肉有肩胛提肌、头夹肌、枕肌、帽状筋膜、额肌、眼轮匝肌等。故后头痛、头项部痛或头项痛连及前额者，属太阳经筋病。

另外，足少阴经筋，循脊内，上至项，结于枕骨，合于太阳之筋。所属的肌肉主要有裂肌、颈长肌，故后头痛也与足少阴经筋有关。足太阴经筋"著于脊"，即附着于脊柱两旁。足厥阴经筋"结于阴器，络诸筋"，即足厥阴经筋结于前阴，并联络足三阴及足阳明诸经络的经筋。故头痛也可因足太阴、足少阴、足厥阴经筋病变而发作。

总之，紧张性头痛的病因病机主要有：

（1）肝气郁结或肝阳上亢，肝失疏泄，气血运行不畅。

（2）脾胃运化功能失常，痰湿内生，流注经筋，气血运行受阻。

（3）气血虚弱，经筋失于气血荣养。

（4）肾精亏损，肝血不足，筋肌失养而拘挛作痛。

（5）根据头痛的部位，可确定病变之经脉，前额痛属阳明经筋，偏侧头痛属少阳经筋，后头痛属足太阳和足少阴经筋。足太阴经脉不上达头部，其经筋附着于脊柱，所以其头痛多无固定的部位。足厥阴经脉上达头顶，其经筋联络诸筋，所以其头痛多位于巅顶。

三、辨证治疗

（一）病因辨证与治疗

1. 肝气郁结

【临床表现】头痛而胀，其发作与精神忧郁有关，兼见头晕，胸胁胀痛，胸闷喜叹息，口苦，纳呆，舌苔薄白，脉弦。

【治法】疏肝解郁，通经止痛。

【主穴】百会　太阳　风池　内关　太冲　合谷

【配穴】口苦、胸胁痛者，配阳陵泉；胸闷者，配膻中；喜叹息者，配少商。

【操作】针百会沿督脉针尖向后斜刺0.3~0.5寸，捻转泻法。针太阳直刺0.3~0.8寸，捻转泻法。针风池针尖向对侧眼球刺入0.8~1.1寸，捻转平补平泻法。针刺合谷、内关、太冲用平补平泻法。针阳陵泉直刺0.8~1.2寸，捻转泻法。针膻中时针尖沿任脉向下平刺0.8~1.2寸，平补平泻法。针少商时针尖向指关节方向平刺0.2~0.3寸，平补平泻法。

【方义】本证之病机是肝气郁结，失于疏泄，气血运行不畅，故其治疗应疏肝解郁，疏通气血。方中主穴足厥阴肝经原穴太冲，疏肝解郁，配手厥阴经络穴内关，联络三焦经，三焦主气，功于理气，二穴又是同名经配穴，同气相求，可助太冲疏肝解郁之力。太冲与合谷相配，名曰"四关"，合谷是手阳明经原穴，阳明经气血旺盛，合谷又善于行气止痛，太冲是足厥阴肝经原穴，肝主疏泄而藏血，二穴相配一阴一阳，一上一下，一调血，一行气，二穴是调气血和通经络的组合，功善止痛，故曰"四关"。总之，本处方头部取百会、风池、太阳属局部取穴，太冲、内关、合谷诸穴属于辨证远端取穴，局部与远端相结合，标与本相结合，共奏疏肝解郁，通经活络，解肌止痛之功效。

【方药】柴胡疏肝散加减。

柴胡10g　川芎10g　香附10g　枳壳10g　白芍15g　当归10g　延胡索10g　蔓荆子15g　全蝎5g　牛膝10g　甘草5g

【加减】若口干口苦者，加龙胆草5g，丹皮10g以清肝泻火；若见肝血不足者，加何首乌15g，熟地黄15g，养血柔肝；若头痛位于枕部，连及项背者，加葛根10g，羌活5g以解项背疼痛；若头痛位于前额，连及面颊眉棱者，加白芷10g，蔓荆子15g，引药入阳明经；若头痛位于巅顶者，加吴茱萸5g，藁本5g，细辛3g，引药入厥阴经。

2. 肝阳上亢

【临床表现】头部胀痛，心烦急躁，失眠，头目眩晕，耳聋耳鸣，口苦咽干，舌红苔黄，脉弦数。

【治法】平肝潜阳。

【取穴】百会 风池 太阳 三阴交 曲池 大陵 太冲

【操作】百会、太阳、风池诸穴刺法同前，用泻法。曲池直刺0.8～1.2寸，捻转泻法。三阴交直刺0.5～0.8寸，捻转补法。太冲斜刺1.2～1.5寸，直达涌泉穴，行龙虎交战法。

【方义】方中用百会、太阳、风池和曲池，针刺泻法，清上亢之阳，除在上之热。大陵属手厥阴经，配五行属火，取"肝实泻其子"之意，又可清心安神，且大陵又是治疗头痛的有效穴位，正如《千金方》说："头维、大陵主头痛如破，目痛如脱。"太冲透涌泉，取其平肝潜阳滋水涵木之义。

肝阳上亢引起的头痛，直取涌泉颇有效验，正如《肘后方》"顶心头痛眼不开，涌泉下针定安康"，但直接针刺涌泉疼痛较剧，故临床多避之，而采用太冲透涌泉之法。

【方药】天麻钩藤饮加减。

天麻10g 钩藤20g 石决明30g 山栀子5g 黄芩10g 川牛膝10g 杜仲10g 夜交藤15g 茯神10g 白蒺藜10g 菊花10g

3. 痰湿内阻

【临床表现】头痛而兼有沉重感，头脑模糊不清，胸闷脘痞，肢体倦怠，舌苔白腻，脉滑。

【治法】健脾化痰，理气止痛。

【取穴】百会 头维 风池 中脘 丰隆 合谷 解溪

【操作】百会、头维、风池针刺泻法。中脘直刺1.5～2.0寸，捻转法，先泻后补，使针感向下或左右传导。合谷、丰隆、解溪均用捻转平补平泻法。

【方义】百会、头维、风池是治疗头痛的要穴。中脘、丰隆和胃健脾化痰，升清降浊，是治痰疾的主穴，也是治疗痰湿内阻性头痛的主穴。合谷理气化痰，通络止痛。合谷与解溪相配，合谷行气化湿，理气化痰；解溪是足阳明经五输穴中的"经穴"，补之可健脾化痰，泻之行气通络，其作用直达额颅，可助合谷行气通络之力，所以是治疗头痛的主穴。其中解溪治疗头痛而兼有沉重感者颇有效验。

【方药】半夏白术天麻汤加减。

半夏 10g　白术 10g　天麻 10g　陈皮 10g　茯苓 10g　白芷 10g　生姜 10g

【加减】可加苍术 12g，厚朴 10g，白豆蔻 5g 以助化湿，加石菖蒲 5g 以醒脾化湿；痰浊重者可加贝母 10g，制南星 10g 以化痰祛湿。

4. 气血不足

【临床表现】头痛隐隐，时发时止，遇劳加重，头昏目眩，神疲乏力，心悸多梦，纳呆食少，面色苍白，舌质淡苔薄白，脉沉弱或细弱。

【治法】补益气血。

【取穴】百会　太阳　神门　中脘　气海　足三里　三阴交

【操作】百会、太阳用平补平泻法，余穴均用捻转补法，且气海、足三里加用灸法。

【方义】本证头痛是由于气血虚弱，脑络失养所致，故取百会、太阳通脑络以止痛。取中脘、气海、足三里、三阴交调补脾胃，以益生化之源。取手少阴心经原穴神门，宁心安神。如此气血得以滋生，脑络得以濡养，头痛可愈。

作者在临床上对于气血虚弱引起的头痛头晕和痰浊阻滞引起的头痛头晕，常取中脘治之，颇有效验。针刺后病人自觉头脑清晰，头痛头晕缓解。但应注意针刺的深度和角度，直刺 0.8～1.2寸，捻转手法，有针感上下转导，才可获效。头痛之苦与脾胃有密切关系，《素问·通评虚实论》说："头痛耳鸣，九窍不利，肠胃之所生也。"中脘位居中焦，是胃之募穴，腑之会穴，是调理脾胃和六腑的重要穴位。补之可益气血生化之源，泻之可逐痰浊之瘀塞。斡旋气机之升降，使清气得升，浊气得降，故可用于多种原因引起头痛的治疗。

【方药】八珍汤加减。

党参 10g　白术 10g　茯苓 10g　当归 10g　白芍 15g　熟地黄 15g　川芎 6g　炙甘草 5g　何首乌 10g　蔓荆子 10g

5. 肾精亏损

【临床表现】头痛隐隐，且有空虚感，头晕耳鸣，腰膝酸软，神疲乏力，失眠，心神不宁，舌质淡红，脉沉细。

【治法】补益肾精，填补脑髓。

【取穴】百会　太阳　脑空　神门　中脘　关元　太溪　悬钟

【操作】针刺补法并灸，针脑空穴（图 5-2）用 1 寸长毫针，沿少阳经向下平刺 0.5~0.8 寸，捻转补法。

【方义】本证头痛是肾精亏损，髓海空虚，脑络失于濡养所致，故取任脉和足三阴之交会穴关元，足少阴肾经原穴太溪和"髓"之会穴悬钟，以补肾精益脑髓，濡养脑络为主穴，配手少阴经原穴神门，以

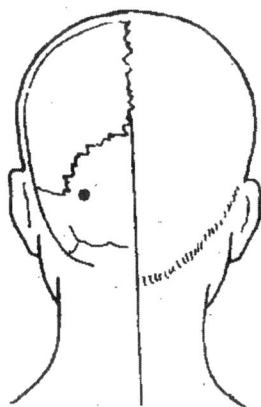

图 5-2　脑空

补心血益元神，配腑之会穴中脘，补后天益先天，更增以百会、太阳、脑空，调脑络以止痛。脑空穴位于后头部，居脑户穴旁，内应于脑，功在宁神止痛，《针灸甲乙经》说："脑风目瞑，头痛，风眩，目痛，脑空主之。"《针灸大成》："魏武帝患头风，发即心乱目眩，华佗针脑空立愈。"说明脑空穴对脑原性头痛有良

好效果，临床应用多有效验。

【方药】大补元煎加减。

人参10g   山药10g   熟地黄15g   枸杞子10g   杜仲10g
当归10g   山茱萸10g   鹿角胶10g   炙甘草5g

据中医脏腑理论"心主血脉""脾为气血生化之源""肝藏血""肝肾同源"，肝肾可化生精血的理论，作者在临床上对气血不足之头痛，常取百会、太阳、心俞、膈俞、肝俞、脾俞、肾俞、三阴交等穴，针刺补法，有很好效果。一般经5~10次治疗可获痊愈。

作者对肾精亏损型头痛，也常用背俞穴进行治疗，效果良好。常选用百会、脑空、心俞、膈俞、脾俞、肾俞、太溪浅刺补法，每获奇效。记得曾有一患者，年七十有余，患头痛五十载，得于用脑过度之后，经多种方法治疗，屡屡乏效，几乎每天发作，位于前额部，或头顶部，或后枕部，头痛呈隐疼性质，自觉头脑空虚，记忆力下降，头晕失眠，心烦意乱，腰部酸痛，辨证为肾精亏损，髓海空虚，脑络失养，发为头痛。采用上法治疗6次以后，头痛明显缓解，10次后头痛未再发作，又巩固治疗5次，前后共治疗15次，50余年的顽疾被治愈。2年后因肩痛就诊，述头痛一直未再发作。

（二）经络辨证与治疗（根据头痛的部位辨证论治）

紧张性头痛的部位有前额、后枕、颞部、巅顶和全头的不同，根据经络理论和循经取穴的治疗原则，头痛的部位不同，病之经络也不同，治疗时应选取相应经脉的穴位。

1. 太阳头痛（后头痛）

头痛位于枕项部，或头痛始于枕项部，以后逐渐波及头顶，或前额部，或颞部，但病之根在枕项部，属太阳经，又称太阳头痛。兼见背脊痛，肩痛，目痛等症。舌苔薄白，脉紧。

【取穴】百会 玉枕 天柱 后溪 申脉

【配穴】头痛剧烈时也可酌情加用金门，或手针后头痛点。

【操作】玉枕位于后头部，当后头部正中直上 2.5 寸，旁开 1.3 寸，平枕外隆凸上缘的凹陷处。针刺时针尖沿经脉向下平刺 0.5～0.8 寸，针感上达头顶，下达枕部。针百会向后平刺 0.5 寸。针天柱直刺 0.8 寸，使针感上达头部。针金门进针 0.5～1.0 寸，捻转泻法。针后溪、申脉用龙虎交战手法。

【方义】百会位于头顶，别称"三阳五会"，疏通头部经脉以止痛。玉枕位于后头部，天柱位于后项部，主治头痛、项痛。紧张性头痛和颈椎病引起的头痛，在此处常有压痛和条索感，且局部有枕大神经通过，故又是治疗颈性头痛和枕大神经痛的主要穴位。后溪配申脉同属太阳经，上下相配，是治疗太阳头痛的主要配穴。

【方药】太阳经头痛临床多表现为风寒型，治疗多选桂枝加葛根汤化裁。可加羌活、细辛以加强止痛效果。

葛根 10～15g 桂枝 6～10g 白芍 12g 甘草 5g 生姜 10g 大枣 10g

2. 少阳头痛（偏侧头痛）

头痛位于颞部或额颞部，连及耳部，此区域属少阳经，故又称少阳头痛。兼见口苦、咽干、目眩，不思饮食，舌苔薄白，脉弦。

【取穴】太阳 率谷 外关 足临泣 外庭

【配穴】头痛持续不能缓解可加风池、中渚，或手针偏头痛点。

【操作】针太阳穴直刺，进针 0.5～0.8 寸，捻转泻法。针率谷向太阳穴平刺 0.8～1.2 寸，或由太阳穴向率谷穴透刺 2.5 寸左右。针外关、足临泣直刺捻转泻法。外庭穴（图 5-3）位于足第三、四趾之间，内庭和足临泣连线之间，直刺捻转泻法，使针感

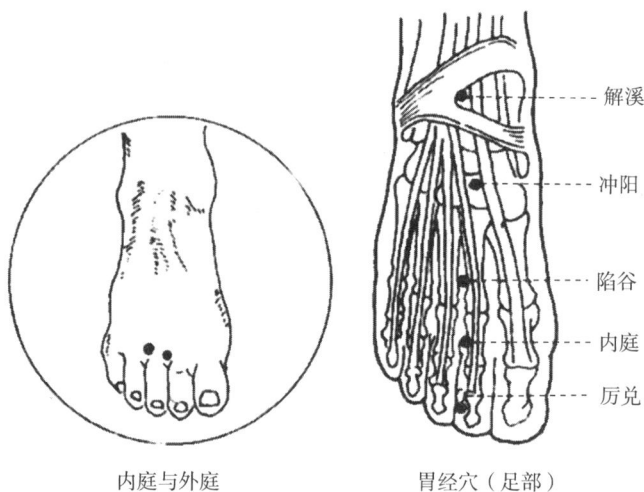

内庭与外庭　　　　　　　　胃经穴（足部）

图 5 - 3　外庭穴配图

达足背部。

【方义】太阳透率谷是治疗偏侧头痛的有效穴位，外关与足临泣同属少阳经，二穴相配，上与下结合，属于奇经八脉配穴法，是治疗偏侧头痛的主要穴位。外庭穴属于有效经验穴，主治阳明、少阳头痛，头痛病人此处常有明显压痛，治疗时寻找压痛点刺之（王品山经验）。作者在临床上常用此穴，多有效验。

【方药】少阳头痛多表现为偏头痛，选用柴胡疏肝汤加减治疗。

柴胡 10g　枳壳 10g　芍药 15g　香附 10g　川芎 10g　甘草 5g　蔓荆子 15g

3. 阳明头痛（前头痛）

头痛位于前额部，此区域属阳明经，故又称阳明头痛。头痛常连及眉棱或面颊，兼见头部沉重，胃脘胀痛，大便秘结，舌苔腻，脉滑。

【取穴】头维　上星　中脘　合谷　解溪　外庭

【配穴】头痛持久不解可加风府或手针前头痛点。

【操作】头维、上星用 1 寸毫针向后平刺 0.5~0.8 寸，捻转平补平泻法。合谷、解溪、外庭直刺捻转手法。中脘穴的刺法，应根据病人的胖瘦，一般可垂直刺入 0.8~1.2 寸左右，行捻转手法，病人有胀感或沉重感向下或左右传导之后，病人感到两眼视物清楚，头痛随之减轻，当即出针。

【方义】前头痛属阳明经，故取阳明经穴头维、合谷、解溪疏通阳明经脉，通经止痛。解溪治疗头痛眩晕、眉棱骨痛有良好效果，正如《针灸甲乙经》说："头眩痛，解溪主之。"《针灸大成》又说解溪主"眉钻疼不可忍"。中脘位于中焦，是胃的募穴，有升清降浊和胃降逆的作用，并可通调阳明经脉，也是治疗阳明头痛的重要穴位。

【方药】阳明经头痛位在前额，多表现为实证、热证。多选用芎芷石膏汤加减治疗。选加苍耳子、辛夷、蔓荆子、桑叶、菊花等药。

川芎 10g　白芷 10g　生石膏 20~30g　菊花 10g　羌活 6g
苍耳子 10g　蔓荆子 10g

4. 厥阴头痛（巅顶痛）

头痛位于头顶部，此区域一般属于厥阴经，故又称厥阴头痛。兼见头痛及目、吐痰涎沫，肢厥冷，心中悲伤，头部血管有跳动感，舌苔白腻，脉弦。

【取穴】百会　中脘　太冲　大陵

【操作】针百会用 1 寸毫针，向后平刺 0.5~0.8 寸。中脘直刺 0.8~1.2 寸，捻转法。太冲、大陵直刺捻转手法。

【方义】百会位于巅顶部，又是督脉和足厥阴经的交会穴，所以百会是治疗厥阴头痛的主要穴位。中脘调中焦化痰浊，以升清降浊。太冲是足厥阴经的原穴，大陵是手厥阴经的原穴，主治本经及其所属内脏的病症，故二穴上下相配，是治疗厥阴头痛的主要组合。

【方药】厥阴经头痛以阴寒证为多见，选用吴茱萸汤加藁本等药。

吴茱萸 5g　藁本 10g　党参 10g　生姜 6g　大枣 6g

5. 太阴头痛

头痛无固定的部位，兼有沉重感，善忘，肢体沉重，腹胀，腹泻，舌质胖大，脉沉或沉缓。

【取穴】百会　头维　列缺　中脘　足三里　太白

【操作】针百会、头维用 1 寸毫针向后平刺 0.5～0.8 寸，捻转平补平泻法。中脘直刺 0.8～1.2 寸，捻转补法。针足三里，直刺 0.8～1.2 寸，捻转补法。针太白，直刺 0.3～0.5 寸，捻转补法。

【方义】百会、头维、风池属于局部配穴，且三穴分布在头的前中后，可以治疗全头各个部位的疼痛。列缺是手太阴经的络穴，外联手阳明经，列缺的作用可借助手阳明经上达于头；列缺又是任脉的交会穴，任脉为阴脉之海，统任诸阴脉，有调节诸内脏的功能，所以是治疗头痛的重要穴位。中脘配足三里以斡旋中焦升清降浊之力。如此，内脏肺脾的功能得以恢复，太阴经气通畅，清气能上升头部，头部浊阴得以下降，头痛可愈。

【方药】太阴经头痛多表现为脾气、脾阳虚证，也就是以虚寒证为多见。临床多选用四君子汤或理中汤加味。

党参 10g　白术 10g　茯苓 10g　干姜 6～10g　炙甘草 6g　川芎 10g　白芷 10g

6. 少阴头痛

头痛无固定的部位，眩晕沉重，项痛或僵硬，舌苔薄，脉沉细。

【取穴】百会　太阳　天柱　神门　列缺　太溪

【操作】百会向后平刺 0.3～0.5 寸，太阳直刺 0.3～0.5 寸，针天柱时针身与皮肤成 75 度角，向脊柱方向刺入 0.8 寸左右，捻转手法，平补平泻法。针神门、太溪直刺 0.5 寸左右，捻转补法，针列缺沿太阴经向上斜刺 0.5~0.8 寸，捻转补法。

【方义】百会、太阳、天柱位于头部，针之疏通头部经络，是治疗头痛的局部取穴。神门是手少阴经的原穴，太溪是足少阴经的原穴，足少阴经别"出于项，合于太阳"，足少阴经筋"循脊内夹膂上至项，结于枕骨，与太阳之筋合"。补之，补心肾精血之虚，濡养少阴筋脉之亏损，太阳少阴经筋得到精血濡养，头项疼痛可解。更配以手太阴经穴列缺，列缺穴交会于任脉，任脉又可调理诸内脏，如此，补肺生水，调补心肾，少阴经脉通达，头痛可愈。

【方药】少阴经头痛多表现为心、肾两脏的病变。

如表现为肾阴虚，水不济火，治疗要滋补肾阴以上济心火，兼以清心，选用六味地黄汤合导赤散加减。如为单纯肾阴不足，治以补肾阴。

生地黄 30g　山茱萸 10g　怀山药 10g　茯苓 10g　泽泻 10g
牡丹皮 10g　竹叶 10g　通草 5g　生甘草 5g

【加减】选加滋补肺肾的药，沙参、天冬、麦冬、龟甲、鳖甲等。

四、验案举例

[案 1] 阳明头痛（痰湿内阻）

孙某，女，50 岁，干部，1983 年 7 月初诊。

主诉：前头痛已 7 年。

病史：患者自述 1975 年秋吃凉地瓜后胃脘疼痛，从此不敢吃凉食，饭后腹胀并有前额部头痛。病之初期头痛较轻，以后逐年加重，曾服用过多种药物，仍未根除。近几个月来，前头痛较往年更甚，饮食大减，体弱消瘦，不能坚持工作，故前来针灸治疗。现症：前头绵绵作痛，头昏目眩，两目视物不清，胸闷脘痞，呕吐痰涎，饮食纳减，大便溏泻，每日2～3次。

检查：面色发黄不泽，形体消瘦，胃脘部压之隐隐作痛，舌淡苔白腻，脉弦滑。胃肠和大便检查无异常发现。

诊断：阳明头痛（痰浊型）。

治法：健脾和胃，温中化痰。

取穴：中脘　公孙　内关　丰隆　足三里

操作：中脘运用提插、捻转手法，平补平泻。当针刺入3寸深后，捻转针柄，患者自觉胃有水响声，术者也听到水响声，当即患者感到两眼视物清楚，头痛消失，随即出针。

3天后来诊，头痛减半，配公孙、内关。第3次来诊，头稍痛，胃脘已不痛，针中脘、足三里、丰隆。共针3次，临床告愈。随访半年没有复发（《中国当代针灸名家医案》，王耀斌医案）。

[案2]　少阳头痛（气虚型）

马某某，女，36岁，职员，1981年6月2日初诊。

主诉：反复发作左侧头痛近一年。

病史：患者1年前因感冒后发生头痛鼻塞流涕，经服药治愈，此后常于工作劳累或夜寐不佳时发生左侧头痛，时发时止，感冒时则头痛加剧，甚则恶心呕逆，服解热镇痛药仅能暂时缓解，平素纳少，夜寐时好时差，二便正常。

检查：神色疲惫，少气懒言，舌质淡，苔白，脉缓无力，血压100/60mmHg。

诊断：少阳头痛（气虚型）

治法：益气升清，通络止痛。

取穴：百会　率谷　风池　合谷　足三里　阳陵泉

操作：毫针刺，平补平泻法，留针15～20分钟，留针期间捻转2～3次，间日治疗一次。

治疗 3 次后明显好转，治疗 8 次后基本痊愈，又巩固治疗 2 次，半年后随访头痛未曾复发（《中国当代针灸名家医案》，路绍祖医案）。

[案 3] 太阳头痛（气血虚）

纳娅娜（Nayana），女，生于 1981 年，马德里，2004 年 9 月 11 日初诊。

病史：患者因头痛年余就诊，自述一年前，由于精神忧郁，后出现头痛，始于项部和枕部，之后扩散到巅顶部，呈钝痛性质，有紧缩感，经日而作，伴有项痛、背痛、胸痛、面颊部紧痛、失眠、忧郁、月经不调等症，已有六个月未来月经。

检查：玉枕处压痛，项部肌肉僵硬和压痛，以 $C_2 \sim C_4$ 较明显。舌质淡，脉弦细。

诊断：太阳头痛（紧张性头痛，气血亏虚，筋脉失养）。

治法：补气益血，濡养筋脉。

取穴：百会 玉枕 天柱 后溪 申脉 三阴交 太冲

操作：百会、天柱、玉枕（压痛点）、后溪、申脉、太冲均用捻转手法，平补平泻法，三阴交用捻转补法。

治疗经过：经用上述穴位治疗 5 次后，头痛消失，夜寐好转，背痛和胸痛也明显减轻，后改用百会、玉枕、心俞、脾俞、肾俞、三阴交等穴。百会、玉枕用平补平泻法，余穴用补法。又巩固治疗 5 次，诸症悉除，夜寐转安。一年后病人特来诊所告谢，头痛一直未发，月经已潮，甚是高兴（作者医案）。

[案 4] 少阳头痛

孙某，男，17 岁，病历号 42406，1980 年 8 月 7 日初诊。

主诉：头痛两个月。

病史：头痛位于颞额部，痛时面红，甚则呕逆恶心，服西药过敏，中药已服 20 余剂，未见好转，下午疼痛加剧，不思食，小便黄，大便正常，血压 108/60mmHg. 舌边红，苔薄白，脉弦滑数。

辨证：少阳头痛。

治法：清泻少阳。

取穴：足临泣　外关　合谷　太冲　风池　太阳

治疗经过：针后即时止痛。次日来诊仍有头痛，即嘱学员先针足临泣、外关二穴，并做上下交叉捻转手法，针后头痛即刻缓解。以后按上法予以施治 10 次乃愈。两年后随访，未再发作。

按语：头痛一症，以经络部位分类为多。本例初为阳明热盛，针刺其先，汤药其后，随之因残留少阳风火未清，所以取手少阳经与阳维脉的交会穴外关；足少阳经与带脉的交会穴足临泣，散少阳风热，清少阳风火。外关配足临泣，从十二正经来说，起到手足同名经上下一气的作用，以奇经而论，可有周身调节之效，尤其是针刺后疼痛即刻缓解，运针后疼痛消失，这可说明，在"经脉所过，主治所及"的原则下，对新病急症多适宜循经远端取穴的特点，交叉行针有调整机体机能的作用（《当代中国针灸临证精要》）。

［案5］头痛

王某，男，21 岁，学生，1955 年 3 月 18 日初诊。

病史：一年前开始头痛，初期较轻，以后日渐加重，疼痛以左右颞颥部为重，尤其读书用脑过多时疼痛加剧，平素感全头胀闷，夜寐多梦，纳谷不佳，四肢倦怠无力，面色微白，舌质淡紫，苔薄白见润，脉弦数且细。此患乃肾阴不足，肝火浮越上袭清窍所致，治以平肝滋肾，辅以调胃安神。

取穴：太冲　太溪　足三里　神门　风池（点刺不留针）

治疗经过：隔日行针，经 4 次针治后，头痛减半，胃亦渐开，睡眠渐佳。每针风池时，针感上传，起针后头痛顿减。第 5 次先针足三里，卧位先针左侧得气后，以左手拇指在胃经足三里下方闷气下端，使其针感上传，针感在膝部被阻，又加用青龙摆尾手法（浅而大摇），并在膝上沿胃经佐以爪搓指循之法，使经气跨越关节继续上传，针感沿胃经上传至侧头部；针右侧足三里时用相同手法经气行至关节部位未见阻涩，针感亦至同侧头部，留针 20 分钟，起针后改为坐位，针左右风池亦用手指闭风池之下端，将针感从侧头部送至太阳穴附近，留针 10 分钟。第 5 次针后头痛已基本治愈，隔 3 日又依前法行针病愈，半年后得悉，从最后一次针后再未发作（《当代中国针灸临证精要》）。

五、经验体会

1. 针灸治疗紧张性头痛，在病因辨证和经络论治的基础上，如能适当选择阿是穴，可增强针灸治疗的效果。本病在疼痛区域常有压痛点和条索感，如攒竹、玉枕、脑空、玉枕、天柱、曲垣等区域，常有明显压痛点。

2. 颞额部和后头部头痛多采用奇经八脉配穴法，额颞痛常用外关配足临泣，后头痛常用后溪配申脉，效果良好。

3. 根据经验，紧张性头痛在内庭和足临泣之间常有压痛点，称之为外庭。针刺此痛点，可使头痛迅速缓解。

4. 由气血虚弱和精血亏损引起的头痛，采用百会、太阳、心俞、膈俞、肝俞、脾俞、肾俞、三阴交等穴治疗有良好的效果。

附一：紧张性头痛的诊断标准（国际头痛学会，2003）

1. 偶发性紧张性头痛

（1）至少每月平均＜1 天内发生 10 次下述（1）～（4）的发作。

（2）头痛持续 30 分钟至 7 天。

（3）头痛至少有下列 2 项特征：①双侧性；②压迫性/紧压感（非搏动性）；③轻至中度；④日常活动如行走或登楼不会加重头痛。

（4）具有以下 2 项：①无恶心或呕吐（可有食欲减退）；②只是畏声或畏光。

（5）不能归因于其他疾患所致。

2. 频发性紧张性头痛

（1）在每月 1～15 天内发作至少 10 次，发作至少 3 个月（每年发作 12～180 天），发作符合下述（2）～（4）。

（2）头痛持续 30 分钟至 7 天。

（3）头痛至少有下列 2 项特征：①双侧性；②压迫性/紧压感（非搏动性）；③轻至中度；④日常活动如行走或登楼不会加重头痛。

（4）具有以下 2 项：①无恶心或呕吐（可有食欲减退）；②只是畏声或畏光（但非同时存在）。

（5）不能归因于其他疾患所致。

附二：紧张性头痛与偏头痛的区别（鉴别）

1. 紧张性头痛是由于精神性等因素，使自主神经功能紊乱，血管收缩，组织缺血，代谢异常，致痛物质释放，痛阈降低，从而导致肌肉收缩，引起头痛。

2. 紧张性头痛的特点是头痛呈持续性，时轻时重，无缓解；疼痛的性质是钝痛，或头部有紧箍感，重压感，疼痛部位在顶颞部、枕项部。

3. 常伴有睡眠障碍，精力减退，焦虑疲倦。

4. 抗忧郁药、安定药能减轻头痛，抗偏头痛药无效。

第六章 枕神经痛

枕神经痛系由枕大、枕小神经，耳大神经（图6-1），以及颈皮神经受到损伤，引起的头枕区和颈区疼痛。是周围神经疾病中的常见病之一，多见于青壮年，男性多于女性。

枕神经痛属于中医头项痛范畴，采用针灸、中药治疗本病有良好效果。

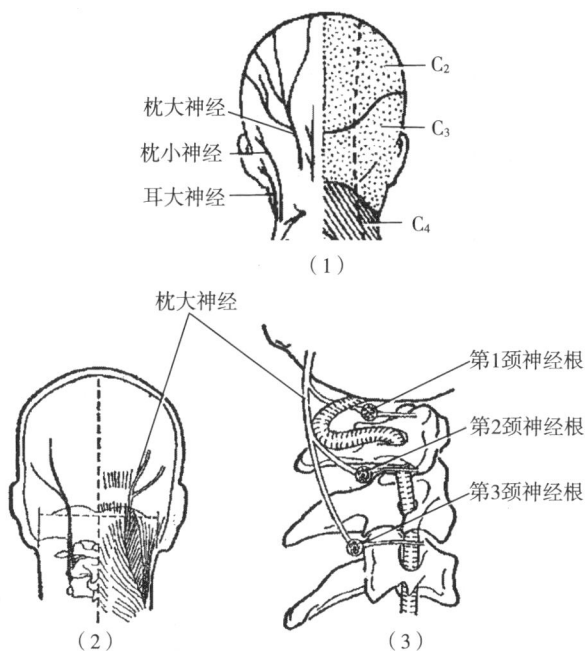

（1）

（2）　　　　　　　（3）

图6-1　枕神经解剖
（1）分支　（2）走行　（3）起于第1~3颈神经

枕大、枕小神经和耳大神经等均属于颈脊神经的范畴。

枕大神经是第二颈神经的后支，其皮支特别粗大，穿过斜方肌肌腱和颈固有筋膜，分布于颈项部和后头部，其出口距正中线大约有 2.5cm 左右，相当于足少阳胆经风池穴的部位。

枕小神经由颈神经（$C_1 \sim C_4$）的前支组成颈丛，颈丛的前支由胸锁乳突肌的后缘中点处穿出深筋膜，进入浅筋膜。其主要分支有枕小神经（C_2），沿胸锁乳突肌后缘向后上方行走，分布于枕部、耳郭背部和其皮肤。其压痛点位于胸锁乳突肌上三分之一的后缘（近扶突穴）和乳突部。

耳大神经属颈丛的浅支（$C_2 \sim C_3$），由胸锁乳突肌后缘（枕小神经下方，近天鼎穴）穿出，向前上方行走，分布耳郭及其附近的皮肤。

引起本病的主要病因有感冒、中耳炎、局部感染、枕部外伤（扭伤或睡眠时枕头过硬，导致神经损伤）、颈 1 ~ 4 椎关节炎，以及脊柱的结核、肿瘤等，侵犯或压迫枕神经而导致疼痛。

一、诊断要点

1. 头枕部疼痛，可向头顶部乳突部和外耳部扩散。

2. 疼痛的性质为持续性钝痛，并伴有阵发性加剧。头颈部活动、咳嗽、喷嚏时可加剧疼痛。

3. 枕外粗隆下有压痛，枕大、枕小和耳大神经出口处可有明显压痛。枕神经分布区可有感觉过敏，或轻度感觉缺失。

4. X 光线片检查 CT 和 MR 有助于诊断。

二、病因病机

枕神经痛属于中医"头痛""头项痛"的范畴。中医认为本病的发生，系风寒邪气痹阻后头部经脉，经气不通，不通则痛；或扭挫损伤，气血瘀滞，经脉痹阻不通所致；或由于年老体弱，肝肾亏损，筋骨失养，经脉流通不畅所致。头痛位于枕项部和头顶部者，病及太阳经脉和少阳经脉。

1. 风寒痹阻

风寒邪气痹阻后头部经脉，经脉不通，不通则痛，其根据如下：

（1）头痛多突然发作，起于项部，向头顶部或颞耳部扩散。

（2）头痛遇风寒则加重。

（3）头痛常伴有打喷嚏、咳嗽等症。

（4）头痛发作前有感冒、中耳炎或局部感染等病史。

2. 血瘀阻滞

扭挫损伤，气血瘀滞，经脉痹阻不通，致头项作痛，其根据如下：

（1）头项部有扭挫伤、外伤病史，或睡觉时枕头过硬。

（2）疼痛部位固定，并有明显的压痛点。

（3）卧床时头痛加重，因卧位时头部血脉瘀阻加重。

3. 肝肾亏损

年老体弱，肝肾亏损，筋骨失养，筋脉流通不畅，致头项作痛。其根据如下：

（1）头项部作痛经久不愈，久病多见虚证。

（2）常伴有肝肾亏损的症状，如腰膝酸软、头晕耳鸣、小便频数等。

（3）X 光摄片显示颈椎骨性改变。

三、辨证治疗

1. 风寒痹阻

【临床表现】头项部剧痛，连及头顶或颞部，遇寒则加重，遇热痛减。舌苔薄白，脉浮紧。

【治法】祛风散寒，通经止痛。

【取穴】百会　天柱　风池　后溪　外关

【操作】针百会穴，针尖沿督脉向后斜刺 0.5~0.8 寸，捻转泻法，使针感向枕部扩散。针天柱穴，与脊柱成 75 度角，直刺 0.5~0.8 寸，捻转泻法并用灸法。针风池时针尖向对侧眼球方向，刺入 0.8~1.2 寸，即刺左风池时，针尖向右眼球方向，针右风池时，针刺向左眼球方向，得气后行捻转泻法，使针感向枕部和颞耳部扩散。针后溪直刺 0.5~0.8 寸，捻转泻法。针外关，针尖斜向肘部，使针感向肘部传导，捻转泻法。

【方义】本方的作用在于祛风散寒，通络止痛。百会、天柱、风池三穴祛风散寒，是治疗头痛的要穴，且风池又位于枕大神经的出口处，深部布有枕小神经分支，天柱穴的深部布有枕大神经干，故二穴是治疗枕神经痛的重要穴位。后溪穴属手太阳经，是五输穴中的"输穴"，配五行属木，"输穴"功于止痛，其性属木则善于祛风。后溪又是奇经八脉穴之一，通于督脉，布于头顶部和项部，故后溪是治疗头顶部和项部痛的特效穴，进针得气后行捻转泻法，多能立见功效。外关属手少阳经，是治疗头颞部疼痛的重要穴位。外关又是奇经八脉交会穴之一，通于阳维脉，阳维主表，故外关又可驱除外邪。以上诸穴相配，针刺泻法佐以灸法可达祛风散寒，通经止痛的作用。

【方药】川芎茶调散加减。

川芎 15g　荆芥 10g　细辛 3g　羌活 5g　葛根 10g　薄荷 5g　蔓荆子 10g　甘草 5g

2. 瘀血阻滞

【临床表现】头项部剧痛，卧床时加重，直立时减轻，项部僵硬，转动不利，舌质暗，脉弦。

【治法】活血化瘀，通络止痛。

【取穴】百会　风池　天柱　后溪　金门　膈俞

【操作】百会、风池、天柱、后溪诸穴刺法同上，用捻转泻法。金门直刺 0.5～0.8 寸，捻转泻法。膈俞用刺络拔罐法。

【方义】百会、风池、天柱通经活络止痛，金门是足太阳经之郄穴，又为阳维脉气所发，善于治疗气血瘀滞造成的病症，是治疗头项疼痛的重要穴位，正如《杂病穴法歌》所云："头风目眩项捩强，申脉金门手三里。"临床经验证明金门治头项痛有很好效果。膈俞是血之会穴，用刺络拔罐法有活血祛瘀的作用，是治疗瘀血头痛的主要方法之一。诸穴相配可达活血化瘀，通经止痛的效果。

【方药】血府逐瘀汤加减。

桃仁 10g　红花 5g　当归 10g　牛膝 10g　川芎 15g　枳壳 10g　柴胡 10g　葛根 15g　桔梗 5g　细辛 3g　桂枝 5g

3. 肝肾亏损

【临床表现】头项部疼痛，经久不愈，常在活动后或劳累后加重，在枕骨粗隆下（玉枕穴附近），或乳突部有压痛，头晕失眠，记忆力减退，腰膝酸软，舌质红，脉弦细，尺部无力。

【治法】补益肝肾，濡脉止痛。

【取穴】百会　玉枕　天柱　后溪　太溪　三阴交

【操作】百会、天柱、后溪用龙虎交战手法，得气后右手持针，拇指向前捻转 9 次，再向后捻转 6 次，反复进行 9 次。玉枕针尖向下平刺，平补平泻法。针太溪、三阴交用补法。

【方义】百会、天柱属局部取穴。后溪属手太阳经五输穴中的"输穴"，是循经远端取穴。三穴补泻兼施，濡养脉络以止痛。太溪是足少阴经的"原穴"，配三阴交补益肝肾。以上诸穴相配有调补肝肾、濡养脉络以止痛的功效。

【方药】左归丸加减。

熟地黄 15g　山药 10g　山茱萸 10g　枸杞子 10g　菟丝子 10g　白芍 10g　当归 10g　黄精 10g　葛根 15g　骨碎补 10g　甘草 5g

四、验案举例

[案1] 王某，男，技术员，1989年8月10日初诊。

主诉：右后半侧头痛一周。

病史：患者在一周前到郊外鱼池钓鱼，露宿野外一夜，次日即觉右后半侧头部疼痛，且遇寒加重，得温后痛减，痛处不移，疼痛严重时连及项背。曾口服止疼片不见好转。现头痛难忍，来我院求治于针灸科。

检查：后头部疼痛，痛处不移，后头部皮肤痛觉过敏，枕大神经出口处（相当于风池穴）有压痛点。眼底检查正常。舌质淡，苔薄白，脉浮紧。

诊断：头痛（枕神经痛），风寒型。

治法：疏风散寒，通经活络。

取穴：玉枕　天柱　昆仑　京骨

操作：用捻转泻法，留针30分钟，每日一次。针刺一次后疼痛立刻缓解。次日清晨又发作，按上述穴位又连针3次告愈。随访一个月未再发作。

按语：患者由于起居不慎，风寒之邪客于膀胱经而致头痛。作者在治疗此类患者时采用"按部位循经取穴"的方法，即头部与远端相配，以疏通经络之气，有"通则不痛"之意。后头部为膀胱经所经之处，故取膀胱经腧穴，此病变局部取穴和循经远端取穴相结合，施以泻法，以疏泄风寒之实邪，收到满意的效果（摘自《中国当代针灸名家医案》）。

[案2] 季某，女，45岁，干部。

主诉：头项痛一周。

病史：一周前突发左侧头项部疼痛，时作时止，近三日来疼痛加剧，痛无休止，夜间因疼痛不能入眠，服止痛药无济于事，伴有轻度恶心。舌苔薄白，脉弦紧。

检查：左侧项部肌肉僵硬，风池穴处有明显压痛，玉枕部有条索和压痛。

诊断：枕神经痛，风寒痹阻型。

治法：散风祛寒，通络止痛。

取穴：风池　百会　列缺　后溪

操作：刺风池进针 1.1 寸左右，得气后用捻转泻法 200 次左右，使针感向后枕部和头顶部扩散。针百会沿督脉向后平刺捻转泻法。针列缺透向偏历，捻转泻法，针感上达肘部。后溪穴直刺捻转泻法。每 5 分钟行针一次，留针 30 分钟。

针后头痛明显减轻，触诊风池穴尚有轻度压痛，翌日复诊头痛已止。又巩固治疗一次，随访 5 年未见复发（作者医案）。

五、经验体会

枕神经痛大多急性发作，头痛难忍，取风池、列缺、后溪等穴捻转泻法，可取立竿见影之效。但针刺风池穴时，要使针感传至后头部或头顶部，有针感后用捻转法，每次捻转时不少于 200 次，一般 1～2 次可愈。慢性枕神经痛，旷时日久，多数由颈椎病变引起，检查时在玉枕穴区有索条感和压痛，此时可针刺玉枕或颈夹脊穴 $C_2 \sim C_4$、风池、后溪和太溪等穴，多能取得良好效果。

第七章　三叉神经痛

　　三叉神经痛是指三叉神经支配区域反复发作的一种短暂性剧烈疼痛。三叉神经痛是临床常见病之一，多发生于中老年人，一般发病年龄在 30～50 岁，并且发病随年龄而增加。三叉神经痛女性发病多于男性，多数为单侧性，少数为双侧性。三叉神经痛分为两类，一类为原发性三叉神经痛，另一类为继发性三叉神经痛，是由颅前、中、后窝及鼻窦区等部位的炎症和肿瘤等累及三叉神经，而出现的继发性三叉神经损害的症状。本节主要讨论原发性三叉神经痛的辨证与治疗。

　　三叉神经（图7-1）由脑桥中部的基底发出，含有感觉和运动神经纤维，感觉性纤维占大部分。三叉神经核由脑分出后形成三叉神经节，即半月神经节。由三叉神经节分出三个分支（图7-2）。

　　眼神经（Ⅰ支）：眼神经是三叉神经中最小的分支，完全是感觉纤维，分布于额部的皮肤、眼球、上睑和鼻的大部分。

　　上颌神经（Ⅱ支）：上颌神经是感觉性神经的分支，从三叉神经节的正中部分发出后，经卵圆孔出颅腔进入翼腭窝的上部。在翼腭窝内分出许多分支，如颧神经、上牙槽神经、翼腭神经等，分布于上颌、上颌牙齿、鼻腔以及软腭、硬腭、悬雍垂、扁桃体的黏膜，主干末支出眶下孔，分布于面部，眼裂以下，口裂以上的皮肤。

　　下颌神经（Ⅲ支）：下颌神经是三叉神经中最大的一支，由三叉神经节发出后向前行，经卵圆孔达颞下窝，发出许多神经分支。三叉神经的运动性纤维加入第3分支，支配咀嚼肌以及颞肌和翼外肌。其感觉纤维包括颊神经、耳颞神经、舌神经、下牙槽神经和耳神经等，分布于下颌、下颌牙齿、舌及耳颞部。

原发性三叉神经痛的病因不明。神经痛的可能发病机制，被认为三叉神经受到轻微的机械性、炎症性、血管性等的致伤因素，使三叉神经节的感觉根和相邻的运动支发生脱髓鞘性改变，脱失髓鞘的轴突与相邻的纤维间发生短路，轻微的触觉刺激即可通过短路传入中枢，而中枢的传出冲动亦可经短路成为传入冲动，如此使三叉神经节的兴奋阈异常，出现发作性疼痛。

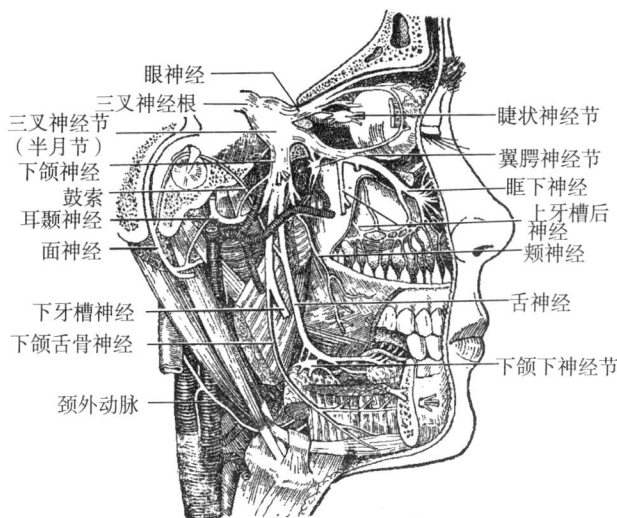

图 7 - 1 三叉神经

根据中医经络理论，手三阳经和足三阳经分布在三叉神经支配的区域。手太阳小肠经"其支者，从缺盆循颈，上颊，至目锐眦，却入耳中；其支者，别颊上颐，抵鼻至目内眦，斜络于颧"。其分布相当于三叉神经第二支的分布区。手少阳三焦经"上项系耳后，直上出耳上角，以屈下颊至颐；其支者，从耳后入耳中，

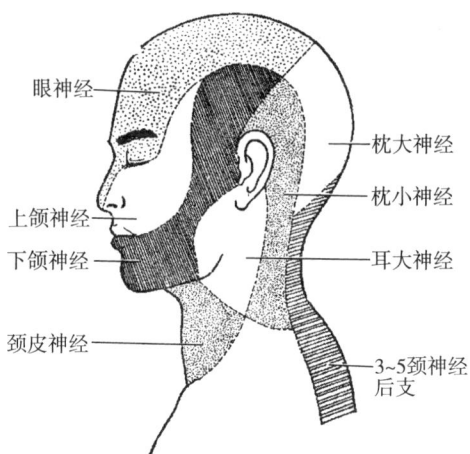

图 7-2　三叉神经分支

出走耳前，过客主人，前交颊，至目锐眦"。其分布相当于三叉神经的第二支的分布区。手阳明大肠经"其支者，从缺盆上颈贯颊，入下齿中，还出夹口，交人中，左之右，右之左，上夹鼻孔"。其分布相当于三叉神经第二、三支的分布区。足太阳膀胱经"起于目内眦，上额交巅，其支者，从巅至耳上角"。其分布相当于三叉神经的第一支分布区。足少阳胆经"起于目锐眦，上抵头角，下耳后，循颈行手少阳之前，至肩上，却交出手少阳之后，入缺盆。其支者，从耳后入耳中，出走耳前，至目锐眦后。其支者，别锐眦，下大迎，合于手少阳，抵于𫖮，下加颊车，下颈合缺盆"。其分布相当于三叉神经的第一、二、三支分布区。足阳明胃经"起于鼻之交𫖮中，旁纳太阳之脉，下循鼻外，入上齿中，还出夹口，环唇，下交承浆，却循颐后下廉，出大迎，循颊车，上耳前过客主人，循发际，至额颅"。其分布相当于三叉神经的第一、二、三支分布区。足厥阴肝经"夹胃属肝络胆，上贯膈，布胁肋，循喉咙之后，上入颃颡，连目系，上出额，与督脉会于巅。其支者，从目系下颊里，环唇内"。其经脉在头面部的分布相当于三叉神经第一、二、三支分布区。另外，手少阴心经也经过面部抵达目系"其支者，从心系上夹咽，系目系"。从经络在头面部的分布可以看出，手三阳经发病主要病及三叉神经的第二、三支；足太阳膀胱经发病主要病及三叉神经的第一支；足少阳胆经、足阳明胃经、足厥阴肝经发病主要病及三叉神经的第一、二、三支。

一、诊断要点

1. 中老年发病，女性多于男性。

2. 发作性三叉神经分布区剧痛，多为一侧性发病，以上颌支和下颌支为多见，眼支较少。

3. 突然发生剧烈疼痛，无先兆，痛如电击、刀割，或钻样痛，疼痛难忍，反复发作。每次疼痛发作持续几秒钟至两分钟。

4. 疼痛发作时可伴有结膜充血、流泪、流涎、面部潮红等。

5. 疼痛可由吃饭、漱口、刷牙和触摸口角、面颊部而诱发。这些诱发点称为激发点或"扳机点"。

6. 疼痛严重时常伴有面部肌肉抽搐，口角偏向一侧，成为"痛性抽搐"。

7. 神经检查无阳性体征发现。

二、鉴别诊断

诊断三叉神经痛时应注意与牙痛、偏头痛、舌咽神经痛、颞颌关节病相鉴别。

牙痛：三叉神经痛的病人常伴有牙痛，常误诊为牙痛，拔牙后仍痛才确诊，贻误病情；牙痛病亦可放散到面部，甚至出现面部局限性压痛，易与三叉神经痛混淆。临症时应注意二病的鉴别，牙痛多呈持续性钝痛，触及牙龈有明显的疼痛，进冷热食物可加剧疼痛，口腔科检查和 X 线摄片有助于诊断。

偏头痛：反复发作性偏头痛可伴有面部疼痛、面部潮红、结膜充血、流泪等症，易与三叉神经痛相混淆，应注意鉴别诊断。偏头痛多伴有血管搏动，疼痛持续时间较长，可达数小时或 1~2 天，多半有恶心、呕吐等症，有的病人发作前有视觉异常先兆。

舌咽神经痛：舌咽神经痛的发作性质与三叉神经痛相似，也伴有舌痛和进食时疼痛，临床上应注意鉴别诊断。舌咽神经痛的部位与三叉神经痛不同，其部位为舌的根部、软腭、扁桃体、咽部和外耳道。可因进食吞咽时诱发疼痛，无明显的"扳机点"。用地卡因喷涂于咽部、扁桃体或舌根部，立即止痛者为舌咽神经痛。

颞颌关节病：颞颌关节病也伴有面部、头额颞部疼痛，但颞颌关节病的疼痛主要是咀嚼时发作，且伴有弹响声，张口运动受限，颞颌关节处有明显压痛。

三、病因病机

中医学认为，本病的病因病机比较复杂，可分为外感和内伤两个方面。大凡外感致病多因于风，因为头为诸阳之会，手足三阳经脉皆上达于头部或起于头部，阳主外，"伤于风者，上先受之"，又"高巅之上，唯风可到"，说明头面部疾病多与风邪有关。三叉神经痛多突然发作，犹如闪电，突发突止，正符合风邪善行数变的致病特点。内伤致病多因于肝、因于心、因于热。足厥阴肝经和手少阴心经也上达头面部，故情志郁结，肝气失调，化火生风，也可导致本病的发生。

1. 风寒痹阻

风寒邪气上客面部，寒主收引，其性凝滞，使面部经络气血凝滞，不通则痛。

2. 风热伤络

外感风热邪气，或风寒邪气，郁久化热，风热邪气循经上达面部，灼伤脉络，气血壅滞，发为疼痛。

3. 阳明胃热

暴饮暴食，或过食肥甘辛辣、煎炒炙煿之品，或嗜酒如水等，损伤脾胃，饮食停滞，内蕴化热，循经上扰，使面部气血壅滞，发为疼痛。

4. 肝胆火热

素体肝胆火盛，或情志不畅，郁而化热，使肝胆之火炽盛，火性炎上，循少阳、厥阴经脉上扰头面，火灼经脉，气血壅滞，发为剧痛。

5. 阴虚火旺

素体阴虚或热病伤阴，或房劳过度，耗伤阴液，致阴虚而生内热，虚热上扰头面，发为疼痛。

6. 瘀血阻络

疼痛经久不愈，反复发作，导致经络气血瘀滞，即"久痛入络"是也。

四、辨证治疗

（一）病因辨证与治疗

1. 风寒痹阻

【临床表现】阵发性抽掣样疼痛，痛势剧烈，面色苍白，遇冷加重，得热舒适。舌淡苔白，脉紧。

【治法】疏风散寒，通络止痛。

【取穴】太阳　下关　夹承浆　风池　合谷　外关

【操作】太阳、下关直刺捻转泻法，夹承浆向内斜刺并出现放射性麻感，针风池时针尖向对侧眼球，捻转泻法，使针感向额颞部扩散，合谷、外关捻转泻法。

【方义】风寒邪气侵袭头面部三阳经脉，使局部经络气血痹阻，故取太阳、下关、夹承浆疏通局部经络气血。风池是少阳、阳维之交会穴，外关是阳维脉的交会穴，阳维脉维系诸阳经脉而主表，功于散风驱邪，善于治疗邪气在表在经络的病症。合谷是手阳明经的原穴，与手太阴肺经相表里，阳明经多气多血，所以合谷可以驱邪气、调气血、通经络以止痛，合谷所属的阳明经脉直达头面部，所以是治疗本病的主穴。

【方药】川芎茶调散加减。

川芎 10g　荆芥 10g　防风 10g　白芷 10g　薄荷 10g　甘草 10g　细辛 3g　麻黄 3g　附子 5g　全蝎 10g

2. 风热伤络

【临床表现】阵发性剧痛，呈烧灼样或刀割样疼痛，遇热疼痛加重，痛时面红目赤，口干溲赤。舌红苔黄，脉数。

【治法】散风清热，通络止痛。

【取穴】太阳　下关　夹承浆　曲池　合谷　商阳　关冲少泽

【操作】针太阳、下关直刺捻转泻法，夹承浆向内斜刺并出现放射性麻感。商阳、关冲和少泽用三棱针点刺出血。针曲池、合谷捻转泻法。

【方义】风热邪气侵袭头面部三阳经脉，使局部气血阻滞，取太阳、下关、夹承浆以疏通局部气血。点刺三阳经井穴散风清热，因为手三阳经上达头面，其井穴，配五行属于金，"金"应于肺，故点刺三阳经井穴既可散风又可清热。合谷驱邪通经止痛。曲池属手阳明经，阳明为两阳相合，其火通明，多气多血；曲池为阳明经"合"穴，犹如江河入海，气血最盛；曲池配五行属"土"，土乃火之子，泻之可清热泻火。故曲池既可通经络调气血以止痛，又可散风清热驱邪止痛。

【方药】菊花茶调散加减。

菊花 10g　川芎 10g　桑叶 10g　蔓荆子 15g　僵蚕 10g

白芷 10g　薄荷 5g　细辛 3g　荆芥 5g　甘草 5g

3. 阳明胃热

【临床表现】颜面部阵发性剧痛，胀痛如裂，面颊部有灼热感，面红目赤，口干口臭，便秘尿赤。舌红苔黄，脉滑数。

【治法】清泻胃火，通经止痛。

【取穴】太阳　下关　夹承浆　扶突　合谷　内庭

【操作】太阳、下关直刺捻转泻法，夹承浆向内斜刺并出，现放射性发麻感，针后用三棱针在下关和夹承浆点刺出血，或用刺络拔罐法出血。扶突（图7-3）位于颈外侧部喉结旁，当胸锁乳突肌的前后缘之间取穴。针刺时患者座位，微抬头，头向对侧旋转30度，用1寸毫针向脊柱方向直刺 0.5~0.8

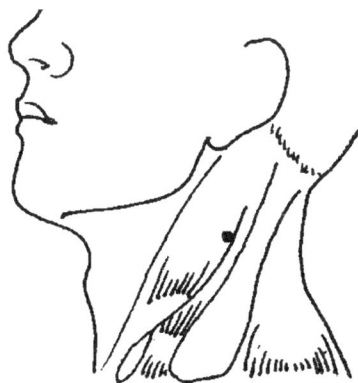

图7-3　扶突

寸，有触电感向上肢和面部传导，即刻起针。合谷直刺泻法。针内庭向上沿经斜刺，提插结合捻转法，使针感沿足阳明经向上传导，最好能达到面部，效果较好。

【方义】太阳、下关、夹承浆疏通局部气血的壅塞，通经止痛。合谷通经止痛、驱邪止痛，"面口合谷收"，是治疗头面部疾病的重要穴位。内庭是足阳明经的"荥"穴，"荥主身热"，主治阳明热症。刺络拔罐可祛瘀通络，泻热止痛，正如《灵枢·杂病》说："颊痛，刺手阳明与颊之盛脉出血。"颊同颔，即腮部。扶突穴是作者治疗本病的经验效穴，针刺时必须有触电感方可获得效果。

【方药】芎芷石膏汤加减。

石膏 30g 川芎 10g 丹皮 10g 白芷 10g 菊花 10g 薄荷 10g 生地黄 20g 大黄 5g 羌活 10g 栀子 10g 甘草 5g 僵蚕 10g

4. 肝胆火盛

【临床表现】头面部阵发性剧痛，面颊部有灼热感，烦躁易怒，失眠多梦，耳聋耳鸣，口苦咽干，大便秘结，小便短赤。舌红苔黄，脉弦数。

【治法】清泻肝胆，通络止痛。

【取穴】太阳 下关 夹承浆 液门 大陵 侠溪 太冲

【操作】诸穴均用直刺捻转泻法，太冲向涌泉方向斜刺 1 寸左右，捻转泻法。

【方义】本证多见于忧思恚怒伤肝，肝郁化火，火热随经上扰头面而致头面疼痛。取手足少阳"荥"穴，以清泻肝胆邪热。取大陵清泻心火，宁心安神，通经止痛，《针灸甲乙经》"大陵主头痛如破"，可见大陵也是治疗头面部疼痛的重要穴位。泻太冲清肝热泻胆火，通经行气止痛。再配以太阳、下关、夹承浆等局部穴位，与远端穴位相结合，可收到良好效果。

【方药】龙胆泻肝汤加减。

龙胆草 10g 栀子 10g 车前子 10g 黄芩 10g 柴胡 10g 大黄 5g 白芍 30g 川芎 15g 牛膝 15g 僵蚕 10g 甘草 10g

5. 阴虚火旺

【临床表现】阵发性头面部疼痛，有灼热感和抽掣感，颧部发红，心中烦乱，失眠健忘，腰膝酸软。舌红少苔，脉细数。

【治法】补益肾阴，清热止痛。

【取穴】太阳 下关 夹承浆 列缺 照海 太冲

【操作】太阳、下关、夹承浆平补平泻法，温和刺激量。列缺、照海捻转补法。太冲刺向涌泉施以龙虎交战手法。

【方义】本证是由于阴虚内热所引起，取局部穴位太阳、下关、夹承浆平补平泻，泻局部之热，解局部经脉之抽掣；补阴血以濡养经脉。列缺与照海属于八脉交会穴配穴法，补肺肾之阴，以益阴清热，濡养筋脉以止痛。肾阴亏损，水不涵木，常见有肝阳上亢，加重疼痛的发作；针太冲刺向涌泉，补泻兼施，既可补肝肾之阴，导阳热下行，又可调气血以止痛。诸穴相配补阴以清热，濡养筋脉以止痛。

【方药】知柏地黄汤加减。

知母 10g　黄柏 10g　熟地黄 10g　牡丹皮 10g　泽泻 10g　茯苓 10g　山茱萸 10g　玄参 10g　白芍 30g　川芎 15g　牛膝 15g　僵蚕 10g　甘草 10g

6. 瘀血阻络

【临床表现】头面部阵发性剧痛，痛如刀割，痛处拒按，头面部麻木，经久不愈，面色晦滞。舌紫暗或有瘀斑，苔薄白，脉弦紧涩。

【治法】活血祛瘀，通络止痛。

【取穴】太阳　下关　夹承浆　合谷　膈俞　太冲

【操作】太阳、下关、夹承浆针刺泻法，并用三棱针点刺出血。膈俞施以刺络拔罐法。合谷与太冲行龙虎交战手法。龙虎交战手法的操作法，下针 0.5～0.8 寸左右，针下得气后，针尖指向病所，先用右手拇指向前左捻转针（行龙）9 次，使九阳数足；再用右手拇指向右捻转针（行虎）6 次，使六阴数足。如欲先补后泻，可先左转后右转；欲先泻后补，则先右转后左转，反复交替进行。本法的主要作用是疏通经络，行气活血，住痛移疼，正如《金针赋》所说："龙虎交战，左捻九而右捻六，是亦住痛之针。"

【方药】通窍活血汤加减。

桃仁 10g　红花 10g　赤芍 10g　川芎 10g　僵蚕 10g　全蝎 10g　土鳖虫 10g　地龙 10g　甘草 10g

（二）经络辨证与治疗

根据三叉神经痛的部位（Ⅰ支、Ⅱ支或Ⅲ支）与经络的关系，确定病变的经络，然后循经取穴。

第Ⅰ支痛：疼痛位于额部、眶上部和鼻部，属于太阳经和足厥阴经，治取攒竹、阳白、头维、后溪、束骨、太冲等穴。

第Ⅱ支痛：疼痛位于上颌部、鼻部、牙齿、咽喉部，属于少阳、阳明经和足厥阴经，治取四白、丝竹空透率谷、迎香、中渚、合谷、内庭、太冲等穴。

第Ⅲ支痛：疼痛位于下颌部，以及牙齿、舌部、耳部、颞部等部位，属于阳明经、少阳经和足厥阴经，治取丝竹空透率谷、下关、颊车、夹承浆、翳风、中渚、内庭、太冲等穴。

【操作】针攒竹透向鱼腰穴，捻转手法，针四白斜向上方刺入0.5寸左右，有轻度触电感，针翳风向对侧刺入1寸左右，有触电感传向舌部。局部穴位一般均用平补平泻手法，手法不宜过强。远端穴位如中渚、合谷、后溪、束骨等均用捻转泻法。留针时间不少于30分钟。

【方义】以上处方是根据疼痛部位循经取穴。病变局部穴位，旨在疏通局部经气，达到通则不痛的目的。病变远端的穴位，旨在疏导经络之气，祛除邪气，可加强通经止痛的功效。

五、验案举例

[案1]周某，男，51岁。2年前出现右侧牙齿酸胀不适，午餐中右侧牙槽突发闪电样剧烈疼痛，放射至右侧面颊部，不能张口、洗脸。冷热刺激均诱发疼痛，每次发作约2~3分钟，严重时呈连续性发作。口服扑癫痛等，病情有所缓解。1周前因劳累及感受外寒而再次发作。诊为"三叉神经痛"。取四白、下关、合谷、地仓、颊车。每日针2次。留针1小时。针刺后，并在下

关、颧髎处刺络拔罐，出血量每穴 3～5mL。经治 1 周后疼痛明显减轻，间断发作，持续时间明显缩短。经 3 周治疗后痊愈。半年后追访，未见复发（天津中医学院第一附属医院针灸科．石学敏针灸临证集验．天津科学技术出版社．1990：284 ）。

[案 2] 安东奈娜（Antonella），女，42 岁。意大利罗马人。1995 年 3 月 12 日就诊。

主诉：右侧额部及面颊部疼痛 5 年，2 年来加重。

病史：患者于 5 年前开始右侧面颊部疼痛，阵发性剧烈疼痛，持续 1 分钟左右，医生诊断为"三叉神经痛"，予以药物治疗，疼痛逐渐缓解，虽然时有发作，但能忍受。2 年前患感冒发热，之后，面颊痛复发，且发作频繁，疼痛剧烈，期间更换过多种药物，疼痛始终难以控制，医生建议手术治疗。患者惧怕手术的后遗症，故就诊于针灸科。目前疼痛位于头颞部、下颌部、上口唇、鼻旁，疼痛并连及前额部，有时疼痛并及舌部，疼痛发作频繁，每次发作持续 1～2 分钟，有时伴有面部肌肉痉挛。在鼻旁、下口唇和面颊部有扳机点。说话、漱口、吃饭和触及扳机点均可诱发疼痛。心烦急躁，失眠头晕，便秘溲赤，舌红，脉弦数。

诊断：三叉神经痛（Ⅰ、Ⅱ、Ⅲ支），肝阳上亢，胃火炽盛。

取穴：攒竹　丝竹空透率谷　下关　四白　夹承浆　合谷　大陵　太冲

操作：针攒竹透向鱼腰，使局部有酸胀感。用 3 寸长毫针从丝竹空沿皮下透向率谷，捻转手法，使酸胀感扩散到额颞部。针四白用 1 寸毫针，向外上方斜刺，针入眶下孔，有触电感传向鼻旁和口唇，并轻轻捻转。针夹承浆向外方斜刺，针入颏孔，有触电感传向下颌与牙齿。合谷、大陵、太冲均直刺捻转泻法。隔日治疗 1 次，每次留针 1 小时。

治疗经过：上法经针刺 5 次后，额颞部疼痛消失，鼻旁和上颌部的疼痛明显减轻，疼痛次数减少。但下颌部及舌部疼痛仍然剧烈，再按上法治疗 3 次，上颌部疼痛继续减轻，下颌部疼痛无明显改变。于是减去上方中的攒竹、丝竹空透率谷，加刺扶突穴，兼补三阴交。经 5 次治疗后，诸症消失，又巩固治疗 2 次获愈。3 年后，因肩关节疼痛就诊，诉说原三叉神经痛经上次治疗后一直没有复发（作者医案）。

六、经验体会

三叉神经痛是一种顽固性难治的疾病，针灸和中药是一种有效的治疗方法。

1. 针灸治疗时应采用经络辨证治疗与病因辨证治疗相结合的方法，效果较好。局部取穴，旨在疏通经络，通则不痛，为治标之法；按病因远端取穴旨在调节脏腑功能，祛除邪气，铲除病因，为治本之法。治标与治本相结合，才符合中医辨证论治的精神。

2. 针刺手法，病变局部穴位不宜用过强的刺激手法，一般用平补平泻手法较为适宜；病变远端的穴位，我的体会是采用龙虎交战手法有较好的止痛效果。本病留针时间宜久宜长，一般不少于 30 分钟。

3. 刺血法对本病的治疗有一定的效果。遵照《灵枢·杂病》"颅痛，刺手阳明与颅之盛脉出血"的教导，对于三叉神经痛的实证、热证、久痛不愈者，在下关、四白、夹承浆、商阳等穴适当放血，或刺络拔罐，对本病的治疗有较好的效果。因本法既可驱邪通络止痛，又可清热通络止痛，还可祛瘀通络止痛。

4. 经验穴位，适当采用经验效穴有助于提高疗效。我在临床上常用的穴位有两个，第 1 个是丝竹空透率谷，这一方法原是用于偏头痛的治疗，但三叉神经的第 Ⅱ、Ⅲ 支疼痛常伴有额颞部的疼痛，与手少阳经、足阳明经和足少阳经有关，正好符合这一方法的适应证，因为这一针刺法由手少阳经的丝竹空穴经足阳明经达到足少阳经的率谷穴，一针治三经。第 2 个穴位是扶突穴，用扶突穴治疗三叉神经痛源于人迎穴，据程氏报道，用人迎穴治疗原发性三叉神经痛 43 例，取得了明显的效果（《吕景山·单穴治病选萃》）。但人迎穴在针刺时有一定的危险性，而扶突穴比较安全，对舌咽神经痛、臂丛神经痛、颈椎病、肩痛等都有很好的止痛效果，且扶突穴属于手阳明经，其经脉直达面颊部，故可治疗头面部疼痛。我在临床上用之，确有良好效果，但针刺时要有触电感方可获效。

5. 配合中药，针灸治疗三叉神经痛虽然有较好的效果，但本病是一种顽固性疾病，且人体又有较大的差异性，故适当地配合中药治疗可大大提高疗效。

第八章　颞动脉炎

颞动脉炎，是头皮动脉的一种非特异性炎症引起的一组以头痛症状为主的疾病，因为受累动脉活检有巨细胞存在，故又称之为巨细胞动脉炎（ Giant Cell Arteritis GCA ）。又因本病好发于颞动脉（图8－1），故又可称巨细胞性颞动脉炎。本病的病理改变为阶段性大血管内层以弹性蛋白为中心的坏死性全层动脉炎。主要侵犯从主动脉弓发出的大、中动脉，引起血管炎症性狭窄，致相应器官供血不足为主要临床表现的系统性疾病。其中颞动脉受累最常见，表现为额颞部头痛，间歇性下颌动脉障碍和失明。亚急性起病，多在中老年发病，常见于 50 岁以上老年人，女性发病率高于男性，发病比率是 2：1。

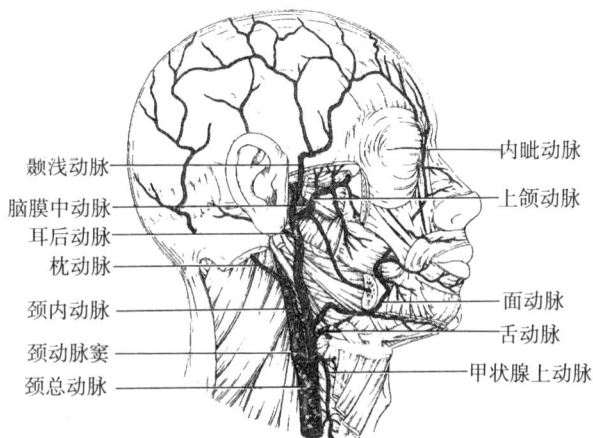

图 8 - 1　颞动脉示意图

本病主要累及颞动脉，以偏头痛为主症，故本病属中医偏头痛的范畴，主要病及少阳经脉。针灸、中药治疗本病有良好效果。

一、诊断要点

1. 颞动脉炎的主要症状是头痛，位于单侧或双侧颞部的头皮浅表部，但可弥漫到额部和枕部。

2. 头痛的特点是剧烈的搏动性疼痛。随病程进展，由搏动性转为持续性。并且常伴有烧灼感，夜间疼痛加重是其他血管性头痛所没有的。

3. 头痛于平卧位时加剧，头低位时更明显，仰头或压迫颈总动脉时头痛减轻。

4. 咀嚼时出现头痛，并且往往是首发症状。

5. 头痛常伴有视觉障碍，黑矇，视力模糊，复视，失明。半数以上病人可有部分或完全视觉丧失（睫后动脉、眼支动脉受累），咀嚼肌、吞咽肌和舌肌供血不足时，表现为间歇性运动停顿。

6. 全身症状有发热，怠倦，食欲不振，游走性多发性肌肉疼痛、焦虑、抑郁、失眠、记忆力减退等。

7. 检查可见颞动脉扩张，隆起粗大，触诊厚肥，变硬，搏动消失，皮肤红肿，有明显压痛。

8. 化验室检查见血沉增快，贫血，白细胞增多。病理检查颞动脉壁可见巨噬细胞，单核细胞和嗜中性粒细胞浸润。

二、病因病机

（一）病位分析

1. 病及少阳

（1）头痛的部位在颞部，属少阳经循行部位。

（2）头痛时兼见寒热，精神忧郁，食欲不振，属少阳病症。

2. 病在肝胆

（1）头痛时兼见黑矇、复视、失明是肝血不足，或肝阳上扰之征。

（2）头痛并兼见焦虑、忧郁，是肝郁之证，疼痛部位灼热是肝郁化热，肝胆之热循经上扰所致。

总之，颞动脉所致之头痛，病位外在少阳经脉，内在肝胆，或因肝郁化热，或因肝血亏损。

（二）病因分析

1. 风热侵袭

（1）颞动脉头痛多为亚急性发作，兼见颈项部疼痛和游走性多发性肌肉痛，此乃"风"的征象。

（2）病之初期多兼见发热，怠倦乃外邪侵袭之征象。

（3）头痛部位皮肤发红，动脉隆起搏动，乃热之征象。

（4）头痛部位有烧灼感，属热的征象。

根据以上四点可知，风热邪气侵袭少阳经脉，致本头痛发作。

2. 肝火上扰，波及血脉

（1）复视、失明、忧郁是病位在肝之症状。

（2）头痛灼热，动脉隆起，搏动，皮肤红肿是热之征象。

（3）平卧时头痛加剧，血脉搏动是热及血脉的征象。

根据以上三点，说明肝火上扰，波及血脉，导致本病。

3. 肝肾亏损，经脉失养

（1）复视、失明、忧郁、贫血是肝血亏损之象。

（2）眩晕、耳鸣、腰背酸痛、记忆力减退是肾虚之象。

（3）咀嚼肌、吞咽肌和舌肌供血不足，间歇性停顿是肝血亏损筋脉失养之征象。

以上三点说明肝肾精血亏损，筋脉失养也可导致本病。

4. 痰湿阻滞，经脉不通

（1）头痛部位经脉隆起、肿胀、肥厚。

（2）多发性肌肉酸痛，肢体沉重。

（3）血沉增快。

以上三点表明，痰湿阻滞也可导致本病。

5. 瘀血阻滞，经脉不通

（1）头痛部位固定。

（2）头痛剧烈，且入夜增剧。

（3）头痛部位血管僵硬和压痛。

以上三点说明瘀血阻滞也是导致本病的原因之一。

三、辨证治疗

1. 风热侵袭，波及血脉

【临床表现】头痛发热，全身肌肉酸痛，颈项部痛，头痛兼见灼热感，动脉搏动，局部红肿，舌苔薄黄，舌红，脉浮数。

【治法】散风清热，通络止痛。

【取穴】风池 太阳 率谷 大椎 阿是穴 外关 足临泣

【操作】风池、太阳直刺泻法，阿是穴向太阳穴平刺1～2寸，针率谷穴向太阳穴平刺1.5～2.5寸泻法。针大椎穴直刺捻转泻法，并在针刺后刺血拔罐。外关、足临泣直刺0.8～1.2寸，捻转泻法，使针感沿经传导。

【方义】风池、太阳、阿是穴、率谷属局部取穴，又有散风清热的作用。泻大椎可清热祛邪。病位在少阳经脉，取少阳经穴外关、足临泣，既属循经远端取穴，又属奇经八脉配穴法，有调动机体抗病祛邪的作用。外关穴交会于奇经八脉中的阳维脉，阳维脉维系诸阳经脉，有卫外驱邪的作用，针刺外关时要直达手厥阴经内关穴，心主血脉，所以刺外关，既可驱除外邪，又可治病及血脉之疾苦。故本处方是病位和病因相结合的配穴法。

【方药】桑菊饮加减。

桑叶 10g　菊花 10g　连翘 10g　薄荷 10g　芦根 30g　忍冬藤 30g　红藤 15g　荆芥 10g　板蓝根 20g　丹参 15g　柴胡 10g　黄芩 10g

2. 肝火上扰，波及少阳

【临床表现】头痛，眩晕，视物昏花，复视，心烦急躁，口苦不欲食，失眠，舌质红，脉弦数。

【治法】清泻肝火，通经止痛。

【取穴】太阳　风池　率谷　曲池　外关　足临泣　行间　关冲

【操作】风池、率谷、外关、足临泣直刺捻转泻法。太阳穴直刺 0.5~0.8 寸，也可从太阳透刺率谷，效果更好。曲池直刺 0.8~1.2 寸，捻转泻法。行间向涌泉斜刺 1.2~1.5 寸捻转泻法。关冲沿经平刺 0.2~0.3 寸，起针后点刺出血。

【方义】太阳、率谷位于颞部，布有颞浅、深动静脉，对偏头痛有很好的效果，如从太阳透刺率谷，效果更佳。正如《玉龙歌》说："偏正头风痛难医，丝竹金针亦可施，沿皮向后透率谷，一针两穴世间稀。"目前临床多用太阳代替丝竹空。风池属足少阳经，有平肝息风，疏通经络的作用，是治疗偏头痛的重要穴位。外关配足临泣属同名经配穴，也是八脉交会配穴，对偏头痛的治疗有良好效果。据报道针刺足临泣治疗偏头痛，左痛刺右，右痛刺左，强刺激，使针感沿足少阳胆经扩散，可迅速见效（胡斌. 针刺足临泣治疗偏头痛. 湖南医学杂志，1975（6）：57）。处方中的关冲穴是手少阳经的"井"穴，配五行属金，金应于肺，有清热祛风火的作用，针刺后出血，可增强其散风清热的力量。行间刺向涌泉，既可清泻肝火，又可引火下行，是清泻肝火之要穴，也是导引肝火下行的重要方法。

【方药】龙胆泻肝汤加减。

龙胆草 10g　柴胡 10g　黄芩 10g　栀子 10g　木通 5g　泽泻 10g　生地黄 15g　赤芍 15g　当归 10g　甘草 5g

【加减】眩晕较重者加天麻 10g，钩藤 20g，以平肝息风止晕；失眠者加夜交藤 30g，琥珀 5g，合欢皮 10g，酸枣仁 20g 以安神；疼痛较重者加地龙 10g 活血止痛。

3. 肝肾亏损

【临床表现】头痛，头晕，耳鸣，记忆力减退，失眠，心悸，腰背酸痛，纳食时常常停顿（咀嚼肌、吞咽肌、舌肌间歇性停顿）。舌质淡红，脉弦细。

【治法】补益肝肾，濡养筋脉。

【处方】百会　太阳　风池　外关　足临泣　太冲　三阴交　悬钟

【操作】百会、太阳、风池、外关、足临泣用平补平泻法，余穴用捻转补法。

【方义】百会、太阳、风池、外关、足临泣通调经脉以止痛。补肝经原穴太冲以培补元气，调补肝血，更配以足三阴经交会穴三阴交，补肝益肾以濡养筋脉，健脾和胃以益生化之源。补髓会悬钟，柔筋养髓，又可治疗偏头痛。诸穴相配共达补益气血，养肝益肾，柔筋通络的作用。

【方药】杞菊地黄汤加减。

枸杞子 10g　菊花 10g　地黄 20g　山药 10g　山茱萸 15g　牡丹皮 10g　丹参 20g　茯苓 10g　玄参 10g

【加减】失眠者加夜交藤、酸枣仁养心安神；咀嚼吞咽言语障碍者加石菖蒲豁痰开窍、醒脾醒神。

4. 痰瘀阻滞

【临床表现】头痛部位固定，入夜加剧，局部血管僵硬，压痛，动脉搏动减弱，食欲不振，舌苔腻，脉滑。

【治法】活血化瘀，健脾化痰。

【取穴】百会　太阳　阿是穴　风池　外关　足临泣　中脘丰隆　膈俞

【操作】百会、风池、太阳、外关、足临泣用泻法。中脘、丰隆用先泻后补法。阿是穴用齐刺法，起针后出血。膈俞穴点刺拔罐出血。

【方义】百会、太阳、风池、外关、足临泣通经止痛。中脘、丰隆以健脾化痰。点刺阿是穴和膈俞以活血通络止痛。

【方药】血府逐瘀汤加减。

桃仁 10g　红花 10g　当归 10g　川芎 15g　赤芍 10g　柴胡 10g　半夏 10g　枳壳 10g　贝母 10g　延胡索 10g　制南星10g

【加减】头痛甚者加地龙 10g，全蝎 5g；颞动脉呈僵硬者加红藤 20g，葛根 20g。

四、验案举例

佛兰切丝卡（Forancesca），女，62 岁，1998 年 5 月 6 日初诊。

主诉：左侧偏头痛四月余。

病史：今年 1 月中旬开始感到吃饭时咀嚼乏力，并伴有左侧头痛，一周后偏头痛加重，呈搏动性剧痛，并伴有视力模糊。到医院诊断为"颞动脉炎"，并予以药物治疗，经过两个多月治疗，病情得以控制，但症状至今不除。目前左侧持续性偏头痛，位于颞部，左眼视力模糊，食欲不振，咀嚼乏力，倦怠，失眠，肌肉酸痛。

检查：左侧颞浅动脉隆起，触之僵硬，并有压痛，左侧面颊肌肉僵硬，舌质略暗，脉弦细。

辨证：肝血亏损，筋脉失养，夹瘀血阻滞。

治法：补益气血，活血通络。

取穴：百会　风池　太阳　率谷　阿是穴　外关　足临泣
足三里　三阴交　太冲

操作：百会、风池用平补平泻法。针太阳透刺至率谷，捻转
抽气法。针阿是穴用齐刺法。外关、足临泣用平补平泻法。足三
里、三阴交、太冲用补法。

以上诸穴经治疗3次后头痛缓解，6次后头痛消失，左眼视
力也明显好转，但仍有食欲不振，倦怠，失眠和肌肉酸痛。改用
百会、太阳、心俞、膈俞、肝俞、脾俞、肾俞、三阴交浅刺补
法。经3次治疗诸症消失。七个月后，因膝关节痛再次就诊时，
告诉我们颞动脉炎自针灸治疗后，诸症均除，至今未曾复发（作
者医案）。

五、经验体会

针灸治疗颞动脉炎引起的偏头痛效果很好。其中外关与足临
泣是治疗本病的主穴。因为：其一，本病的病位在头之侧面，属
手足少阳经脉分布范围。其二，本病之病因，或因风热侵袭，外
关穴通于阳维脉，阳维主表，可散风清热；或因肝火上扰，外
关穴属手少阳经，配五行属火，乃木之子，泻之可清肝木之热，足
临泣是足少阳胆经之"输"穴，配五行属木，泻之可清肝胆之
热；或因痰浊阻滞，外关属三焦经，三焦主气，可调气化痰；足
临泣属胆木，肝胆主疏泄，可理气化痰。其三，本病是颞动脉
炎，属血脉病，心主血脉，而外关深刺直达内关，故又可治疗血
脉病。其四，足临泣治疗偏头痛有很好的效果。太阳透率谷是本
病的主要刺法，用3寸长毫针从太阳穴透刺至率谷，正好穿过颞
动脉的额支和顶支，直达病所，用抽气法，使针感达整个偏头
部，可获良效。另外，结合具体情况，再适当佐以祛风、清热、
化痰、活血化瘀、通络止痛的穴位，可取得满意效果。

附：颞动脉炎的诊断标准

1. 发病年龄≥50 岁；

2. 新出现的或新类型头痛；

3. 颞动脉压痛或搏动减弱，与颈动脉硬化无关；

4. 血沉≥50mm/h（Westergren 法）；

5. 动脉活检标本可见单核细胞浸润为主的血管炎，或肉芽肿，常有多核巨细胞。

符合上述 3 项或 3 项以上者可诊断巨细胞动脉炎（颞动脉炎）。

第九章　脑损伤后头痛

脑损伤后头痛系颅脑损伤后引起的一系列脑功能性改变中的一个主要症状。如头痛、头晕，以及记忆力减退，注意力难以集中，失眠，焦虑，急躁等一系列自觉症状，神经系统检查不能发现局灶性功能缺失体征，故本病一般通称脑损伤后综合征。

一、诊断要点

1. 有明确的颅脑损伤史，和外伤后近期出现的自觉症状。
2. 头痛为主症，疼痛的性质多为胀痛和跳痛，凡精神激动、生气、噪音、异常气味、思虑过度、劳累等因素均可使头痛加重。
3. 伴随症状有头晕耳鸣，心悸多汗，记忆力减退，注意力涣散，失眠，急躁，性功能障碍，乏力，肢体麻木等。
4. 神经系统检查一般无阳性体征发现，脑电图，脑 CT 检查，不能发现弥散性或局灶性器质性损害。

二、病因病机

脑损伤后综合征属于中医"头痛""眩晕"等病范畴，且头痛是本病的主症之一。头部受外伤时，始伤于惊恐，外力突然而至，来势速猛，先给人以惊吓，《素问·举痛论》"惊则气乱……惊则心无所倚，神无所归，虑无所定，故气乱矣。"气乱，指心气紊乱，心主血，心藏神，大惊则心气紊乱，气血失调，神无所归，则百病由此而生。头部外伤之后继伤于恐，头部外伤始伤于惊，惊自外来，继而恐自内生，《素问·举痛论》"恐则气下"，《素问·阴阳应象大论》又说"恐伤肾"。大惊卒恐，则精神内损，肾气受伤，肾舍志主封藏，封五脏六腑之精而藏之。故肾伤必影响五脏六腑的功能，派生诸病症。又肾主骨生髓，上通于脑，脑为髓海，肾伤则髓海不足，必波及脑神。外力震击头脑，一则伤及"元神"，二则伤及颅脑之脉络。颅脑之脉络受损，则脉络内之血渗溢脉外，血瘀阻滞，压迫脑髓，干扰元神，气机逆乱，诸经络和内脏功能失调，变生诸症。

常见的病因病机有以下几个方面：

1. 瘀血阻滞

外伤颅脑，脉络受损，血溢脉外，瘀血阻滞，脑络不通，不通则见头痛等症。血瘀阻滞神府则脑神不宁，神不宁可见失眠、烦躁等症。

2. 肝阳上亢

外伤头脑，元神不安，心神不宁，神不宁则魂不安，致气机逆乱，肝失条达，肝阳上亢。或曰气机逆乱，致"败血归肝"迫肝阳上亢。

3. 中气虚弱

神伤则脏腑功能失调，内伤脾胃则化源不足，中气虚弱而见头痛隐隐，四肢倦怠等症。

4. 肾精亏损

元神久伤不愈，必下及于肾，耗伤精血。精血不足，髓海空虚则见头脑空痛，头晕目眩，耳鸣如蝉，记忆力减退等。

三、辨证治疗

脑损伤头痛或脑损伤后综合征，多由颅脑损伤后失于治疗，或治疗不当，或治疗不够彻底所致。其病机早期以瘀血阻滞，心神不宁为主。中期和后期多以中气虚弱和肝肾亏损为主证。在治疗上可分为早、中、后三期，一般颅脑伤后 10 天为早期，10 天至四个月为中期，四个月后为后期。早期治疗以祛瘀通络，通窍止痛，平肝潜阳，宁心安神为主。中期和后期重在治本扶正，以补益气血，调补肝肾，养心安神为主。具体治疗时还应结合主症和体质的具体情况而定。

（一）一般治疗

1. 瘀血阻滞

【临床表现】头痛剧烈，呈刺痛感，持续时间较长，伴有头晕失眠，呕恶，脉弦，舌质暗紫。

【治法】活血通络，宁心安神。

【取穴】百会　太阳　风池　合谷　太冲　内关　膈俞

【操作】针百会沿督脉向后平刺 0.5～0.8 寸，用抽气法泻之。针风池向对侧眼球刺之，进针 0.8～1.2 寸，捻转泻法，使针感向头顶和额颞部传导。太阳直刺 0.5～0.8 寸，捻转泻法，针后摇大针孔，令其出血。内关、合谷、太冲捻转泻法。膈俞用刺络拔罐法。

【方义】百会、太阳、风池属局部取穴，针刺泻法可通经活络止痛，又有镇静安神之效。令太阳出血，取"菀陈者除之"之意，祛瘀通络，活血止痛。合谷配太冲，名曰"四关"，是止痛定痛的要穴。合谷理气以止痛，太冲调血以止痛，二穴配合可理气通络，活血祛瘀，是治疗气滞血瘀的主穴。内关是心包经的络穴，外络三焦，三焦"主持诸气"，心主血脉，故内关可调气以疏通经脉，行气以活血祛瘀；内关内联于心，又可宁心安神，是治疗本病不可缺少的穴位，膈俞乃血之会穴，是治疗血症的主穴，刺络拔罐可活血祛瘀通络止痛。

【方药】通窍活血汤加减。

赤芍 10g　川芎 20g　牛膝 10g　桃仁 10g　延胡索 10g

生姜 10g   大枣 5g   麝香 0.25g（或用穿山甲 5～10g 代之）

2. 肝阳上亢

【临床表现】头痛眩晕，头部胀满，烦躁不宁，夜不成寐，泛恶欲吐，舌质红，脉弦细而数。

【治法】平肝潜阳。

【取穴】百会　太阳　风池　大陵　太冲　三阴交

【操作】针百会沿督脉向后斜刺 0.5～0.8 寸，捻转泻法。针太阳直刺 0.5～0.8 寸捻转泻法。针风池刺向对侧眼球，捻转泻法。大陵直刺 0.5～0.8 寸，捻转泻法。太冲刺向涌泉，捻转泻法。三阴交用捻转补法。

【方义】百会、风池、太阳清泻头脑，通经止痛。大陵乃手厥阴经之原穴，手厥阴经配五行属火，足厥阴经配五行属木，泻之取"实则泻其子"之意，以泻心火平肝阳；且大陵又有宁心安神，和胃止呕的作用。太冲乃足厥阴肝经之原穴，泻之以平肝潜阳。太冲与大陵相配，属同名经配穴，上下配合，可加强平肝潜阳的作用。针太冲透涌泉，可调肾阴，导肝阳下行。同时针补三阴交，以育阴潜阳，滋水涵木，共达平肝潜阳之效。

【方药】羚羊钩藤汤加减。

羚羊角 0.5g　钩藤 20g　桑叶 10g　丹皮 10g　菊花 10g　白蒺藜 10g　生地黄 15g　白芍 15g　竹茹 10g　全蝎 5g　甘草 5g

3. 中气虚弱

【临床表现】头痛头晕，痛势隐隐，遇劳加重，记忆力下降，四肢倦怠，纳食不馨，大便溏泄，下肢虚肿，舌质胖淡，脉沉细。

【治法】调理脾胃，补气益脑。

【处方】百会　头维　中脘　气海　足三里

【操作】百会、头维穴平刺 0.3～0.5 寸，捻转补法，用添气法。中脘、气海直刺 0.8～1.2 寸，重按轻提补法。足三里直刺

0.8~1.2 寸，重按轻提补法，使针感沿经向上传导。

【方义】百会位于头顶，属督脉，有"三阳五会"之称，补之可升阳举陷，有提升气血上达头脑的作用，更佐以足阳明经头维，以增加升举之力。中脘是胃的募穴，六腑的会穴，针刺补之，补益中焦，加强中焦升清降浊的作用。气海、足三里为强壮要穴，有调理脾胃，补中益气的功效。如此头脑得气血以濡养，疼痛可解。

【方药】归脾汤加减。

党参 15g　白术 10g　茯神 10g　炒枣仁 10g　远志 5g　当归 10g　黄芪 15g　柴胡 10g　蔓荆子 10g　甘草 5g

4. 肾精亏损

【临床表现】头痛头晕，头脑空虚，时有耳鸣，视物不清，夜寐不眠，记忆力减退，腰酸膝软，遗精，舌质红，脉细数。

【治法】补肾益脑。

【取穴】百会　风府　肾俞　神门　太溪　悬钟

【操作】百会平刺 0.3~0.5 寸，针刺补法用添气法。针风府时，取坐位微低头，直刺 0.3~0.5 寸，针尖向下颌方向，捻转补法。神门直刺 0.3~0.5 寸，捻转补法。肾俞直刺 0.8~1.2 寸，重按轻提补法。太溪直刺 0.5~0.8 寸，捻转补法。悬钟穴捻转补法。

【方义】肾俞是肾之背俞穴，太溪是足少阴肾经之原穴，《灵枢·九针十二原》说："凡此十二原者，主治五脏六腑之有疾者也。"有关背俞穴的应用，《素问·阴阳应象大论》说："故善用针者，从阴引阳，从阳引阴。"这就是针灸治疗的原则。五脏病属阴，背俞穴位在阳部，故背俞穴多用于脏病的治疗。背俞穴与原穴相配可加强治疗脏病的作用，故肾的背俞穴与原穴相配，可补肾精之亏损，填髓海之不足。悬钟是八会穴中的髓会，补之可补髓益脑。百会、风府属督脉，内络于脑，《灵枢·海论》："脑为髓之海，其输上在于盖，下在风府。"上在于盖即是指百会穴，所以百会、风府是治疗脑源性疾病的重要穴位。太溪是足少阴经原穴，足少阴肾经贯脊属肾，通于督脉，补肾可生髓益脑，更有百会、风府位于头部，通过督脉上通于脑，下系于肾，可提升精髓直达于脑，濡养脑络与元神，以宁神止痛。

【方药】大补元煎加减。

熟地黄 15g　　山药 10g　　山茱萸 10g　　枸杞子 15g　　党参 10g
当归 10g　　酸枣仁 10g　　远志 5g　　杜仲 10g

（二）特殊治法

1. 头针法

【取穴】顶颞后斜线　额旁 1 线　颞后线

【刺法】从百会穴向曲鬓平透刺 3 寸，也可用接力针法，由上而下连刺 3 针。额中线自神庭穴向下平刺 1 寸。额旁 1 线自眉冲穴向下平刺 1 寸。留针 30 分钟，隔日一次，也可加用电针。

2. 腹针法

【取穴】中脘　阴都　气海　关元　滑肉门

【刺法】刺以上诸穴用 1 寸毫针浅刺 0.5 寸左右，针刺用捻转法得气后，每隔 10 分钟行针一次，留针 30 分钟，隔日一次。

【按语】用中脘治疗头痛时，应根据头痛的部位，加用中脘周围的穴位，即中脘左右的阴都穴，中脘上 5 分和中脘下 5 分。即头顶痛取中脘，前额痛取中脘下 5 分，后项痛取中脘上 5 分，左侧头痛取左阴都，右侧头痛取右阴都穴。

四、验案举例

［案 1］郑某，男，16 岁，学生，1983 年 4 月 7 日就诊。

主诉：头痛、眩晕四个月。

病史：患者四个月前因头部被击伤，昏扑于地，醒后即感头痛目眩，恶心呕吐，下肢运动不便，曾于某医院检查，诊断为脑震荡，经治疗未见明显效果。近月余头痛加剧，巅顶部痛如针刺，时而呕吐，睡眠欠佳，记忆力减退。

检查：步态不稳，神气呆滞，面晦无华。舌质紫暗，舌苔薄黄，脉象细涩。

诊断：头痛（脑震荡后遗症），瘀血型头痛。

治法：活血化瘀，行气止痛。

取穴：风府　上星　正营（双）　合谷（双）　太冲（双）束骨（双）

操作：针刺得气后，留针30分钟。

诊治经过：次日复诊，病无著变。改用刺内迎香穴出血10数滴，取天柱（双）、百会、后溪、绝骨（双）针刺得气后行泻法，留针30分钟。三诊，头痛眩晕均减轻，两日未呕吐，仿一诊取穴施治。继日以上两组穴，间日轮取，治疗12次，头痛显著减轻，眩晕呕吐症状消失。共治疗四个月，头痛完全控制，肢体运动恢复正常，记忆力大增，返校学习。随访5年，未见复发，治愈（汪雪苔 刘冠军《中国当代针灸名家医案》）。

[案2] 林某，男，45岁，1975年5月12日初诊。

主诉：头痛及半身麻木6个多月。

病史：6个月前一个晚上骑自行车回家，天很黑，路灯又暗，看不清路面，栽倒在一个坑里，当即昏迷不醒，被人发现后送进医院急救。苏醒后经检查颅脑和脊柱没有发现严重损伤，诊断为"脑震荡"，病情稳定后回家休养。但遗留头痛，失眠，心中烦乱，记忆力减退，右半身麻木。经中西医药治疗未见明显效果，故前来就诊于针灸。

检查：面色憔悴，头颅左顶部有外伤后瘢痕，项部和腰背部肌肉僵硬，有轻度压痛，舌苔薄白，舌质暗，脉弦细。

诊断：头痛（脑外伤后），气血虚弱，肝失濡养。

治法：补益气血，濡养肝木。

取穴：百会　风池　华佗夹脊穴（5、7、9、11、14）　三阴交

操作：针风池穴取坐位，病人微低头，针左风池穴针尖朝向右眼球，针右风池穴针尖朝向左眼球，进针 0.8 ~ 1.2 寸，捻转平补平泻手法，得气后使针感向前额传导，随即出针。针百会平刺 0.3 ~ 0.5 寸，行捻转补法。针华佗夹脊穴取俯卧位，与脊柱成 75°角刺入 0.8 寸左右，捻转补法。三阴交直刺捻转补法。

针灸治疗 2 次后头痛和右半身麻木开始好转，失眠减轻，4 次后诸症基本消失，又巩固治疗 2 次后结束治疗。5 年后因腰痛来医院针灸治疗，并告知，自 5 年前针灸治疗后头痛半身麻木和失眠一直很好，从未复发（作者医案）。

五、经验体会

针灸治疗脑外伤后头痛有很好的效果。

1. 早期治疗以祛瘀通络，镇静安神为主。祛瘀通络可选用太阳、阿是穴、内迎香、膈俞、委中等穴点刺出血，3 次左右即可，一般不超过 5 次。镇静安神多选用四神聪、百会、神庭、本神、内关、大陵、神门、照海等穴，平补平泻手法。

2. 病之后期，头痛之势已缓，治疗以补益气血，调补肝肾为主。在病的后期属于中气不足或精血亏损证时，笔者在临床上多采用背俞穴，如心俞、膈俞、肝俞、脾俞、肾俞再加三阴交，针刺补法，效果卓著，受益匪浅。

3. 头痛兼见半身麻木，或左或右，久治不愈，可用华佗夹脊穴（5、7、9、11、14）及百会、风池、三阴交治之，5 次左右后可获良好效果。

附：头部外伤引起的急性创伤后头痛的诊断标准 (国际头痛学会，2003)

（1）头痛无典型已知特征，但符合（3）和（4）。

（2）头部外伤具有至少以下中一项：①意识存在，或意识丧失≤30分钟；②昏迷Glasgow评分≥13；③外伤后健忘症>48小时；④有符合脑震荡诊断的症状或体征。

（3）头部外伤后7天内或头部外伤后意识恢复后头痛出现。

（4）具有以下中一项或其他：①头部外伤后3个月内头痛缓解；②头部外伤后3个月后头痛持续。

第十章　颅内低压性头痛

颅内低压性头痛是由于颅内压下降，脑组织下沉，颅底脑膜及神经受到牵引和压迫而引起的头痛。

引起颅内低压的原因分为原发性和继发性两类。原发性原因不明，一般认为是由于血管舒缩功能障碍引起脑脊液分泌减少或吸收过多所致，临床多见于青年妇女，平素体弱，并且有抑郁症或焦虑症病史者。继发性多见于腰穿后，由于流放脑脊液过多（多于2mL），或脑穿时脑脊液由针孔流入硬膜外腔，形成脑脊液漏，以致颅内压降低。此外，颅脑损伤、感染、中毒、失水、大出血、低血压等均可导致低颅内压症，而出现头痛。

一、诊断要点

有明确的腰穿及脑外伤诱因，如：

1. 腰穿后2~3小时或24小时后出现头痛，有的病例出现较晚，如在腰穿2~3天后发生头痛，多为脑脊液渗入硬脑膜外腔所致。

2. 头痛的部位多在枕部、颈部或颞部。

3. 伴有颈项部僵硬。

4. 头痛与体位有密切关系，坐位或站位时头痛加重，卧位时头痛缓解或消失。

5. 压迫颈静脉时头痛加重，大量饮水或静脉点滴后头痛减轻。

二、病因病机

头为"诸阳之会""清阳之府",又为"髓海"之所在,居人体之最高位,五脏精华之血,六腑清阳之气皆上注于头,手足三阳经亦上会于头。脑脊液外流,致髓海空虚,脑之脉络失养而致头痛。

1. 肾精亏损

肾主骨生髓,肾精亏损可使髓海空虚,脑络失养,发为头痛。

2. 气血虚弱

心脾虚弱,难以生化气血,五脏亏损,以致五脏精华之血,六腑清阳之气不能升清于头,濡养脉络,滋养脑髓,发为头痛。

三、辨证治疗

1. 肾精亏损

【临床表现】后头部疼痛,颈项痛,坐位或站位时头痛加重,卧位时减轻,项部僵硬,烦躁,失眠,舌红,脉弦细。

【治法】补肾益精,生髓止痛。

【取穴】百会 风池 太阳 肾俞 太溪 悬钟

【操作】针百会穴向后平刺,捻转补法。针风池穴向对侧眼球进针0.8~1.2寸,捻转龙虎交战法,并使针感向枕部和颞部传导。针太阳穴直刺0.5~0.8寸,捻转龙虎交战法。肾俞、悬钟、太溪诸穴均直刺补法。

【方义】百会是督脉和足厥阴经、足太阳经的交会穴,并内络于脑,补之可通阳气,调肝血以濡养脑络。太阳属奇穴,是治疗头痛的有效穴位。风池是足少阳经和阳维脉的交会穴,足少阳经在眼外眦入络于脑,阳维脉会督脉于风府穴,风府乃入脑之门户,故风池穴是治疗头痛疾病的重要穴位。肾主骨生髓,故取肾之背俞穴肾俞和肾之原穴太溪，俞原相配，针刺补法，可益肾生精补髓，更配以"髓会"悬钟补益精髓，共奏补肾益精 生髓止痛的功效。

【方药】大补元煎加减。

熟地黄 15g　山药 10g　山茱萸 10g　枸杞子 10g　党参 15g 当归 10g　酸枣仁 15g　远志 5g　葛根 15g　甘草 5g

2. 气血虚损

【临床表现】头部疼痛，呈隐痛性质，卧床后好转，休息后减轻，劳累后加重，项部僵硬，记忆力减退，心悸失眠，疲乏无力，纳少便溏。舌质胖淡，脉沉无力。

【治法】补益五脏，生化气血。

【取穴】百会　心俞　膈俞　脾俞　肝俞　肾俞　三阴交

【操作】诸穴均用补法。百会穴可加用灸法，每次 3 分钟。

【方义】百会位于巅顶，并有脉络入于脑中，针刺补法并配以温灸，可引清阳之气，五脏之精华上达头颅。针补五脏之背俞穴，配足太阴脾经、足厥阴肝经、足少阴肾经之交会穴三阴交，补五脏益气血，以濡养颅脑。此配方作者在临床上应用多年，对于体质虚弱，气血不足之颅内低压性头痛颇有效验。

【方药】八珍汤加减。

党参 15g　白术 10g　茯苓 10g　炙黄芪 15g　炙甘草 5g 当归 10g　熟地黄 15g　白芍 10g　川芎 10g　葛根 10g

四、经验体会

1. 针灸治疗腰穿后头痛有很好的效果，一般 2～3 次可愈。由于此病是因脑脊液损失过多所致，根据肾主骨生髓的中医理论，治疗当以补肾为主，兼补益气血，临床应用颇有效验。

2. 针刺悬钟穴应注意其方法，用拇指指腹，从外踝沿腓骨向上推动，当突然指下凹陷，不能摸到腓骨时是穴，约在外踝上 3

寸。用1.0寸毫针直刺，进针0.3~0.5寸，针感沿小腿外侧向上传导，行捻转补法，多能立见头脑清晰，头痛好转。

3. 颅内低压性头痛或由于体质虚弱气血亏损，或由于脑脊液损失过多，或由于肾精亏损，作者常选取百会、心俞、膈俞、肝俞、脾俞、肾俞、三阴交治疗，效果良好。

第十一章　良性颅内压增高性头痛

颅内压增高并伴有头痛、呕吐、视乳头水肿等三大症状，但无其他阳性神经系统体征，脑脊液检查正常，神经放射学检查排除颅内占位性病变及脑积水者，称良性颅内压增高性头痛。

良性颅内压增高的确切病理机制不明，从病因推测，可能与神经系统的中毒或过敏反应引起脑细胞（特别是星形胶质细胞）膜功能障碍而发生脑水肿有关，如：维生素 A 摄入过量、婴幼儿服用四环素、感冒发热等；或因内分泌紊乱、代谢功能失调，致水电解质平衡失调或脑细胞功能障碍，引起脑水肿；或脑脊液分泌过多，如肥胖、月经不调、妊娠、产后、阿狄森病、甲状腺功能低下、撤停肾上腺皮质激素等；或由于某些原因致脑脊液吸收障碍、脑血流受阻，如乳突炎、外伤、妊娠、产后之颅内静脉窦形成等，致脑血流受阻，致颅内压增高。

中医认为，良性颅内压增高性头痛，属于中医头痛范畴，本病多由于肝阳上亢，上扰脑窍；或由于痰浊内蕴，阻滞脉络；或由于瘀血停滞，脉络不通所致。针灸和中药治疗本病有良好效果。

一、诊断要点

1. 任何年龄均可发生，成年人多在 40 岁以下。

2. 头痛、恶心呕吐、视力模糊是本病三大症状。头痛可表现为胀痛、跳痛、刺痛等。

3. 查体可见视乳头水肿、视力下降，而无其他神经系统阳性体征。

4. 腰穿检查，脑脊液压力高于 1.96kPa（200mmH$_2$O），而脑脊液和生化检查均正常。

5. 神经放射学检查，排除脑部器质性病变。

二、病因病机

颅内压增高性头痛，一般持续时间较长，可持续数周数月或 1~2 年，故本病属于内伤性头痛范畴。多由于郁怒不解，致肝阳上扰脑窍发为头痛。或由于恣食厚味，损伤脾胃，痰浊内蕴，上犯脑窍发为头痛。或由于外伤头颅，或由于久痛入络，致瘀血内停，经脉不通发为头痛。

三、辨证治疗

1. 肝阳上亢

【临床表现】头颅胀痛，兼见眩晕，每因情志不遂而加重，心烦易怒，少寐多梦，面红目赤，口苦，舌红苔薄黄，脉弦有力。

【治法】平肝潜阳，通络止痛。

【取穴】百会 太阳 风池 大陵 合谷 太冲

【操作】百会、太阳、风池针刺泻法，具体方法同前。太阳穴可在术后点刺出血。大陵直刺用捻转泻法。合谷向劳宫透刺，捻转泻法。太冲向行间透刺，捻转泻法。

【方义】百会、太阳、风池属局部取穴范畴，既可清泻头部肝阳，又可通脉以止痛。太冲配合谷名曰"四关"，是平肝潜阳、通络止痛的重要配穴。大陵属手厥阴经穴，手厥阴经配五行属火，火乃木之子，根据"实则泻其子"的治疗原则，泻大陵穴可起到泻肝火平肝阳的作用；大陵又是手厥阴经的"输穴"，配五行属土，土乃火之子，泻大陵，可以起到泻心火宁心安神的作用。同时泻心火又可增强泻肝火平肝阳的作用。太冲是足厥阴经的"原穴""输穴"，配五行属土，针刺泻之，平肝阳泻肝火；针刺时刺向"荥穴"行间，可增强平肝泻火的作用。

【方药】龙胆泻肝汤加减。

龙胆草 10g　夏枯草 10g　柴胡 10g　石决明 30g　生地黄 15g　黄芩 10g　泽泻 10g　栀子 10g　白蒺藜 10g　车前子 10g

2. 痰浊内蕴

【临床表现】头痛兼沉重感，或头顶麻木而痛，眩晕，恶心，或呕吐痰涎，胸膈满闷。舌胖嫩，脉滑或缓。

【治法】健脾化痰，通络止痛。

【取穴】百会　头维　风池　中脘　合谷　丰隆　三阴交

【操作】针百会、头维穴平刺捻转泻法。针风池用 1.5 寸长毫针，向对侧眼球刺入 1.0 寸左右，使针感达到头部。中脘、合谷、丰隆平补平泻法。三阴交针刺捻转补法。

【方义】本方之组成主要是健脾化痰，穴如中脘、丰隆、三阴交；行气化痰通经止痛，穴如合谷。合谷配中脘既可助其行气化痰，又可斡旋其升清降浊。百会、头维、风池均为治疗头痛的重要穴位。

【方药】温胆汤加减。

半夏 10g　竹茹 10g　枳实 5g　橘皮 10g　天麻 10g　白术 10g　莱菔子 10g　猪苓 10g　泽泻 10g　蔓荆子 15g

3. 瘀血阻络

【临床表现】头痛如刺，其部位固定不移，有头颅外伤史，或头痛久而不愈，妇女可兼见月经色暗，痛经。舌质暗或有瘀斑瘀点，脉涩。

【治法】祛瘀通络，行气止痛。

【取穴】百会　阿是穴　太阳　合谷　膈俞　三阴交　太冲

【操作】诸穴均用泻法，阿是穴、太阳、膈俞穴可点刺出血。

【方义】本方作用是祛瘀通络，行气止痛。

【方药】血府逐瘀汤加减。

当归 10g　生地黄 10g　桃仁 10g　红花 5g　枳壳 5g　赤

芍 10g　柴胡 10g　川芎 10g　琥珀 5g　甘草 5g

四、经验体会

针灸治疗良性颅内压增高性头痛有良好效果。作者经验是在辨证论治的基础上，适当应用点刺出血法和利湿渗湿法，可提高针灸治疗效果。

点刺出血法的穴位有太阳、膈俞、委中、中冲、关冲、至阴、足窍阴等，每次选用 1～2 个穴位，出血 3～5 滴，清阳除热，降低颅内压。

利湿渗湿法的穴位有中极、关元、阴陵泉、三阴交等，使小便增多，排出体内湿浊，有降低颅内压的作用。

附：特发性颅内高压引起的头痛的诊断标准（国际头痛学会，2003）

（1）进行性头痛至少有以下中一项，符合（3）和（4）：①每天发作；②弥漫性和（或）持续性（非搏动性）疼痛；③咳嗽或使劲时加剧。

（2）颅内高压符合以下诊断标准：

1）清醒的患者神经系统检查或正常或显示以下异常：①视神经乳头水肿；②盲点增大；③视野缺损（不治疗会进展）；④第Ⅵ对脑神经麻痹。

2）侧卧位腰穿或硬膜外或脑室内测压脑脊液压力增高（不肥胖者 > 200mmH$_2$O，肥胖者 > 250mmH$_2$O）。

3）脑脊液细胞检查和化学检查正常。

4）进一步检查排除颅内疾病（包括静脉窦血栓形成）。

5）非代谢疾病、中毒或激素原因所致颅内高压。

（3）头痛发生与短暂颅内高压密切相关。

（4）脑脊液穿刺压力减退至 120～170mmH$_2$O 后，颅内压持续正常 72 小时内头痛改善。

第十二章　高血压性头痛

　　高血压性头痛是指因高血压病引起的头痛。高血压病是一种常见的慢性疾病，全称为"原发性高血压病"，以安静状态下持续性动脉血压增高（BP140/90mmHg 以上），头痛、眩晕为主要临床表现。本病发病率较高，且有不断上升和日渐年轻化的趋势。本病晚期可导致心、脑、肾等器官的病变。病因至今未明，目前认为是在一定的遗传易感性基础上，由多种后天因素作用所致，与年龄、体态、职业、情绪、饮食等有一定的关系。

　　高血压也可以作为某些疾病的一个症状，如泌尿系疾病、心血管疾病、内分泌疾病、颅内疾病等发生的高血压，称为"症状性高血压"，或称为"继发性高血压"。其临床表现除原发病症外，可有血压增高，头痛眩晕等症，亦可参照本病治疗。

一、诊断要点

　　高血压病的临床表现常见有头痛、眩晕、头胀、头部沉重、颈项板紧、眼花、耳鸣、心悸、失眠、健忘等症。随着病情的发展，血压明显而持续地增高，则出现脑、心、肾、眼底等器质性损伤和功能障碍。

　　1. 安静状态下动脉血压持续高于正常范围（BP140/90mmHg以上）。

　　2. 头痛的部位为全头痛，或偏头痛，或后头痛，或前额、眼窝等部位不恒定。头痛的时间多在清晨或午前。

　　3. 对高血压进行分期，主要参考尿常规，心脏 X 线，心电图和眼底检查资料。

4. 高血压与症状性高血压的鉴别，主要通过详细询问病史，体格检查和实验室检查进行鉴别。

5. 高血压病根据其临床表现分为缓进型和急进型，缓进型为临床的绝大多数，病情进行缓慢，除一般症状外，晚期可有心、脑、肾病变的表现。急进型病情严重，发展迅速，多见于 40 岁以下的青年人和中年人，血压显著升高，舒张压持续在 130 ~ 140mmHg 以上。常于数月或 1 ~ 2 年内出现严重的脑、心、肾损害，发生脑血管意外、心力衰竭和尿毒症。

二、病因病机

高血压性头痛的病因病机，中医学认为主要是由于情志失调、饮食失节和内伤虚损等病因导致肝、肾、脾功能失调。早在《素问·五脏生成篇》中就有记载："头痛巅疾，下虚上实，过在足少阳、巨阳，甚则入肾。"指出了下虚上实，肝肾阴虚、阳亢于上的高血压头痛的病因病机。在《千金翼方》中又指出："肝厥头痛，肝火厥逆，上攻头脑也。"说明肝火上扰，可引起高血压性头痛。《伤寒论》的厥阴头痛，"干呕，吐涎沫，头痛者吴茱萸汤主之"是说病发于肝经，病因是痰浊。说明中医对本病早有认识，至今仍是指导中医治疗头痛的重要依据。

1. 肝火亢盛

由于忧思恼怒，情绪抑郁，或精神紧张，使肝气郁结，郁久化火，火性炎上，上扰清窍而见头痛诸症。

2. 阴虚阳亢

肝郁化火，火灼肝阴。又肝肾同源，肝阴不足，必下吸肾水以自救，最终导致肝、肾阴虚，水不涵木而肝阳上亢。

3. 痰浊上扰

恣食肥甘厚味，或饮酒过度而致脾运失健，湿浊内生，湿浊久蕴成痰，或火热炼湿成痰，痰浊随肝阳上扰清窍，阻于脉络而见头痛眩晕诸症。

4. 阴阳两虚

肾为先天之本，为元阴元阳所系。若劳伤过度，或年高精衰，致肾之阴阳两虚。阴虚则水不涵木，肝阳上亢；阳虚肾精不足，髓海空虚，脑窍失养则症见头痛头晕等症。

高血压性头痛的病因病机比较复杂，但概括地说病之标在头，病之位在肝肾，病之本在肾。

三、辨证治疗

高血压性头痛有虚实标本之别：火、痰、阳盛，为实为标，如肝火亢盛，痰浊上扰，肝阳上亢均为标实。肝肾阴虚，或阴阳两虚则为虚为本，如阴虚阳亢，阴阳两虚等则属虚为本。但在临床上往往虚实夹杂，应仔细分析。

1. 肝火亢盛

【临床表现】头痛眩晕，烦躁不安，面红目赤，口苦咽干，便秘尿黄，舌红苔黄，脉弦而数。

【治法】清肝泻火。

【主穴】百会　风池　太阳　曲池　合谷　行间

【配穴】烦躁不安配内关；口苦咽干配阳陵泉；便秘配支沟、照海。

【操作】各穴除风池外均用捻转并结合提插泻法，间歇行针。针风池时，针尖向对侧眼球进针，约0.8~1.2寸，捻转泻法，使针感上达头顶或额颞部，能立解头痛之苦。

【方义】肝气郁结，郁久化火，随经上扰，故取百会治之，百会位居巅顶，足厥阴、足少阳经、足太阳经皆会于此，有"三阳之会"之称，针之泻诸阳之气，平降肝火。风池为少阳、阳维之会，泻之可清头脑之热，安神镇痛。太阳为奇穴，位于少阳经区，泻之可泻少阳经火，清头窍之热，是治疗头痛的经验效穴。行间是足厥阴肝经之荥穴，可清肝泻火。曲池、合谷可加强清泄厥阴之热，通经镇痛之力，并有降压的作用。内关穴清厥阴之热，宁心安神，并能使血压下降。支沟泻火通便，通利三焦，高血压便秘时用之能通腑而降逆。

【方药】龙胆泻肝汤加减。

龙胆草 10g　夏枯草 30g　栀子 10g　黄芩 10g　菊花 10g　丹皮 10g　生地黄 10g　草决明 10g　钩藤 15g　大黄 5g

2. 阴虚阳亢

【临床表现】头痛头晕，头重脚轻，耳鸣目眩，心烦失眠，腰膝酸软，舌质红，苔薄白，脉弦细。

【治法】育阴潜阳，通络止痛。

【主穴】百会　风池　太阳　曲池　神门　内关　三阴交　太冲

【配穴】心烦失眠配神门；腰酸膝软配肾俞。

【操作】百会、风池、太阳针刺捻转泻法。曲池进针 1 寸左右，用捻转并结合提插泻法。内关、神门平补平泻法，刺太冲透至涌泉，先泻后补法。肾俞、三阴交用补法。

【方义】阴虚阳亢，是指肝肾阴虚，肝阳上亢，属本虚标实，故取肾俞、三阴交补肝肾调和诸阴，取太冲透刺涌泉，既可育阴摄纳上亢之阳，又可平肝以潜阳，以治其本。百会、风池、太阳、曲池，清其上亢之阳，通络止痛以治标。神门、内关宁心安神。神门和内关分别属于手少阴经和手厥阴经，配五行属于火，"火"乃木之子，故神门、内关又有清肝热泻肝火的作用。研究证明，针刺内关、三阴交、太冲对收缩压和舒张压都有较好的降低作用。所以本处方诸穴相配可达育阴潜阳和降低血压的功效。

【方药】杞菊地黄汤合天麻钩藤饮加减。

天麻 10g　钩藤 15g　栀子 10g　生地黄 30g　白芍 10g

玄参 15g　枸杞子 10g　菊花 10g　石决明 20g　生龙骨 20g
生牡蛎 20g　蔓荆子 15g

3. 痰浊上扰

【临床表现】头痛眩晕，头部沉重如蒙，胸脘痞闷，呕恶痰涎，纳呆心悸，肢体困重。舌苔白腻，脉弦滑。

【治法】健脾化痰。

【主穴】百会　风池　头维　中脘　合谷　丰隆

【配穴】恶心呕吐配足三里；胸脘痞闷配内关。

【操作】百会、风池针刺泻法，头维向后平刺捻转泻法。合谷、丰隆捻转泻法。中脘、足三里用补泻兼施法。内关平补平泻法。

【方义】本证是痰浊内蕴，上扰清窍，故取合谷、丰隆理气除痰，通络止痛以治其标。取中脘、足三里健胃运脾以治痰浊之本。内关宽胸理气，兼调中焦以止呕化痰。百会、风池通络止痛。头维乃足阳明、少阳、阳维脉之会，调气通络，化浊止痛，是治疗头痛的有效穴位。

【方药】半夏白术天麻汤加减。

半夏 10g　白术 10g　天麻 10g　陈皮 10g　茯苓 10g　石菖蒲 10g　郁金 10g　竹茹 10g　白芷 10g　蔓荆子 15g

4. 阴阳两虚

【临床表现】头痛头晕，耳鸣眼花，失眠多梦，腰膝酸软，筋肉瞤动，夜间多尿。若偏阴虚者，有五心烦热，口干咽燥，舌红少苔，脉弦细而数。若偏阳虚者，又畏寒肢冷，大便溏泻，下肢浮肿，舌质淡，苔薄白，脉沉细。

【治法】调补阴阳。

【主穴】百会　风池　太阳　肾俞　关元　三阴交

【配穴】偏肾阴虚而心烦失眠者配神门；咽干舌燥者配照海。
　　　　偏阳虚而下肢浮肿配太溪、复溜；便溏配足三里。

【操作】百会、风池、太阳均用平补平泻法。神门用捻转泻法。肾俞、关元、三阴交、太溪、照海、复溜、足三里均用捻转补法。阳虚者并可温灸肾俞、关元。

【方义】肾之阴阳两虚是本病之本，故取肾俞、关元、三阴交、太溪、复溜补肾之元阴、元阳以治其本。肾俞配太溪属"俞原配穴法"，是补肾之主穴，兼有利尿消肿的作用。复溜是足少阴肾经的"经穴"，配五行属金，是足少阴经的补穴，功于消肿。百会、太阳、风池属局部取穴，兼有疏泄浮阳之效，是治标之法。偏肾阴虚者用神门，可泻心火，以宁心安神。照海是八脉交会穴之一，通于阴跷，可育阴清热，是治疗阴虚咽干舌燥的有效穴位，并有宁心安眠的功效。足三里可强健脾胃，病久由肾及脾，火不生土，便溏纳呆，补之健脾止泻。现代研究证明，针刺疼痛综合征患者两侧足三里，可使血压下降，尤以收缩压下降明显。针刺足三里穴不仅可以调整神经系统的功能状态，而且还可以对神经系统的伤害性刺激起保护作用（《临床常用百穴精解》）。

【方药】大补元煎加减。

熟地黄 10g　枸杞子 10g　山茱萸 10g　杜仲 10g　人参 10g　炒山药 10g　当归 10g　炙甘草 5g

【加减】偏于阳虚者加附子 5g，肉桂 5g；偏于阴虚者加玄参 10g，何首乌 10g，龟甲 10g。

四、验案举例

［案1］季某，女，34 岁，工人。

患高血压病 2 年，加重 8 个月。头痛眩晕，胸脘痞闷，唾痰较多，懊恼欲吐，耳鸣目赤，血压 190/120mmHg，舌质红，脉弦数。取穴：华佗夹脊穴（5、7、9、11、14）、三阴交，隔日治疗一次。7 次后懊恼欲吐消失，头痛眩晕显著好转，血压 160/95mmHg。经过 10 次治疗症状消失，血压 135/70mmHg，观察半年，血压保持在 130 ~ 140/70 ~ 80mmHg 之间（何树槐．华佗夹脊穴与植物神经．云南中医杂志，1985，1（1）：41）。

［案2］余某，男，62 岁。

主诉：头胀痛 10 余年，近日加重。

病史：患者有高血压病史近 20 年，近 10 余年经常头晕目眩，头巅顶部胀痛不舒，近日来加重，平日烦躁易怒，晚睡不安，腰酸肢软，两耳鸣响。

检查：面红目赤，舌红而干，脉弦细，血压反复在 180 ~ 200/100 ~ 120mmHg 之间。

诊断：头痛（高血压），肝阳上亢型。

治法：平肝益肾，滋水涵木。

取穴：行间　太溪　内关　风池

操作：毫针刺法，行间泻，太溪补，内关、风池平补平泻。

二诊：夜睡较安，血压 170/100mmHg，其他症状仍在，前方又加足太阴经之输穴太白（土经土穴）以"扶土抑木"，而制木火之上炎。

三诊：晚睡好，头胀痛好转，目赤稍有好转，仍烦躁，腰酸无力，血压 160/100mmHg，可见木火虽有下潜之象，肾阴未复。宗王冰"壮水之主以制阳光"之法，前方又加照海滋益肾阴。

八诊：血压 150/100mmHg，仅遗头微胀，余症均好转，取内关、三阴交、太冲、太溪均行补法，又针 10 次，基本治愈。

按语：该例由于不慎情志，肝郁化火，火灼肝阴，肝阴不足必下吸肾水以自救，导致肾阴不足，水不涵木，致阴亏于下，阳浮于上，所以治宜滋水涵木，益肾平肝。行间为足厥阴之荥穴，取以清肝泻火。太溪为足少阴之原穴，取其益肾阴而潜上浮之阳。内关属手厥阴心包经，取其宁心安神以除烦。风池则清头目之火，散在上之浮阳（汪雪苔 刘冠军．中国当代针灸名家医案．吉林：吉林科学技术出版社，1991：453）。

五、经验体会

针灸治疗高血压性头痛有良好效果，在治疗时应注意三个方面：一是镇静止痛，二是辨证，三是降压。

1. 镇静止痛。头痛是本病的主症，所以止痛是必要的。百会、太阳、风池三穴是治疗头痛的有效穴位。高血压头痛多因肝阳上亢或虚阳上扰，或痰浊阻络所致，三穴泻之，可清热平阳，通络止痛。平补平泻可疏散头部浮阳，调理脑络，镇静止痛。三穴的经脉又内达脑窍可镇静安神，通络止痛。故是治疗头痛的重要穴位。

2. 辨证。根据高血压性头痛的临床表现，可辨证为肝火亢盛，阴虚阳亢，痰浊上扰和阴阳两虚四个证型，以肝火亢盛和痰浊上扰最为常见。但临床上往往是几型并见，或兼见血瘀、气虚、血虚等，故临症时应结合实际情况而变通。

3. 降压。本病是由动脉血压增高所致，故在辨证治疗的基础上，尚需结合应用有降压作用的穴位。几十年来经临床和实验研究，证实一些穴位有良好的降压作用，如曲池、足三里、内关、太冲、人迎、涌泉等。

4. 在辨证的基础上，结合镇静止痛和降压，是治疗高血压性头痛的三大要点。此外作者在临床上还常常采用华佗夹脊穴治疗本病，获得很好的效果。现代医学认为高血压的病因还未明确，但其发病机理可能与大脑皮质功能紊乱，失去对皮质下血管舒缩中枢的正常调节有关。根据作者多年的研究证实，华佗夹脊穴具有调节自主神经和血管舒缩的良好作用，据此对高血压病人采用华佗夹脊穴（5、7、9、11、14）、风池、三阴交进行治疗，并取得良好效果。据40例病人统计，36例病人针刺30分钟后，血压有不同程度的下降，一般下降5~20mmHg，其中以收缩压最为明显，头痛眩晕等症状也明显好转（何树槐．华佗夹脊穴与植物神经．云南中医杂志，1985，1（1）：40）。

附：高血压分级分期标准

根据血压升高的不同，高血压分为 3 级：

1 级高血压（轻度）收缩压 140 ~ 159mmHg；舒张压 90 ~ 99mmHg。

2 级高血压（中度）收缩压 160 ~ 179mmHg；舒张压 100 ~ 109mmHg。

3 级高血压（重度）收缩压 ≥ 180mmHg；舒张压 ≥ 110mmHg。

单纯收缩期高血压 收缩压 ≥140mmHg；舒张压 <90mmHg。

高血压病分期：

第一期：血压达确诊高血压水平，临床无心，脑，肾损害征象。

第二期：血压达确诊高血压水平，并有下列一项者：①体检，X 线，心电图或超声心动图示左心室扩大；②眼底检查，眼底动脉普遍或局部狭窄；③蛋白尿或血浆肌酐浓度轻度增高。

第三期：血压达确诊高血压水平，并有下列一项者：①脑出血或高血压脑病；②心力衰竭；③肾功能衰竭；④眼底出血或渗出，伴或不伴有视神经乳头水肿；⑤心绞痛，心肌梗死，脑血栓形成。

第十三章　鼻源性头痛

鼻源性头痛，系指鼻腔、鼻窦局部病变引起的头痛。鼻部疾病在临床上有急、慢性鼻炎，鼻窦炎，鼻息肉，过敏性鼻炎等。但引起头痛者以鼻窦炎为最常见。

鼻（图13-1）由外鼻、鼻腔和鼻旁窦（图13-2）三部分组成。其中鼻旁窦的炎症最容易引起头痛。鼻旁窦或称副鼻窦，是鼻腔周围骨内含气的空腔，系有黏膜覆盖，共有四对。上颌窦位于上颌骨体内，其前壁即尖牙窝处，骨质较薄，炎症时此处可有压痛；上壁即眶下壁，也较薄，炎症时可经此壁侵入眶腔；底壁临上颌磨牙根，且部分牙槽窝与窦底相通，故牙根感染常引起牙源性上颌窦炎；内侧壁临近中、下鼻道，且骨质较薄。上颌窦开口位于中鼻道后部，因其开口高于窦底，加之开口狭窄，所以上颌窦炎症时，分泌物不易排出。额窦位于额鳞下部，约当眉弓深面处，急性炎症时在框内上角有压痛点（相当于攒竹穴）。蝶窦位于蝶骨体内，垂体窝下方并临近视神经管，向前方开口于碟筛隐窝。筛窦位于鼻腔外侧壁与眼眶内侧壁之间，是一群小房，分为前、中、后三组，开口于中、上鼻道。鼻旁窦与颅腔及眶腔的关系十分密切，故鼻窦有炎症时，常可引起颅内、眶腔的疼痛。

鼻窦炎相当于中医的病名"鼻渊"，是以鼻流腥臭脓涕，鼻塞，嗅觉减退，头痛，头胀为主要临床表现的一种疾病。病人常以头痛难忍而就诊。鼻窦炎有急性和慢性之分。急性化脓性鼻窦炎，若能及时控制感染，一般预后良好。若反复发作转为慢性者，常因上呼吸道感染和鼻炎而诱发。

鼻窍与经络脏腑有密切关系：手阳明大肠经上达鼻旁（相当于前组筛窦部位），足阳明胃经起于鼻旁，与足太阳膀胱经相交通，足太阳膀胱经起于鼻根部眼内角，上行眼眶（临近额窦部位），督脉循额下降至鼻（经过额窦部），足少阳胆经抵于眼眶下部（相当于上颌窦区域），另外还有"肺开窍于鼻"。故这些经脉和脏腑功能失常，常可反映于鼻。

针灸和中药对控制感染及鼻窦炎引起的头痛有良好的效果。

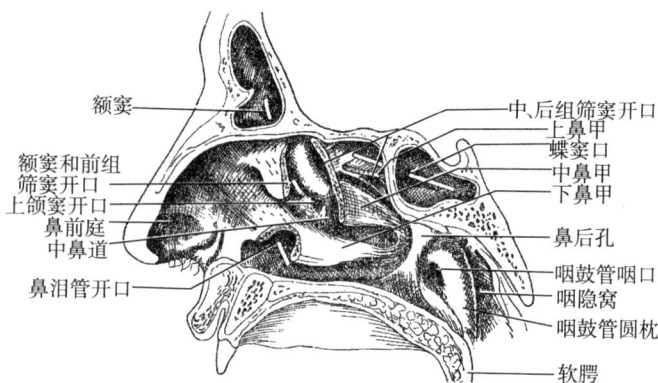

图 13 - 1   鼻腔外侧壁

一、诊断要点

1. 急性化脓性鼻窦炎

（1）鼻塞。

（2）流涕为脓性和黏脓性。

（3）头痛位于前额部，头顶部及目内眦，鼻根部，眼球深部等。

（4）受累鼻窦相对应的部位红肿并有压痛，上颌窦炎在面颊

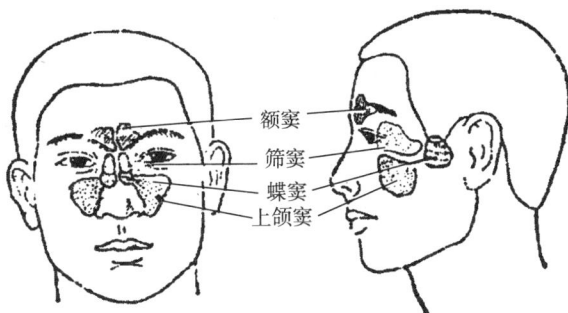

图 13 - 2　鼻旁窦的投影

部犬齿窝压痛（巨髎），额窦炎在眶内上角有明显压痛（攒竹、印堂），前组筛窦炎在鼻根、内眦处压痛（鼻通）。

（5）检查见鼻腔黏膜充血、肿胀、中鼻甲红肿、鼻腔有脓性分泌物。

（6）X 线显示窦腔密度增高，可见液面。

2. 慢性化脓性鼻窦炎

（1）有急性化脓性鼻窦炎病史。

（2）脓涕恶臭。

（3）鼻塞。

（4）头痛，为钝痛、胀痛，或为间歇性痛。

（5）嗅觉减退。

（6）检查见鼻黏膜慢性充血、肿胀、肥厚，或息肉样变，中鼻甲肿大或息肉样变，鼻道可见脓性分泌物。受累鼻窦相应部位有压痛（见急性鼻窦炎）。

（7）X 线或 CT 检查显示窦腔模糊，密度增高，或有液面、息肉阴影。

二、病因病机

西医认为鼻窦炎与细菌、病毒感染，鼻腔疾病，免疫力下降有关。中医认为本病的发生，外因是外感风寒、风热，内因是肺、脾、胃和胆腑功能失调所致。

1. 风热犯肺

肺主皮毛，开窍于鼻，手太阴经通过相表里的手阳明大肠经上达于鼻。若风热邪毒，袭表犯肺，或风寒侵袭，郁而化热，壅遏于肺，邪毒循经上犯鼻窍，灼伤鼻窦而为病。

2. 胆腑郁热

足少阳胆经抵于眶下部并入络于脑。即眶下缘下部，鼻之外侧（相当于上颌窦区），肝胆郁热或邪热犯胆，胆热循经上犯，移热于脑，伤及鼻窦而为病。

3. 脾胃湿热

足阳明胃经起于鼻旁，上达鼻之根部。足阳明经和足太阴经相表里，且足太阴经别在咽部会合于足阳明经别，达于鼻旁络于脑。若素嗜酒醴肥甘，湿热蕴于脾胃，循经上蒸，停于窦内，灼伤窦内肌膜而成病。

4. 肺气虚弱

久病体虚，或病后失养，肺气不足，卫外不固，易为外邪所犯，邪毒滞于鼻窍，伤蚀鼻窦肌膜而为病。

5. 脾胃虚弱

饮食不节，劳倦过度，损伤脾胃致脾胃虚弱，运化失健，生化不足，鼻窍失于气血荣养，邪毒久困鼻窍，肌膜败坏而为病。或脾虚生湿，湿浊循经浸淫鼻窦，腐蚀肌膜而为病。

三、辨证治疗

1. 风热犯肺

头痛，鼻塞，流黄涕或黏白，嗅觉减退，发热恶风，咳嗽，鼻内肌膜红肿，眉头、眉间或颧部压痛。舌质红，苔薄黄，脉浮数。

2. 胆腑郁热

头痛剧烈，鼻塞流涕，涕黄浊黏稠，量多有臭味，口苦咽干，耳聋耳鸣，急躁易怒，鼻黏膜红肿有脓性分泌物，印堂、攒竹、巨髎穴处有压痛。舌红苔黄，脉弦数。

3. 脾胃湿热

头痛难忍，头晕头重，鼻塞流涕，涕黄浊而量多，嗅觉减退，体倦沉重，脘腹胀闷，食欲不振。鼻腔红肿，有脓性分泌物，舌质红，苔黄腻，脉滑数或濡数。

4. 肺气虚弱

头痛头昏，鼻塞时轻时重，鼻涕白黏，形寒肢冷，咳嗽痰稀。鼻黏膜慢性充血，呈淡红色，鼻甲肥大，舌质淡苔薄白，脉缓弱。

5. 脾胃虚弱

头痛隐作，头晕头昏，鼻塞流涕，涕白而黏，无臭味，嗅觉减退，体倦乏力，纳食减少，腹胀便溏。鼻黏膜淡红肿胀，舌质淡，苔薄白，脉缓弱。

【治法】

风热犯肺者，散风清热，宣肺开窍，针刺泻法。

胆腑郁热者，通泄胆腑，清热通窍，针刺泻法。

脾胃湿热者，清泄脾胃，利湿浊通鼻窍。针刺泻法。

肺气虚弱者，补脾益肺，通利鼻窍，针刺补法，并用灸法。

脾胃虚弱者，补益脾胃，利湿祛浊，针刺补法，并可用灸。

【主穴】上星　迎香　太阳　列缺　合谷

【配穴】风热犯肺者配大椎、曲池、商阳；胆腑郁热者配外关、侠溪、足窍阴；脾胃湿热者配中脘、内庭、厉兑；肺气虚弱者配百会、肺俞、脾俞、足三里；脾胃虚弱者配百会、气海、中脘、足三里；额窦炎者配印堂、攒竹；筛窦炎者配上迎香、印堂；上颌窦炎者配颧髎、巨髎。

【操作】上星沿督脉向前平刺，捻转法，使针感向鼻部传导，术后鼻塞通畅，头痛缓解。迎香沿鼻唇沟向上斜刺，使针感达于鼻内。太阳直刺捻转法。列缺透刺偏历针感可达肘部。合谷穴直刺捻转法。风池向对侧眼球直刺 0.8~1.2 寸，捻转泻法，针感直达前额，可使鼻塞即刻缓解。百会沿督脉向前平刺，捻转补法。印堂沿督脉向鼻部平刺，使针感达鼻腔。攒竹沿眉平刺，或向睛明穴透刺。上迎香沿鼻唇沟向下平刺。颧髎经巨髎向鼻部透刺。针井穴平刺 0.2~0.3 寸，或点刺出血。肺俞、脾俞、足三里针刺补法，并用艾条灸每穴各灸 5 分钟。

【方义】迎香为手阳明经穴，位于鼻旁，通利鼻窍，可治一切鼻病。上迎香位于鼻根部，属于奇穴，是治疗鼻病的重要穴位。上星属督脉，位于额部，刺之其经气可达鼻部，通窍利鼻，是治疗鼻渊引起头痛的重要穴位，正如《玉龙歌》说："鼻流清涕名鼻渊，先泻后补疾可痊，若是头风并眼痛，上星穴内刺无偏。"合谷是手阳明经之原穴，其经脉上达于鼻，是治疗鼻疾和头面诸疾的要穴，配以手太阴经络穴列缺，可加强其宣肺通鼻、开窍止痛之力，列缺又是治疗头痛的重要穴位。

【方药】

风热犯肺　苍耳子散加减。

苍耳子 10g　白芷 10g　薄荷 5g　辛夷花 10g　黄芩 10g 金银花 10g　连翘 10g　菊花 10g

胆腑郁热　龙胆泻肝汤加减。

龙胆草 10g　黄芩 10g　柴胡 10g　栀子 10g　泽泻 10g 车前子 10g　木通 5g　当归 10g　苍耳子 10g　白芷 10g　鹅不食草 10g

脾胃湿热　黄芩滑石汤加减。

黄芩 10g　滑石 15g　木通 5g　茯苓 10g　猪苓 10g　白蔻仁 10g　黄连 10g　白芷 10g　辛夷花 10g　薄荷 5g

肺气虚弱　玉屏风散加减。

黄芪15g　白术10g　防风10g　人参10g　川芎10g　茯苓10g　苍耳子10g　辛夷花10g　白芷10g　炙甘草5g

脾胃虚弱　益气聪明汤加减。

黄芪15g　白术10g　茯苓10g　党参10g　白芍10g　黄芩10g　升麻5g　葛根10g　白芷10g　苍耳子10g　辛夷花10g　炙甘草5g

四、验案举例

[案1] 张某，男，26岁，工人，1989年3月18日就诊。

主诉：鼻塞，流浊涕，头痛10余年。

病史：10年前因感冒迁延不愈而致。每逢感冒则头痛和鼻塞加重，为治此病，十余年来服用各种药物均未显效。现鼻塞，头痛，流脓涕，嗅觉障碍，饮食，睡眠尚可。

检查：神志清楚，思维反应敏捷，面色正常，X光片显示双侧上颌窦腔密度增高，黏膜增厚，骨壁完整。舌质红，苔薄黄，脉沉濡。

诊断：鼻渊（上颌窦炎），湿热郁肺型。

治法：清热化湿，宣肺通窍。

取穴：攒竹　至阴　风池　曲池　足三里

操作：上穴用捻转补泻手法，每日针刺一次，每次留针30分钟。针治两次后头痛明显减轻，5次后头痛痊愈。又继续针刺治疗鼻渊，共25次也告痊愈，10年之顽疾用针刺予以根治（王雪苔 刘冠军．中国当代针灸名家医案．第一版．吉林．吉林科学技术出版社，1991；5）。

[案2] 马里奥（Maolo），35岁，1998年9月15日就诊。

主诉：头痛，鼻塞6年。

病史：6年前患急性鼻窦炎，未能彻底治愈，转为慢性鼻窦炎，经常发作。每在感冒或劳累后发作，前额部头痛，鼻塞，流浊涕，无明显臭味，如感冒发热则有臭味，嗅觉明显减退，体倦乏力。X 光片显示额窦腔模糊，密度增高。

检查：眉头有明显压痛，舌苔薄白，脉沉而弱。

诊断：头痛（慢性鼻窦炎 – 额窦），脾胃虚弱，湿浊阻窍。

治法：补益脾胃，化浊开窍。

取穴：上星　攒竹　合谷　足三里

操作：上星、攒竹二穴，向鼻之方向平刺，用捻转泻法。针足三里、合谷均用捻转补法，并灸足三里。

治疗经过：经 3 次治疗后头痛已不明显，鼻窍通，浊涕减。5 次治疗后，头痛消失，浊涕已很少，又经针刺 3 次诸症消除，停止治疗。两年后因腰痛来就诊，说针灸后鼻窦炎和头痛一直没有发作（作者医案选）。

五、经验体会

针灸治疗鼻窦炎引起的头痛有良好效果，一般经 3～5 次治疗头痛可明显缓解或消失。针灸对急性和慢性鼻窦炎均有较好的效果，急性期一般针治 2～3 次可获得明显效果。

1. 在辨证的基础上，根据病变的部位选加穴位，如：上额窦炎选用攒竹、至阴、厉兑等穴，上颌窦炎选用巨髎、厉兑等穴，筛窦炎选用鼻通、商阳等穴，可大大提高治疗效果。

2. 鼻源性头痛采用井穴治疗对缓解头痛消除炎症有良好效果，如厉兑穴治疗鼻的疾病在《素问·缪刺论》就有记载："邪客于足阳明之络，令人鼽衄上齿寒，刺足中指次指爪甲上，与肉交者各一痏，左刺右，右刺左。"《针灸大成》说："厉兑主恶寒鼻不利。"至阴治疗鼻源性头痛，在《针灸大成》中有明确记载："至阴主鼻塞头重"，《肘后歌》说："头面之疾针至阴。"都说明井穴可治疗鼻渊性头痛，针刺泻法，并可点刺出血。

3. 慢性鼻窦炎在辨证的基础上，加用足三里有良好效果，因足三里可提高人体的免疫能力，加强对炎症的控制和消除，又可迅速改善鼻道的通气功能。鼻的炎症消失后，头痛也会随之好转。

第十四章　耳源性头痛

耳源性头痛是由于耳部疾病，影响到鼓膜、鼓室的神经，反射性地引发头痛，如外耳道炎、化脓性中耳炎、非化脓性中耳炎等（耳的结构见图14-1）。临床上以化脓性中耳炎最常见。外耳道炎是外耳道的常见病，为皮肤毛囊感染所致。外耳道皮肤与软骨膜附着较紧，炎症时组织内压力较高，局部又有丰富的感觉神经末梢，故可引起剧烈的疼痛，还可放散到同侧头部。咽鼓管是空气进入鼓室和中耳的唯一通道，正常时保持鼓室内外气压平衡。鼻咽部的感染很容易通过咽鼓管进入鼓室，引起化脓性中耳炎。中耳鼓室经鼓窦与乳突小房相通，故中耳炎常可继发乳突炎。鼓室、鼓窦与颅中窝仅有鼓室盖的薄骨板相隔，乳突小房与颅后窝的乙状窦也仅有薄骨板相隔，所以有化脓性中耳炎和乳突炎时感染可能侵蚀这些薄骨板，随即向颅内扩散，引起严重的甚至是致命的颅内并发症。

耳部与经络有密切联系：手少阳三焦经"从耳后入耳中，出走耳前"；手太阳小肠经"却入耳中"；手阳明大肠经的络脉进入耳中；足太阳膀胱经"从巅至耳上角"；足少阳胆经"从耳后入于耳中，出走耳前，至目锐眦后"；足阳明胃经"上耳前"。另外，足少阳肾经上行咽部，沿耳咽管分布于耳内，正如《灵枢·脉度》篇："肾气通入耳，肾和能闻五音。"

以上诸经络和耳部相联系，并分布于头部或入络于脑，故这些经络和其所属的脏腑功能失调，可影响到耳部，导致头痛的发作。

针灸和中药治疗耳源性头痛有一定效果，如为急性而且病重，应适当配合其他治疗方法。

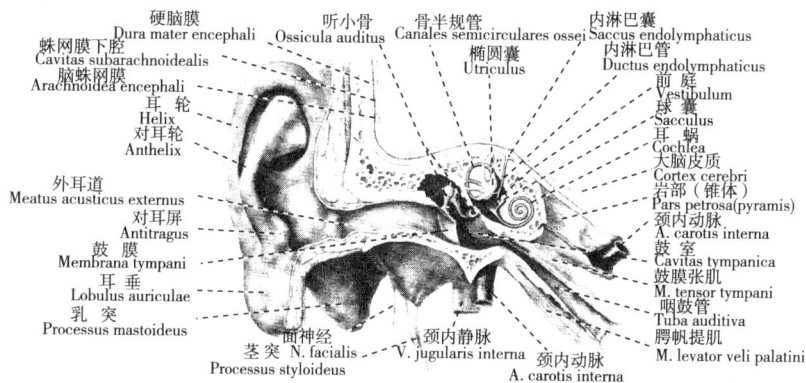

图 14 – 1   耳的结构（右侧）

一、诊断要点

化脓性中耳炎有急性和慢性之分。

急性化脓性中耳炎：

1. 耳内疼痛和头痛，在鼓膜穿孔前耳深部疼痛，并连及同侧前额、颞部、顶部或整个半侧头部疼痛。并在打喷嚏、咳嗽、吞咽时疼痛加剧。

2. 耳聋、耳鸣和听力下降。

3. 检查见鼓膜周围充血水肿，鼓膜穿孔，脓液流入外耳道。听力检查呈传导性耳聋，X 线检查乳突呈云雾状模糊。

慢性化脓性中耳炎：

1. 耳流脓　黏液性或脓性。

2. 耳聋　一般导音性耳聋。

3. 头痛　耳内有死骨刺激硬脑膜，或引流不畅，或毒物吸收发生头痛。

4. 检查　鼓膜穿孔，耳内有脓液，听力下降为传导性耳聋。X 线检查乳突骨质破坏。

二、病因病机

耳部和经络脏腑有密切联系，凡影响到经络和其所属的脏腑功能失调，均可导致耳部疾病的发生。本病的发生，外因多为风热湿邪侵袭，内因多责于肝、胆、脾、肾功能失常。

1. 邪热外袭，兼肝胆火盛

风热湿邪侵袭，引动肝胆火热上扰，内外邪热结聚耳窍，蒸灼耳膜，血肉腐败，则生脓汁而成脓耳，耳脓痹阻，头痛发作。

2. 脾虚湿蕴，上犯耳窍

脾虚体弱，抗病能力下降，致邪毒滞留，或脾虚运化失健，湿邪内蕴，泛溢耳窍而成脓耳和头痛。

3. 肾精亏损，耳窍失养

肾精不足则耳窍失养，致邪毒稽留，耳络痹阻而见头痛诸症。

三、辨证治疗

1. 邪热外袭，肝胆火盛

【临床表现】耳内疼痛并见耳鸣，听力减退，耳痛连及头之颞部和顶部，恶寒发热，口苦咽干，小便黄，大便秘结，耳内流脓。舌红苔黄，脉弦数。

【治法】祛风散热，清泻肝胆。

【主穴】太阳　翳风　耳门　合谷　外关　侠溪

【配穴】热盛者配大椎、曲池、关冲、商阳；肝胆火盛者配行间、阳陵泉。

【操作】针太阳直刺捻转泻法，并点刺出血。耳门、翳风、合谷、外关、侠溪、大椎、曲池、行间、阳陵泉诸穴均用捻转泻法。关冲和商阳点刺出血。

【方义】本证是由于邪热侵袭，滞留耳窍，故取太阳、耳门、翳风、商阳、关冲，祛邪清热兼宣通耳窍，通经止痛，更加大椎、曲池以增其清热祛邪通经止痛之力。手阳明经络脉入于耳中，取其原穴合谷驱邪清热，通经止痛。外关、侠溪属少阳经，其经脉直达耳窍，是治疗耳病和偏头痛的重要穴位。本证兼有肝胆内热，泻足厥阴肝经之荥穴行间和足少阳胆经之荥穴侠溪，取"荥主身热"之义，泻在经脉之热，更配以胆腑之下合穴阳陵泉，以清泻胆腑之热。如此，外感邪热得以清散，少阳经脉和肝胆之热得以清泻，耳窍宣通，头痛和耳内疼痛可除。

【方药】蔓荆子散加减。

蔓荆子 15g　菊花 10g　桑白皮 10g　生地黄 10g　赤芍 10g
麦冬 10g　木通 5g　赤茯苓 10g　柴胡 10g　夏枯草 10g

2. 脾虚湿蕴，上犯耳窍

【临床表现】耳内流脓，时轻时重，缠绵日久，耳脓清稀，头痛头晕，头部沉重，倦怠乏力，纳少腹胀，大便时溏，面色萎黄。舌淡苔白润，脉滑或细弱。

【治法】健脾化湿，祛毒通窍。

【取穴】太阳　翳风　率谷　中渚　气海　中脘　足三里　足临泣

【操作】太阳、翳风均直刺，平补平泻法。率谷向角孙穴平刺，平补平泻法。余穴均用补法。

【方义】太阳、翳风属局部取穴，通络宣窍止痛。率谷透角孙，善治偏头痛，又有祛除毒邪滞留耳窍的作用。中渚、足临泣属少阳经输穴，其经脉直达耳中，"输主体重节痛"，有祛湿止痛作用，故二穴可除耳窍之湿浊，通耳窍之痹阻，并主治偏头痛。中脘、气海、足三里健脾化湿，以治其本。本组配穴标本同治，可达健脾化湿，祛毒通窍的作用。

【方药】托里消毒散加减。

党参 10g　黄芪 10g　茯苓 10g　川芎 10g　当归 10g　白芍 10g　金银花 15g　白芷 10g　桔梗 5g　皂角刺 10g　柴胡 10g　甘草 5g

3. 肾元亏损，邪毒滞留

【临床表现】耳内流脓，日久不愈，时流时止，脓呈块状，听力下降，头痛头晕，遇劳加重，腰膝酸软，遗精早泄。舌质淡，脉细弱。

【治法】补肾培元，濡窍排毒。

【取穴】太阳　耳门　翳风　液门　侠溪　太溪　关元

【操作】太阳、耳门、翳风均用平补平泻法。液门、侠溪、关元、太溪针刺补法。

【方义】太阳、耳门、翳风属局部取穴法，有濡耳窍排毒邪的作用。液门、侠溪属少阳经荥穴，配五行属水，其经脉直达耳内，补之有濡润耳窍和排除邪毒的作用。关元是足三阴经和任脉的交会穴，强壮要穴，太溪是足少阴肾经原穴，补之，可补肾培元以治其本。

【方药】六味地黄丸加减。

熟地黄 10g　山茱萸 10g　茯苓 10g　泽泻 10g　丹皮 10g　山药 10g　夏枯草 15g　桔梗 5g　鱼腥草 15g

四、验案举例

李某，男，41 岁，工人，1978 年 5 月 12 日初诊。

主诉：耳鸣、头痛 1 周。

病史：患者 1 周前症发头痛目胀，口燥咽干，失眠烦怒，耳麻，擤鼻时耳部感到刺激，自听数倍增强，走路时双耳震响。耳鼻喉检查见耳膜正常，耳咽管隆突，轻度萎缩，诊断为"耳咽管异常开放"。经治疗 1 周无效。

检查：神志清楚，语言流利，面赤唇干，忧虑烦躁，舌红少津，脉细数。

诊断：耳鸣（耳咽管开放异常），肝肾阴虚型。

治法：滋肾养阴，平肝潜阳。

取穴：太溪　肾俞　行间　外关　足临泣　足窍阴　听宫　完骨

操作：太溪、肾俞针刺补法，余穴针刺泻法，足窍阴点刺出血。留针 30 分钟。共针刺 6 次，冗症消失而愈。

按语：现代医学对耳咽管异常开放病因未明确，亦无有效的治疗方法。作者采用单纯针刺方法，取太溪、肾俞以滋补肾阴；取行间以平肝潜阳；取外关、足临泣清肝胆邪热，兼疏通少阳经脉；取听宫、完骨以疏利耳窍；几穴合用，共获捷效（作者医案）。

五、经验体会

1. 耳源性头痛的治疗应以少阳经穴为主，因为少阳经绕行于耳部和侧头部，并且入于耳中，耳部疾病引起的头痛也多反应在颞部或侧头部，所以常取耳门、翳风、外关、中渚、足临泣、侠溪等穴治之。

2. 适当选用阳经井穴既可提高治疗耳病的效果，又可治疗头痛，因为阳经井穴配五行属于"金"，金内应于肺，可宣肺解表祛除外邪；金又可抑制肝木，治疗肝胆火盛引起的耳聋耳鸣和头痛。如感受外邪者常用商阳、关冲，《素问·缪刺论》："邪客于手阳明之络，令人耳聋，时不闻音，刺手大指次指爪甲上，去端如韭叶各一痏，立闻……"《针灸甲乙经》："耳中生风，耳鸣耳聋时不闻，商阳主之。"可见商阳有祛除耳部邪气的作用。邪热在少阳经者加关冲、足窍阴，既能治疗耳病又能治疗偏头痛，《灵枢·厥病》："耳聋，取手足小指次指爪甲上与肉交者，先取手，后取足。"《针灸甲乙经》："头痛如锥刺之，然不可以动……耳聋鸣，窍阴皆主之。"

3. 在治疗耳源性头痛的同时还要注意脏腑辨证，《灵枢·脉度》："五脏不和，七窍不通。"是说五脏的功能与七窍有密切的关系，五脏的功能失调必然引起七窍不利，根据这一理论，在临床治疗五官疾病常可收到显著效果。肾精亏损可引起头痛头晕、耳聋耳鸣，《灵枢·海论》云："髓海不足，则脑转耳鸣。"《灵枢·脉度》云："肾气通于耳，肾和则耳能闻五音矣。"耳通于脑，脑为髓海，髓海赖肾的精气化生和濡养，肾虚则脑失于肾精濡养，则发耳聋、耳鸣、头痛、头晕。故慢性耳聋耳鸣兼见头痛头晕，常由肾虚引起。我曾治疗一病人马利奥（Maolo），性别男，35 岁，因耳鸣、头痛 5 年求治于针灸。病始于腰部酸软，继而出现耳鸣和头痛，脉沉尺部乏力，问知房事极度频繁，现在已无性欲，精神萎靡。此肾精亏损之证，治取百会、耳门、翳风、肾俞、关元、太溪，针刺补法，并灸肾俞、关元。经治疗 10 次痊愈。

4. 脾胃功能失调也可引起耳部疾病和头痛，如耳聋耳鸣、耳内湿疹，兼见胃脘胀痛，神倦乏力，头痛头晕，舌质胖淡，脉沉弱，常取耳门、翳风、中渚、中脘、足三里等穴治之，可获得显著效果。

第十五章　眼源性头痛

眼部疾病可引起头痛，是眼病的常见症状之一。引起头痛的眼部疾病有眼部炎症、带状疱疹性睑皮炎、视神经炎、屈光不正、青光眼、交感性眼炎、眶上神经痛等。其中以青光眼、交感性眼炎和眶上神经痛引起的头痛最为明显（眼球的构造见图 15 - 1）。

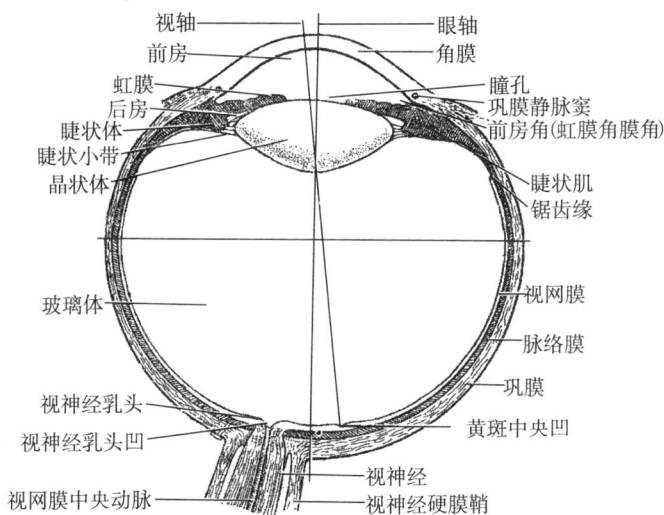

视轴　　眼轴
前房　　角膜
虹膜　　瞳孔
后房　　巩膜静脉窦
睫状体　前房角(虹膜角膜角)
睫状小带
晶状体　睫状肌
　　　　锯齿缘
玻璃体　视网膜
　　　　脉络膜
视神经乳头　巩膜
视神经乳头凹　黄斑中央凹
视网膜中央动脉　视神经
　　　　视神经硬膜鞘

图 15 - 1　眼球的构造

眼部与经络脏腑有密切关系：足厥阴肝经上达眼部，并连接眼球后的目系，入络于脑；足少阳胆经起于眼外角，其经别在眼外角入眼内系目系；足阳明胃经上抵眼内角，其经别循目系入络于脑；手太阳小肠经上达眼之外角，又有分支抵目内眦；手少阳三焦经上达于耳，出耳前至眼外角；手少阴心经上达面部，分布于眼内的目系；足太阳膀胱经起于目内眦，上额交巅上，从巅入络于脑；任脉上循面入眼中；此外还有阴跷脉起于足少阴肾经的照海穴，阳跷脉起于足太阳经之申脉穴，均上达目内眦。

以上诸经脉均到达眼部，其中诸多经脉入于眼内，并通过目系入络于脑。还有在五脏中"肝开窍于目"，与眼有极密切的关系。故诸经脉和脏腑的功能失调，均可影响到眼，导致眼部疾病和头痛的发生。

一、青光眼

青光眼是以眼压增高，进行性损伤神经纤维造成视野缺损为主的综合征。眼内压增高是由于房水循环受阻引起。眼球内容物包括房水、晶状体和玻璃体，它们和角膜共同组成眼的屈光装置，使外界物体在视网膜上成像清晰。房水是房内的无色透明的液体，由睫状体产生，具有屈光、营养角膜和晶状体、维持眼内压平衡的作用。眼房是角膜与晶状体之间的腔隙，被虹膜分隔为眼球前房和眼球后房。房水由睫状体产生后，自眼球后房经瞳孔到眼球前房，再经虹膜角膜角渗入巩膜静脉窦，最后注入眼静脉，此过程为房水循环。如果房水循环受阻，则引起眼内压增高，视力受阻，临床上称为青光眼。主要表现为视野改变或致盲，眼胀痛，头痛，眼红或不红，视物不清。本病包括原发性青光眼，继发性青光眼和先天性青光眼。原发性青光眼根据房角宽窄，可分为闭角型青光眼和开角型青光眼。继发性青光眼是某些眼病或全身性疾病的眼部并发症。主要因虹膜周边前粘连导致眼压增高所致。先天性青光眼是常染色体隐性遗传为主的遗传性眼病。原发性青光眼的病因不明，与解剖、遗传、情绪、血型等因素有关。中医从临床体征中进行分析，鉴于本病好发于老年妇女，而且多数性情急躁，或者忧郁多愁，当在工作紧张，受精神刺激的条件下诱发本病。七情内伤，最易伤肝，肝脏受害，失于疏泄，则肝气郁结，郁而化火，火盛阳亢风自内生，风火相煽，随肝经上冲于眼及巅顶。肝火亢盛又可上扰于心，导致心火炽盛，心火又可随经上攻于眼造成本病。肝气不得疏泄而郁结，致气血瘀滞，或肝郁内犯脾胃，脾失健运，痰浊内生，脉络阻塞，发为本病。故中医认为肝的功能失调是青光眼发病的主要机理。

（一）病因病机

鉴于本病好发于老年妇女，而且多数性情急躁，或者忧郁多怒，常因工作紧张或受精神刺激等因素诱发青光眼发作，因此，普遍认为本病的发生与七情所伤有密切关系。

1. 肝火亢盛

足厥阴肝经上达于眼，系目系，入络于脑，其经脉并上抵头顶部。七情所犯，最易伤肝，肝气郁结，气郁不得疏泄，郁而生热化火，火热亢盛，风自内生，风火相煽，上冲眼部和巅顶，发为青光眼。

2. 心火亢盛

情志所伤，五志过极，心火亢盛，下吸肾水，水火不济，心火随经上扰，发为青光眼。

3. 气滞血瘀

七情所犯，肝气郁结，失于疏泄，气机不利，可致脏腑器官、组织之间的气血运行和水液代谢功能失常，如表现在眼部可导致眼内气血瘀滞，脉道阻塞，发为青光眼。

4. 痰湿阻滞

七情所伤，肝郁气滞，内犯脾土，脾失运化，水液代谢失常，或表现为全身，或表现为局部，如表现在眼部，可导致眼内水液滞留，蕴成痰湿，阻塞经脉，发为青光眼。

5. 阴虚内热

素体阴虚兼因房事过度，肾阴耗伤。或因情志所伤，肝郁化热，耗伤肝肾之阴。肝肾之阴耗伤，阴阳失调，内热循经上扰于眼，发为本病。

（二）辨证治疗

1. 肝火亢盛

【临床表现】病呈急性发作，眼压甚高，头痛如劈，眼球胀痛连及目眶，视力下降，眼部充血，性情急躁易怒，小便黄，大便秘结。舌红苔黄，脉弦数。

【治法】清泻肝胆。

【取穴】攒竹　太阳　风池　内迎香　行间　侠溪

【操作】攒竹向睛明透刺，太阳直刺并可点刺出血，风池向对侧眼球进针 1.1 寸左右，行捻转泻法，内迎香点刺出血，行间、侠溪针刺捻转泻法。

【方义】攒竹、太阳属局部取穴，既能疏通局部经气，又能清除眼部血中郁热。风池属足少阳胆经，又是阳维脉的交会穴，其经脉起于眼区而行于头部，是清利头目的重要穴位。行间是足厥阴肝经荥穴，侠溪是足少阳胆经荥穴，"荥主身热"，二穴清肝热泻胆火，又能疏解眼部气机，降低眼压。研究证明针刺行间、太冲有降低眼压的作用。头目剧痛者加内迎香，点刺出血，能急泻眼部郁热，可较快地改善症状，对保护视力有较好的作用。内迎香穴属于经外奇穴，位于鼻腔内，当鼻翼软骨与鼻甲的交界处，于鼻孔内与上迎香相对处鼻黏膜上取穴。本穴出自《玉龙经》："心血炎上两眼红，好将芦叶搐鼻中，若还血出真为美，目内清凉显妙功。"

【方药】羚角钩藤汤加减。

羚羊角 3g　　桑叶 10g　　生地黄 15g　　钩藤 20g　　菊花 10g

白芍 15g　　竹茹 10g　　龙胆草 10g　　夏枯草 15g　　白蒺藜 10g

【其他方法】

（1）点刺出血法　头目剧痛者，选用点刺出血法，能较快地改善症状。

取穴：攒竹　太阳　内迎香　耳尖　太冲

操作：常规消毒后，于穴位处点刺出血，每穴 3 滴左右，每次取两个穴。

（2）耳针法

取穴：神门　肝　肾　肾上腺　内分泌　眼　目 1　目 2降压沟

操作：每次选 3~5 穴，常规消毒，毫针强刺激，留针 30 分钟，或用埋针及药丸贴压法。

2. 心火亢盛

【临床表现】 起病急，头痛剧烈，眼球胀硬疼痛，眼压增高，伴有面赤身热，心烦不安，溲黄便秘。舌红苔黄，脉数。

【治法】 清泻心火。

【取穴】 攒竹　太阳　内迎香　完骨　少府　大陵　行间

【操作】 针攒竹向睛明穴透刺，捻转泻法；针太阳穴直刺，捻转泻法，起针时摇大针孔，令其出血；针完骨须要直刺 1.5 寸左右，捻转手法，使针感向眼区扩散。少府、大陵、行间直刺捻转泻法。

【方义】 攒竹、太阳、内迎香疏导眼部郁热；完骨治疗眼病引起的头痛颇有效验，《会元针灸学》云："完骨者，耳后起骨如城郭之完备，护于脑府，中藏神系，通于耳目，故名完骨。"作者用此穴治疗偏头痛和目疾，常获卓效。少府是手少阴经荥穴，可清泻心火。配足厥阴经荥穴行间，既可清泄肝火，又可防止肝火引动心火上炎。大陵是心包经的原穴，泻之可清泻心火，并主治头目疼痛，正如《千金方》所载"头维、大陵，主头痛如破，目痛如脱"。

【方药】导赤散加减。

生地黄 15g　木通 10g　竹叶 10g　黄连 10g　栀子 10g
决明子 10g　菊花 15g　夏枯草 15g　甘草 5g

【其他方法】

（1）点刺出血法

取穴：攒竹　太阳　内迎香　耳尖　太冲

操作：常规消毒后于穴位处点刺出血，每穴 3 滴左右，每次取 2 穴。

（2）耳针法

取穴：神门　肝　肾　肾上腺　内分泌　眼　目 1　目 2
降压沟

操作：每次选 3～5 穴，常规消毒，毫针强刺激，留针 30 分钟。或用埋针法及药丸贴压法。

3. 气滞血瘀

【临床表现】眼球胀痛欲脱，头部胀痛，眼压增高，伴情志不舒，胸闷嗳气，食少纳呆，恶心犯呕。舌苔腻，脉弦。

【治法】舒肝解郁，活血化瘀。

【取穴】攒竹　太阳　球后　大陵　太冲　膈俞

【操作】球后穴应用 0.22×40mm 细的毫针，右手持针沿眶下缘朝眼球后方视神经方向缓缓刺入 0.5～1.2 寸，慢慢地捻转不宜提插，眼球有酸胀及突出感，谨防刺伤眼球和眼血管，引起出血；针攒竹向睛明透刺，捻转泻法；太阳穴直刺捻转泻法；膈俞斜刺，术后并用刺络拔罐法；大陵、太冲直刺捻转泻法。

【方义】攒竹、太阳、球后属局部取穴，球后属奇穴，位于眼眶下缘外 1/4 与内 3/4 交界处，主治一切眼病，对内眼疾病有明显效果。膈俞是血之会穴，功于血分疾病，术后刺络拔罐可增强其活血祛瘀的作用；大陵是手厥阴经原穴，太冲是足厥阴经原穴，心主血，肝藏血，上下相配，同气相求，疏肝解郁，活血祛瘀，并能调气止痛。

【方药】丹栀逍遥散合左金丸加减。

白芍 15g　牡丹皮 10g　栀子 10g　柴胡 10g　茯苓 10g　白术 10g　黄连 10g　薄荷 5g　吴茱萸 3g　甘草 5g　生姜 10g　夏枯草 15g

【其他方法】

（1）梅花针法

取穴：眼区后项部、胸椎 8～12 两侧、腰部、骶部及小腿外侧阳性物。

操作：常规梅花针刺法，中等刺激，每日或隔日一次，10 次为一疗程。

（2）耳针法

取穴：神门　肝　肾　肾上腺　内分泌　眼　目1　目2　降压沟

操作：每次选 3～5 穴，常规消毒，毫针强刺激，留针 30 分钟。或用埋针法或药丸贴压法。

4. 痰湿阻滞

【临床表现】眼球胀痛，头痛眩晕，眼压升高，视力下降，胸脘满闷，恶心呕吐。舌淡苔腻，脉弦滑。

【治法】健脾化痰。

【取穴】目窗　头维　太阳　睛明　合谷　丰隆　中脘

【操作】目窗沿经向前平刺 0.5～0.8 寸，捻转手法，使针感向眼区传导。头维向曲鬓平刺，太阳直刺，捻转泻法；针睛明应用 0.22×40mm 毫针，并应小心针刺，慢慢地捻转进针 1 寸左右，不要提插以防刺中血管，造成出血，进针时如病人感到疼痛，立刻将针提起少许，稍改变针刺方向，再进针，留针 20 分钟，留针期间，患者闭眼，不可睁眼；合谷、丰隆、中脘针刺用捻转手法，先泻后补法。

【方义】目窗、头维、太阳、睛明是治疗目疾和头痛的重要穴位。目窗在头部，当前发际上1.5寸，头正中线旁开2.25寸，主治眼病，犹如眼目之窗牖，故名目窗，《针灸甲乙经》："头痛目窗主之"，《类经图翼》："目窗主治头目眩痛引外眦。"景氏报道以目窗为主治疗单纯性青光眼46例，92只眼，治愈16例，显效13例，有效10例，无效7例（《针灸学现代研究与应用》）。合谷、中脘、丰隆理气健脾化痰，行气止痛。

【方药】半夏白术天麻汤加减。

天麻10g 半夏10g 陈皮10g 茯苓15g 白术10g 白蒺藜10g 蔓荆子15g 制南星10g

【加减】若痰郁日久化热，口苦、便秘、舌苔黄腻、脉滑数者加黄芩10g，竹茹10g，贝母10g清热化痰；若胸闷、呕恶明显加厚朴10g，枳实10g，生姜5g和中降逆。

【其他方法】同上。

5. 肝肾阴虚

【临床表现】头目作痛，眼压增高，瞳孔散大，视物昏朦，头晕耳鸣，心烦失眠，腰膝酸软，口渴咽干。舌红少苔，脉细数。

【治法】调补肝肾，益阴清热。

【取穴】攒竹 球后 太阳 目窗 照海 三阴交 神门

【操作】针攒竹向睛明透刺，捻转平补平泻法；针太阳直刺捻转平补平泻法；针目窗向眼球方向平刺，使针感向眼球方向传导，捻转平补平泻法；针球后穴，用0.22×40mm的毫针，缓慢进针25mm左右，留针20分钟，在留针期间，患者闭眼不能睁眼；针照海、三阴交、神门捻转补法。

【方义】攒竹、球后、太阳、目窗属局部取穴法，补肾经原穴太溪和足三阴经交会穴三阴交，益肝肾之阴，配心经原穴神门以宁心安神，并可清在上之热。照海治疗肝肾阴虚引起的眼痛及头痛也有记载，《针灸甲乙经》："照海主目中赤痛从内眦始。"《千金要方》："照海主目痛视如见星。"

【方药】杞菊地黄丸加减。

枸杞子15g　菊花15g　熟地黄15g　山茱萸15g　泽泻15g
牡丹皮10g　茯苓10g　夏枯草10g

（三）验案举例

王某，女，51岁。

病史：10年前开始两颞侧疼痛，视力逐渐减退，灯光四周可见彩色光环。近两年来症状加重，视物模糊不清，眼前有黑色点状物浮动。经眼科检查，双眼眼压增高，诊断为"青光眼"，长期治疗效果不明显。近两周头痛剧烈，两眼干涩胀痛，畏光羞明。舌质暗，苔薄白，脉沉细尺弱。

辨证：肝肾不足，血不荣目。

治法：补益肝肾，明目止痛。

处方：肝俞　肾俞　风池　太阳　睛明　合谷　三阴交

治疗经过：针6次后，头痛症状明显减轻，余症亦减。经眼科复查眼压，双眼均在正常范围。宗前法复针6次巩固疗效。随访半年未复发（陈佑邦.当代中国针灸临证精要.天津：天津科学技术出版社，1987：129）。

（四）经验体会

针灸对本病有一定疗效，对缓解头痛，目痛，呕吐等症状有很好的效果。原发性青光眼如能早期治疗，多数可治愈。对病情严重者应采取综合治疗。患者应保持情绪稳定，忌怒戒躁，避免过劳，忌食辛辣食物。

二、交感性眼炎

交感性眼炎是指一侧眼球发生穿透性外伤，或内眼手术后出现慢性或亚急性非化脓性葡萄膜炎之后，另一侧眼（正常眼）也发生同样性质的葡萄膜炎反应，称交感性眼炎。主要表现为头痛、眼眶痛、眼红畏光、视力下降等。本病是眼外伤最严重的后果之一，可致双目失明。本病大多在眼外伤后 2～8 周内发病，90% 发生于一年内。

现代医学认为引起本病的原因不明，近年研究认为是自身色素的超敏反应，外伤后色素膜的色素进入血液循环内称为抗原物质，引起抗原抗体反应，当抗体达到一定水平，引起健眼的色素膜反应。也有人认为亲色素蛋白性病毒感染受伤眼，使大量色素细胞破坏，色素颗粒进入血液为抗体，激活了机体免疫细胞，从而在相同器官产生自身免疫性疾病。病例呈弥漫性肉芽肿性色素膜炎症改变。

（一）诊断要点

1. 突然眼眶疼痛，头痛，眼红畏光，流泪，视力下降，眼前有黑影飘动。

2. 一眼有外伤史。

3. 后期可见毛发变白，脱落，耳鸣，重听等症状。

4. 眼科检查可见睫状体充血，角膜后白色沉着物，房水混浊，虹膜纹理消失肿胀，瞳孔缩小。病变首先出现在后眼部者，可见玻璃体混浊，视神经乳头边界模糊，视网膜水肿，散在黄白色病灶等。

（二）病因病机

该病的发生多由于眼部外伤或眼部手术，伤及眼部脉络，瘀血停滞，气血壅遏，久而化热，复加邪毒内侵，热毒炽盛，两眼之间有经脉相连，气血相通，可使邪毒相互传变而双眼发病。或因眼部郁热，复加肝胆火盛，随经上扰，发为本病。或因瘀热迁延日久，日久伤阴，下及肝肾致阴虚内热。或因瘀滞日久不愈，病久伤气，病及脾肾阳虚。

（三）辨证治疗

1. 邪毒内侵

【临床表现】头目疼痛剧烈，眼红畏光，流泪，视物不清，口干咽干。舌红苔黄，脉数。

【治法】散风清热解毒。

【取穴】攒竹　太阳　耳尖　内迎香　风池　合谷　外关

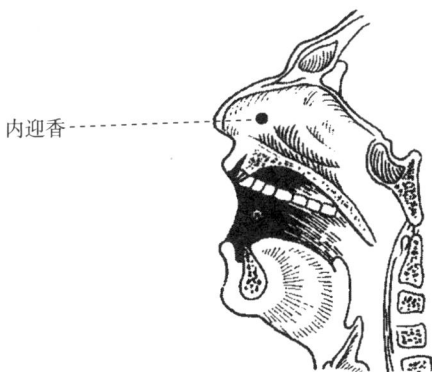

内迎香

15-2　内迎香

【操作】攒竹、太阳、耳尖、内迎香针刺泻法，并点刺出血。风池刺向对侧眼球用捻转泻法。合谷、外关用提插并捻转泻法。

【方义】攒竹、太阳、耳尖针刺泻法，并点刺出血，清眼部之热，解眼区之毒，疏解眼部瘀滞。内迎香属于奇穴，在鼻孔内上方与鼻翼软骨相对应的鼻黏膜上（图15-2），主治目赤肿痛，点刺出血，泻眼部之热毒，解眼区之疼痛，正如《玉龙赋》说："搐迎香于鼻内，消眼热之红。"风池属足少阳经、阳维脉之交会穴，刺之针感经头颅直达眼部，可散头目风热，解头目之疼痛。合谷配外关，散风清热解毒，其作用可随经上达头目，并可增强局部穴位清热解毒的作用。

【方药】五味消毒饮合除风益损汤加减。

金银花10g　野菊花10g　蒲公英10g　紫花地丁10g　紫背天葵10g　防风10g　川芎10g　前胡10g　藁本10g　当归10g　赤芍10g　熟地黄10g

【其他方法】

（1）点刺出血法

取穴：攒竹　太阳　内迎香　耳尖　鱼腰　商阳

操作：常规消毒，用三棱针点刺出血，每次选用2～3穴，每穴出血3滴左右。

（2）耳针法

取穴：神门　眼　目1　目2　耳根　肾上腺

操作：每次选用3～5穴，常规消毒，毫针强刺激，留针30分钟。或用埋针法、药丸贴压法。

2. 肝胆火盛

【临床表现】头目剧痛，视物不清，眼红畏光，口苦咽干，心烦急躁。舌红苔黄，脉弦数。

【治法】清泻肝火。

【取穴】太阳　攒竹　耳尖　外关　侠溪　行间　阳陵泉

【操作】太阳、攒竹、耳尖针刺泻法，并点刺出血。外关、侠溪、行间、阳陵泉用泻法。

【方义】太阳、攒竹属局部取穴。耳尖属于奇穴，位于耳郭的上方，当折耳向前，耳郭上方的尖端处。有清热消肿的功效，主治偏正头痛，目赤肿痛，目翳喉肿。侠溪、外关属少阳经，其经脉上达于眼，泻肝胆之火，清眼部之热。行间是足厥阴肝经荥穴，侠溪属于足少阳胆经荥穴，泻之可泻肝胆之热。阳陵泉是胆腑下合穴，"腑有病取之合"，泻之可清泻肝胆火热。诸穴相配可达泻肝胆之火，清眼区之热，散眼部之瘀的作用。

【方药】龙胆泻肝汤加减。

柴胡 10g　　龙胆草 10g　　黄芩 10g　　黄连 10g　　生地黄 10g　　泽泻 10g　　木通 10g　　大黄 6g　　芦荟 6g

【其他方法】

（1）点刺出血法

取穴：太阳　攒竹　耳尖　内迎香　关冲　足窍阴

操作：常规消毒，用三棱针点刺出血，每次选用 2~3 穴，每穴出血 3 滴左右。

（2）耳针法

取穴：神门　肝　胆　心　眼　目1　目2　耳根　肾上腺

操作：每次选用 3~5 穴，常规消毒，毫针强刺激，留针 30 分钟。或用埋针法、药丸贴压法。

3. 阴虚内热

【临床表现】眼部轻度疼痛，头痛头晕，眼部呈现慢性炎症，耳鸣，心烦失眠，腰膝酸软，口干咽干。舌红少苔，脉细数。

【治法】益阴清热，调补肝肾。

【取穴】目窗　球后　太阳　曲池　照海　太冲　光明

【操作】目窗沿经向眼平刺 0.5~0.8 寸，捻转泻法，球后避开眼球向眼球后方刺 0.5~0.8 寸，捻转平补平泻法，不宜提插以免刺伤血管。曲池直刺泻法。照海、光明、太冲用补法。

【方义】目窗主治头痛，善治眼疾，目视不明；球后是主治眼疾的奇穴，对慢性眼病有良好效果，二穴属局部取穴，可疏导头部和眼部的经脉，清除郁热。曲池清在上之热，照海、太冲补肝肾之阴，"壮水之主，以制阳光"。光明穴是足少阳经的络穴，主治眼病，有开光复明之功，故名光明，正如《标幽赋》说："眼痒眼痛，泻光明与地五。"现代研究观察到：针刺光明穴后眼区皮肤升温明显，眼与面皮肤的温差值较大，具有统计学差异（$p < 0.05$），而对照组外关、合谷、足三里针刺后，眼区与面部皮肤温差值较小，无统计学差异。说明光明穴对眼区有特殊的效

应。太冲、光明属原络配穴，善治肝病所致的眼疾，并治头痛。

【方药】知柏地黄丸加减。

知母 10g　黄柏 10g　熟地黄 10g　山茱萸 10g　山药 10g　茯苓 10g　泽泻 10g　牡丹皮 10g

【其他方法】

（1）耳针法

取穴：神门　肝　肾　心　额　目1　目2

操作：每次选取 3～5 穴，常规消毒，毫针轻刺激，留针 30 分钟。或用埋针法、药丸贴压法。

（2）梅花针法

取穴：眼区　颈椎　胸椎 8～12　腰椎　骶椎两侧　小腿内侧阳性物处

操作：常规消毒，轻度或中度刺激，每日或隔日 1 次，10 次为 1 疗程。

4. 脾肾阳虚

【临床表现】眼痛及头痛隐作，眼部呈慢性炎症表现，视物不清，身倦乏力，懒言少语，面白肢冷。舌质淡，脉虚弱。本证多出现在激素及免疫抑制剂减量阶段。

【治法】益气助阳，温补脾肾。

【取穴】百会　目窗　球后　翳明　脾俞　肾俞　三阴交　太溪

【操作】百会、目窗、球后、翳明用平补平泻法。余穴均用补法并可加用灸法。

【方义】百会、目窗、球后、翳明平补平泻，调眼部头部之气血，疏解经脉之瘀滞。翳明属于奇穴，在乳突下方，翳风后 1 寸，主治一切眼病及头痛。脾俞、肾俞是脾肾之背俞穴，配肾经之原穴太溪，足三阴经交会穴三阴交，补益脾肾上荣头目。

【方药】金匮肾气汤和附子理中汤加味。

制附子 5g　　肉桂 5g　　炒白术 10g　　巴戟天 10g　　仙灵脾 10g
炙黄芪 10g　　山药 10g　　茯苓 10g　　山茱萸 10g　　牡丹皮 10g
生地黄 15g　　熟地黄 15g

【其他方法】

（1）耳针法

取穴：神门　额　三焦　肾　脾　目1　目2　肾上腺

操作：每次选 3~5 穴，常规消毒，毫针弱刺激，留针 30 分钟，或用埋针法、药丸贴压法。

（2）灸法

取穴：翳明　大骨空　小骨空　肝俞　脾俞　肾俞　神阙光明

操作：每次取 2~3 穴，用艾条灸，每穴 3~5 分钟，或用艾炷灸，每穴 3~5 壮。

三、眶上神经痛

眶上神经痛是指患者眼球及前额，阵发性或持续性剧烈疼痛，视物时疼痛加重，可伴有恶心、呕吐、烦躁、精神萎靡不振、失眠等。眼部检查无异常，压迫眶上切迹处有明显疼痛。眶上神经（图 15-3）属于三叉神经的第一支，即眼神经，分布于额部的皮肤、眼球、上眼睑和鼻的大部分。眼神经从三叉神经节发出走向前方，不久即进入海绵窦的外侧壁内，在入眶之前分为三支，即额神经、泪神经和鼻睫神经。额神经在眶顶的下方又分为滑车上神经和眶上神经，支配上睑及人字缝以前的头皮。本病多突然发作而无先兆，给患者造成极大痛苦。本病是眼科常见病，女性多见，常与视神经疲劳同时存在。

（一）诊断要点

1. 眶上区域间断或持续性疼痛，痛连框内球后，或痛连两

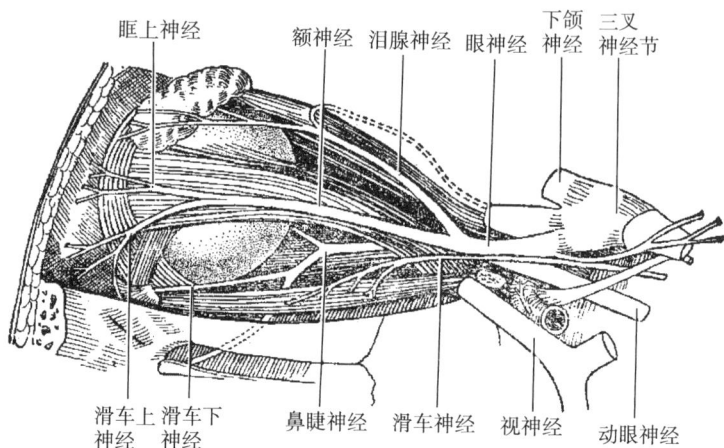

图 15 - 3　眶上神经

颞，或伴眼球胀痛。

2. 疼痛以夜间为甚，看书或视物较久后疼痛加重。

3. 可伴有心烦、失眠、恶心、纳呆等症。

4. 检查见眼眶上切迹（眼眶上缘内 1/3 与外 2/3 交界处）有明显压痛；全身及眼部检查无异常发现。

（二）病因病机

现代医学对引起眶上神经痛的原因尚不明了，可能与以下几种原因有关：

1. 用眼过度，眼内外肌过度收缩而致病。

2. 上呼吸道感染或感受风寒。

3. 患有副鼻窦炎。

4. 精神刺激，情绪变化。

手三阳经达于眼部，足三阳经起于眼部，足厥阴肝经入于眼内出于额，手少阴心经入于眼中，故眶上神经痛的发生多与这些经脉有关。如外感风热，清窍被扰；或肝血不足，目失所养；或肝气郁结，血脉痹阻；或脾胃虚弱，清气不升。

1. 外感风热，客于眼部

眼区是诸阳经脉汇聚之地，阳主外，外邪侵入，阳经首当其冲，《黄帝内经》云："巅顶之上，唯风可到"，又本病多骤然发作，此风邪之征兆。故外受风热邪气侵袭，汇聚眼区，经脉痹阻，发为疼痛。

2. 肝血亏损，筋肌痉挛

本病的发生与用眼过度，眼肌疲劳有关，《黄帝内经》曰："久视伤血"，血虚则筋肌失养，发为挛缩，经气不通，不通而痛。

3. 肝气郁结，血脉痹阻

本病的发生与精神刺激、情绪变化有关。情绪不稳则肝气不舒，心神困顿。肝气不舒，心神困顿则心脉不通畅。足厥阴肝经、手少阴心经均上达于眼，眼区经气失于畅通，气血痹阻发为疼痛。

4. 脾胃虚弱，筋肉失养

足阳明经脉上抵眼内角，并会于眼系，久视不但伤血，而且耗气，导致气血亏损。或由于素体脾胃虚弱，生化不足，气血虚弱，眼部筋肉失于濡养而挛缩，经脉痹阻，发为疼痛。

（三）辨证治疗

1. 外感风热

【临床表现】前额疼痛，眼球胀痛，目赤流泪，鼻塞，恶风发热。舌尖红，苔薄黄，脉浮数。

【治法】散风清热，通经止痛。

【取穴】攒竹　鱼腰　太阳　合谷　列缺

【操作】攒竹向鱼腰透刺，太阳直刺泻法，并可针后点刺出血。合谷、列缺均用泻法。

【方义】攒竹、鱼腰、太阳属局部取穴，而且攒竹、鱼腰穴部位处均有眶上神经分布，二穴对眶上神经痛有良好的止痛作用。合谷散风清热，通络止痛，更配手太阴肺经络穴列缺，宣散风热，通络止痛。《四总穴歌》"头项寻列缺"即是此意。

【方药】驱风上清散加减。

酒黄芩 10g　　白芷 10g　　羌活 10g　　防风 10g　　川芎 10g
柴胡 10g　　荆芥 10g　　甘草 10g　　蔓荆子 15g

2. 肝血亏损

【临床表现】眉棱骨酸痛，久视后加重，头晕，眼干涩作痛，心悸失眠，恶心欲呕。舌质淡，脉弦细。

【治法】补血养肝，柔筋止痛。

【取穴】百会　攒竹　鱼腰　膈俞　肝俞　大陵　太冲　三阴交

【操作】针百会针尖沿督脉向前平刺 0.3~0.5 寸，平补平泻法。攒竹刺向睛明。针鱼腰向攒竹平刺，捻转平补平泻手法。大陵平补平泻法。膈俞、肝俞、太冲、三阴交补法。

【方义】百会、攒竹、鱼腰属于局部和邻近取穴，通调眼部气血以通经止痛。太冲是足厥阴肝经之原穴，大陵是手厥阴心包经之原穴，属同名经配穴，可宁心安神调肝止痛。据报道：针刺太冲能够激发肝经的原气，充分发挥调畅全身气机的作用；在神经、精神性疾病方面特别是各种类型的头痛、失眠、心悸等自主神经功能紊乱性病症及妇科疾病有其独特的优势（王启才．特定穴临床应用．北京：中国中医药出版社，2008（10）：38）。还有人报道单用太冲穴治疗眶上神经痛，针刺得气后行震颤手法，针 4 次皆获愈（张世雄．针刺太冲穴治疗眶上神经痛．北京中医，1982（2）：27）。更配以肝俞、膈俞和三阴交补血养阴，共达养肝柔筋止痛之效。

【方药】生熟地黄汤。

熟地黄 10g　　生地黄 10g　　五味子 10g　　当归 10g　　黄芩 10g　枳壳 10g　　地骨皮 10g　　天门冬 10g　　柴胡 10g　　黄连 10g　　甘草 5g

3. 肝气郁结

【临床表现】眉骨酸胀作痛，眼球胀痛，连及颞部，精神忧郁，心烦失眠，胸胁胀痛，月经不调，恶心纳呆。舌淡红，苔薄黄，脉弦。

【治法】舒肝解郁，理气止痛。

【取穴】百会　太阳　攒竹　鱼腰　内关　太冲

【操作】百会、太阳用平补平泻法。攒竹刺向睛明。鱼腰刺向攒竹。内关、太冲均用平补平泻法。

【方义】百会、太阳、攒竹、鱼腰镇静安神，疏解眼部气血之郁滞。内关属手厥阴经络穴，通于三焦经，可宁心醒脑，通达心脉，理气止痛。太冲属足厥阴经原穴，可调肝解郁。诸穴共达疏肝解郁，调气止痛的功效。

【方药】逍遥散加减。

当归 10g　　白芍 10g　　白术 10g　　茯苓 10g　　白芷 10g　　甘草 5g　　薄荷 5g　　生姜 5g

4. 脾胃虚弱

【临床表现】前额及眼眶隐痛，眼球酸痛，视物疲劳，神倦懒言，纳呆便溏。舌淡苔薄白，脉弱。

【治法】补脾健胃，益气止痛。

【取穴】百会　攒竹　鱼腰　合谷　气海　足三里　太白

【操作】以上诸穴均浅刺补法。

【方义】攒竹、鱼腰二穴善治头痛目疾，属局部取穴。气海、足三里、太白补脾胃以益中气。补合谷可升举中气上达头目。更补百会以提升中气上升头目，以濡养眼区筋肉，筋肉得养其痛可解。

【方药】四君子汤加减。

党参10g　升麻10g　防风10g　白芷10g　蔓荆子10g
当归10g　茯苓10g　白术10g　甘草5g

【其他疗法】

（1）耳针法

取穴：额　眼　目1　目2　交感　神门　肝　肾

操作：每次取3~5穴，毫针较强刺激，留针30分钟，每日
一次。或用耳穴埋针法，或压药丸法。

（2）第二掌骨侧指法

取穴：头穴　肝穴　胃穴

操作：毫针刺双侧头穴、肝穴、胃穴得气为度，每日一次，
留针30~40分钟，5次为一疗程。

（四）验案举例

[案1]罗西亚（Lusia），女，35岁，罗马，意大利。

主诉：前额及眼部疼痛5月余。

病史：5个月前曾患前额及眼部疼痛，服止痛药后逐渐缓解。
近一个月来因精神忧郁，头痛及眼区痛复作，服止痛药虽能减
轻，但不能解除。到眼科检查未见异常。目前，前额及眼区疼
痛，阵发性加剧，眼球胀痛，波及颞部，头晕，失眠，胸闷不
舒，善叹息，精神忧郁，恶心，无食欲。

检查：检查两眶上切迹有明显压痛，左重右轻。舌苔薄腻，
脉弦。

诊断：眶上神经痛（肝气郁结，经脉痹阻）。

治法：疏肝解郁，理气止痛。

取穴：风池　百会　攒竹　阿是　合谷　太冲

治疗经过：先刺风池，令针感传至前额和眼区，然后针百
会、太冲，刺太冲用捻转平补平泻法，当捻转到200次后，按压

眶上切迹，疼痛即明显减轻。之后针其他穴位，留针 30 分钟，留针期间再捻转太冲一次。针后疼痛已明显减轻。

效果：用上法隔日一次，连续 3 次后，疼痛完全解除，随访一年，未见复发（作者验案）。

[案 2] 张某，女，32 岁。

主诉：自述左眼眉棱骨灼痛 4 天，伴眼花，头晕，失眠，烦躁不安。

检查：左眼眶上缘内侧 1/3 处压痛（＋＋＋），眼科检查也证实无眼压异常和其他眼病。

诊断：眶上神经痛（左）。系由心情不舒，郁火上攻，热毒袭目系所致。

治疗：取第二掌骨侧头穴，肝穴（阳性压痛），均双侧，均强刺激，留针 15 分钟后疼痛有减，继续留针 40 分钟。第二次治疗后患者述疼痛基本消失，诸症好转。共 5 次治疗，眶上神经压痛（－），随访 3 个月无复发（乔晋琳．全息胚针灸学．北京：人民军医出版社，1999）。

（五）经验体会

针灸治疗眶上神经痛有良好效果，一般 3 次左右即可缓解疼痛，但应注意方法。针风池穴可使眼球和颞部疼痛迅速缓解，但针刺时应使针感传至额颞部或眼球。太冲、合谷对眶上切迹痛、前额痛、鼻根部痛有较好效果，针刺采用捻转手法，且不少于 200 次，也可用龙虎交战手法。

第十六章　牙源性头痛

牙源性头痛是指由于牙齿的病变引起的头痛。牙齿病变包括牙齿本身的疾病和牙齿周围的疾病，常见的有龋齿、牙髓炎、牙龈炎、牙周炎等，这些疾病都可引起牙痛，而牙齿疼痛时常常伴有头痛，针灸对牙齿痛合并头痛的治疗有良好效果。

一、诊断要点

对病人的症状、体征、实验室及其他检验结果进行仔细的观察、分析，从错综复杂的现象中判断疾病的本质，做出正确的诊断，确定疾病的病因病机，选择最有效的治疗方法。因此，掌握每个疾病的诊断要点是非常重要的。

1. 龋齿

临床上按牙齿的破坏程度将龋齿分为浅龋、中龋和深龋三类。浅龋一般无症状，临床检查可见釉质表面出现龋斑，颜色变灰，有黄褐色色素沉积，脱钙、甚至有洞孔出现。中龋患者对甜酸冷热的刺激敏感，临床检查牙齿表面有黑褐色色素沉积，牙质浅层形成龋洞，X线检查可助诊断。深龋齿患者常因甜、酸、冷、热刺激及食物落入龋齿洞而引起剧烈疼痛，龋齿洞已达牙质深层，X线检查可助诊断。

2. 牙髓炎

有慢性和急性两种。

（1）慢性牙髓炎的诊断要点　冷热刺激，牙齿咬合或食物掉入龋齿洞均可引起剧烈疼痛；检查牙齿有叩痛，龋齿洞较大；牙髓活动测定敏感度降低。

（2）急性牙髓炎的诊断要点　有明显的自发痛、阵发痛、剧痛及放射性痛；夜间疼痛加剧；温度刺激可引起剧烈疼痛；检查有深龋齿洞；X 线检查可帮助诊断。

3. 牙龈炎

常见的有边缘性牙龈炎，其诊断要点为牙龈出血；牙颈部有牙石、牙菌斑、软垢堆积；牙龈缘及牙龈乳头顶端呈深红色或紫色，外形圆钝，牙龈组织水肿。

4. 牙周炎

牙周炎的诊断要点为有不同程度的持续性钝痛；牙龈出血，血色深红；口臭；检查牙龈充血、水肿、牙石及牙周带形成，牙周脓肿，溢脓，牙齿松动，X 线检查可帮助诊断。

二、病因病机

中医学认为牙齿与经络有密切关系，手阳明大肠经入于下齿中，足阳明胃经入于上齿中，所以无论是风热外邪侵袭还是胃火炽盛，邪热循经上扰均可引起牙痛。另外，中医认为牙齿为骨之余，肾主骨，若肾阴亏损，虚火上炎，亦可引起牙痛。正如《诸病源候论》中所说："牙齿皆是骨之所终，髓之所养。手阳明之支脉入于齿，若髓气不足，阳明脉虚，不能荣于牙齿，为风冷所伤，故疼痛也。又有虫食于牙齿，则齿根有孔，虫居期间，又传授余齿，亦皆疼痛。"总之，牙痛的病因虽多，但总结起来主要有风热、胃火、肾虚三类。

1. 风热外袭

外感风热邪毒，内侵牙体及牙龈，致气血壅滞，郁阻脉络，不通则痛。

2. 胃火炽盛

手足阳明经脉分别入于上下齿中，若嗜食辛辣肥甘，致胃火亢盛，大肠积热，火热随经上扰，灼伤牙床及牙龈，气血壅肿，不通则痛。

3. 肾虚牙痛

肾主骨，齿为骨之余。若久病伤肾，或房劳过度，以致肾阴亏损，阴虚火盛，虚火上炎，灼伤牙龈，发为虚火牙痛。或肾虚日久，精髓不足，牙失荣养，而致牙齿松动而痛。

三、辨证治疗

1. 风热牙痛

【临床表现】牙齿剧痛，突然发作，牙龈肿胀，得冷痛减，遇热痛增，头额颞部胀痛，或兼见形寒身热，腮颊部肿胀，口渴欲饮，舌红苔黄，脉浮数。

【治法】散风清热，消肿止痛。

【主穴】翳风　太阳　合谷　外关

【配穴】上牙痛配下关；下牙痛配颊车；发热配大椎。

【操作】针翳风直刺捻转手法，针太阳针尖向下关方向，进针 1 寸左右，捻转手法，针合谷、外关捻转泻法，行针 1～2 分钟。如牙痛迅速缓解，则继续留针 20～30 分钟。如疼痛缓解不明显，则上牙痛加刺下关，下牙痛加颊车，行针时，使患者闭口，上下牙齿咬紧痛止后放松，继续留针 20 分钟左右。发热者加刺大椎泻之，或刺血拔罐。

【方义】本证是由于风热邪气客于阳明经脉，循经上扰，郁结于牙齿牙龈所致，故取翳风、外关穴疏散风热。合谷善治面部口腔疾病，可驱邪清热、通络止痛。上牙痛取下关，下牙痛取颊车，皆为局部取穴，泻之可疏通局部气血和邪热的郁结，消肿止痛。大椎为"诸阳之会"，外关为阳维脉的交会穴，二穴功于祛邪清热，若加以刺络拔罐，可加强其清热祛邪之力。

【方药】薄荷连翘汤加减。

薄荷 10g　生石膏 30g　金银花 15g　连翘 10g　竹叶 5g
知母 10g　生地黄 15g　白蒺藜 10g　露蜂房 10g

2. 胃火牙痛

【临床表现】牙齿剧痛，牙龈红肿，颊腮焮热，咀嚼困难，得冷痛减，头痛剧作，随牙痛而加剧，口渴口臭，便秘尿赤，舌红苔黄，脉滑数。

【治法】清胃泻火，消肿止痛。

【主穴】下关　颊车　太阳　合谷　内庭

【配穴】便秘配支沟、上巨虚；牙龈红肿配商阳、厉兑。

【操作】一般先刺太阳，用 1.5 寸长毫针，向下关斜刺 1.2 寸左右，针刺泻法，捻转 2 分钟后头痛和牙痛即可好转。余穴均用泻法，反复提插捻转 2~3 分钟，留针 30 分钟。商阳与厉兑，点刺出血。

【方义】本证属于胃肠积热，阳明火盛，循经上扰所致。合谷是手阳明经原穴，既能泄阳明腑热，又能通泻大肠腑气；实验研究证明针刺合谷、下关和颊车能使多数人的颊部灼痛的痛觉潜伏期延长（《针刺麻醉资料综述》）；内庭是足阳明胃经的荥穴，功泻胃热；刺太阳透下关对阳明经热引起的头痛颇有效验；局部取下关、颊车，可疏泄局部气血之瘀滞，清散局部之邪热；便秘者加支沟、上巨虚通大肠之瘀滞，清大肠之邪热；商阳和厉兑是手足阳明经的井穴，点刺出血，功在清泻阳明经热，消除牙龈肿痛。诸穴相配，可使腑气通畅，胃火下降，阳明热除，则牙痛可止。

【方药】清胃散加减。

黄连 10g　生石膏 30g　牡丹皮 10g　生地黄 15g　升麻 5g
大黄 5g　板蓝根 15g　竹叶 5g

3. 虚火牙痛

【临床表现】牙齿隐隐作痛，时作时止，日久不愈，牙龈萎缩，牙齿浮动，头痛头晕，心烦失眠，舌红少苔，脉细而数。

【治法】补益肾阴，降火止痛。

【主穴】下关　颊车　太阳　合谷　太溪　照海

【配穴】心烦失眠配列缺、神门；腰膝酸软配肾俞。

【操作】下关、颊车、太阳、合谷用泻法，列缺、照海、太溪、肾俞用捻转补法或提插补法。留针30分钟。

【方义】本证是由于久劳伤肾，以致肾阴亏损，虚火上炎，灼伤齿龈，局部气血瘀滞发为牙痛，故取足少阴经原穴太溪，调补肾阴，引火下行，且太溪也是治疗牙痛的有效穴位，正如《通玄指要赋》"牙齿痛，吕细（太溪）堪治"；更取八脉交会穴照海、列缺，调补诸阴，益金生水，助太溪补肾阴清虚热之力；下关、颊车、太阳疏通局部气血以止痛；神门宁心安神；补肾俞益肾填精，可助太溪补肾之力，肾俞配太溪属于俞原组合，是治疗肾虚证的主要配穴。

【方药】知柏地黄丸加减。

山茱萸10g　淮山药10g　茯苓10g　泽泻10g　牡丹皮15g
生地黄15g　知母10g　黄柏10g　狗脊15g　骨碎补15g　甘草5g

四、验案举例

冯某，女，32岁，1975年9月16日初诊。

病史：左侧牙痛1个月，每遇冷热刺激或食用酸甜食物则引起牙痛发作，尤以夜间为甚，兼见偏侧头痛。初痛时针刺下关、颊车、合谷，或服止痛片均能止痛，近2天白齿跳痛难忍，频含冷水以减轻疼痛，自服止痛片无效，故来就诊。舌苔黄，脉滑数。辨证为：少阳风火，治拟清泄少阳风火。

处方：合谷　颊车　肩井　浮白　完骨

治疗经过：始针合谷、颊车，运针10分钟，牙痛未止。继而按压经穴，肩井、完骨、浮白、天冲、曲鬓均有压痛，尤以浮白、完骨明显，针左肩井运针 10 分钟，牙痛缓解片刻，继而针浮白、完骨（左），得气后即留针，牙痛立止。巩固治疗 5 次。10 日后随访，牙痛未作。

按语：该病系少阳风火引起手少阳经脉发生变动，病在少阳，故始取合谷、颊车治疗无效。通过经穴检查，表明证属少阳，故取浮白、完骨，针入痛止。因此说辨清病经是"循经取穴"的前提，如若只知病位不知病经，则多使"循经取穴"流于形式。

五、经验体会

1. 牙源性头痛的治疗应以治疗牙痛为主，头痛为辅，适当加用一些治疗头痛的穴位即可。奇穴太阳，既可治疗头痛又可治疗牙痛。

2. 阳明经热，牙龈肿痛，面颊肿大，取商阳、厉兑用三棱针点刺出血有良好效果。商阳是手阳明经井穴，厉兑是足阳明经井穴，配五行属于金，故可散风祛邪，活络止痛。

《素问·缪刺论》："邪客于手阳明之络……刺手大指次指爪甲上。""邪客于足阳明之络，令人鼽衄上齿寒，刺足中指次指爪甲上。"古代医籍记载和实践经验都说明商阳和厉兑是治疗邪气客于阳明经的重要穴位。

3. 牙龈有脓肿时，应用三棱针点刺局部排脓，令脓出方可取效，但应注意消毒，避免再次感染。

4. 肝胆火热也可引起牙痛，在临床上并不少见，临症时应细心辨证，认真检查，才不至于延误病情。19 年前我治疗一例牙痛兼见头痛的病人，至今记忆如初。病人郭某某，女，31 岁。主诉左侧牙痛 11 天，病后曾在本地医院做针灸 5 次，主要穴位有下关、颊车、合谷等穴，仅有短暂的止痛效果，之后疼痛依然，之后又服止痛药多次，无明显效果。来医院就诊时，左侧上下牙齿剧痛，并连及同侧头痛，同时伴有口干口苦，两胁胀痛，胸闷脘痞，舌苔黄，脉弦数。根据阳明经脉入于上下齿中，厥阴经脉布于胸胁的理论，脉症合参，本病是由于郁怒伤肝，化火生热，横犯中州，并循经上扰所致。本证病之本在肝，病之标在胃，治疗拟取足厥阴经为主，兼取阳明，选取太冲、内庭、合谷、颊车、太阳，针刺泻法，留针30分钟。针后疼痛明显好转，又巩固治疗1次而愈。

第十七章　颞颌关节功能紊乱综合征

颞颌关节功能紊乱综合征，是指颞颌关节区疼痛、弹响、乏力、张口受限、颞颌关节功能障碍，并伴有头痛等一系列症状的综合征。本病多见单侧患病，也有双侧者，但少见。本病常见于20~40岁的青壮年。

颞颌关节（图17-1，17-2）是由下颌骨的下颌小头与颞骨的下颌关节窝和关节结节所联合构成，关节面覆盖一层纤维软骨。关节囊较松弛，囊外壁有颞下颌韧带加强。关节盘呈椭圆形，有纤维软骨构成，位于下颌窝与下颌小头之间，前部较薄而后部较厚，呈凹陷形，周缘略厚于中部，其边缘附着于关节囊上。因此，关节盘将关节腔分为上、下两部分，上部关节腔介于关节盘与关节窝之间，下半关节腔则位于关节盘与下颌小头之间；由于关节盘的存在，可使关节面运动范围更加广泛，当开口时，它随下颌小头前移至关节结节，闭口时又恢复原位，故有调节颞颌关节的功能。此外，关节处尚有颞下颌韧带、蝶下颌韧带、茎突下颌韧带和咀嚼肌。咀嚼肌中，开口肌群有二腹肌、颌舌骨肌、颏舌骨肌、颏舌肌；闭口肌群有嚼肌、颞肌、翼内肌；磨动的肌群有翼内肌和翼外肌。颞颌关节的营养来自颞中动脉、脑膜中动脉、鼓室前动脉和咽升动脉。颞颌关节的神经支配比较复杂，耳颞神经支配颞颌关节的后侧和外侧，下颌神经支配咬肌、深颞肌、翼外肌等，还有三叉神经、面神经以及耳节的自主神经对颞颌关节的运动有重要作用。

现代医学对本病的病因尚不完全清楚，一般认为本病的发生与精神紧张、咬合功能紊乱、下颌关节解剖异常、创伤、寒冷刺激以及颈椎病变等因素有关。

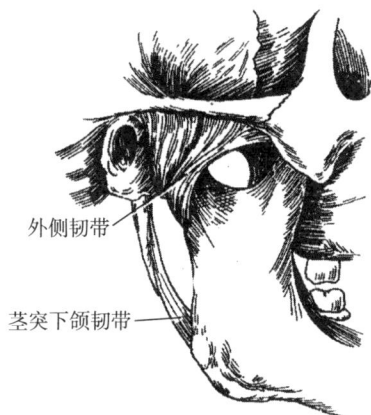

图 17-1　颞颌关节外侧面

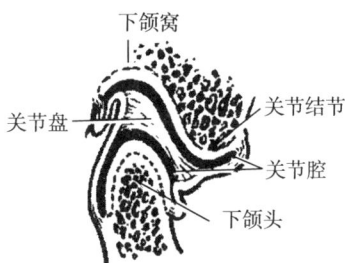

图 17-2　颞颌关节矢状切面

颞颌关节区域有诸多经络分布：

足阳明胃经经下颌角上行至耳前，"出大迎，循颊车，上耳前"；手太阳小肠经经下颌上行于面颊部至眼外角，再向后行于耳前，入于耳中，"其支者，从缺盆循颈，上颊至目锐眦"；手少阳三焦经在耳后有一分支入耳中，出走耳前，"其支者，从耳后入耳中，出走耳前"；足少阳胆经的支脉从耳后入耳中，出走耳前至耳上角，"其支者，从耳后入耳中出走耳前，至目锐眦"；手阳明大肠经的络脉上行至下颌处，分支进入耳中，"手阳明之别……上曲颊，偏齿。其别者入耳中"。

另外还有诸多经筋分布于此，手阳明经筋上行经颈部至下颌，分为长短两支，短支上行于面颊结于鼻旁，长支从下颌部起沿手太阳经筋前面上至额角，经前额达对侧额角，与对侧经筋相衔接（所属肌肉主要有耳前肌、颞前肌和颞肌前部）；手太阳经筋上行结于耳后乳突，从乳突入耳中，出耳前，分为两支，一支从耳前下行结于下颌，一支从耳前斜行向上分布于眼外角（所属肌肉主要有斜方肌、肩胛提肌、胸锁乳突肌、耳后肌、耳前肌、咬肌、颞肌前部和眼轮匝肌等）；手少阳三焦经筋起于手指的末端，上达肩部、颈部，通过下颌角，沿耳前上达颞部，结于额角（所属肌肉主要有斜方肌、颈阔肌、嚼肌颞肌等）；足阳明经筋上颈至下颌，分为前后两支，前支结于鼻部，后支从下颌起，在颊部斜行向上结于耳前（所属肌肉主要有颈阔肌后部、茎舌骨肌和二腹肌后部等）；足少阳经筋上行至耳后，再上至额角，左右两支交会于巅顶，在额角的分支下行耳前，至下颌，再转向颧骨结于鼻旁（所属主要肌肉有斜方肌、胸锁乳突肌、颞肌、耳前肌、咀嚼肌、颊肌、鼻肌等）；足太阳经筋沿脊柱旁上项部，其主干结于枕骨，再上行，经头顶和前额，结于鼻，为"目上网，下结頄"（所属肌肉主要有额肌、眼轮匝肌、眼睑肌、鼻肌、上唇方肌等）；手三阳经和其所属的经筋，足阳明胃经、足少阳胆经、足太阳经筋及其所属的经筋分布在面颊部，这些经脉的功能与颞颌关节的运动有密切的关系，这些经脉的功能失常必然引起颞颌关节功能紊乱。

一、诊断要点

颞颌关节功能紊乱综合征的临床表现主要有四个方面，即疼痛、肌肉功能障碍、颞颌关节的咔嗒声、张口运动的限制和歪斜。

1. 疼痛

疼痛位于颞颌关节处、耳前面颊部、头颞部，或伴有耳内、头项部的疼痛，病人当开口和闭口时明显。

2. 检查

（1）咔嗒声，病人在开口的初期和闭口的末期出现弹响声。

（2）开口运动异常，开口运动受限，不能达到正常方位；面部两侧不对称，当开口时下颌偏向一侧。

（3）触发点（压痛点），触发点位于痉挛的肌肉或筋膜的感觉敏感区，压迫触发点可产生疼痛。颞颌关节运动是体内最复杂的关节之一，在进食、吞咽、说话时，颞颌关节都在持续地活动，所以其运动与多条肌肉和神经有关，故颞颌关节功能紊乱综合征的压痛点或触发点除髁状突外，还会出现在其他的部位。

咀嚼肌触发点，位于足阳明胃经颊车穴处，按压其疼痛可牵涉到下颌、臼齿、头颞部和眼眉外侧部。

颞肌触发点，位于足少阳胆经颔厌穴、耳和髎或率谷穴处，按其压痛可牵涉到头的侧部、眼眶上部和上颌牙齿。

斜方肌触发点，位于足少阳胆经风池穴或肩井穴处，按其压痛可牵涉到下颌角、颞部、眶部、颈部外侧等。

胸锁乳突肌触发点，位于手少阳三焦经翳风穴和手太阳小肠经天容穴之间，其压痛可牵涉到前额部、眶上部、目内眦、耳内、耳后部和面颊部。

项后肌触发点，位于足太阳膀胱经天柱穴处，其压痛可牵涉到枕部和肩胛区。

肩胛提肌触发点，位于手太阳小肠经肩外俞穴处，其压痛可牵涉到项部、肩胛部内侧和肩贞穴处。

二、病因病机

面颊部分布有手三阳经和足阳明经、足少阳经，"阳主外主上"，所以最易感受外界邪气，使经脉气血痹阻，发为本病。面颊部还分布有诸阳经筋，若外伤经筋，瘀血痹阻，发为本病，或经筋失于气血荣养，导致经筋痉挛，也可发为本病。

1. 风寒痹阻

风寒邪气侵袭头面部经脉，寒主收引拘急，使三阳经筋挛急，造成颞颌关节疼痛、活动受限、弹响等症。风善行而数变，故颞颌关节功能紊乱综合征兼见头痛、颈项痛、肩胛部疼痛等症。

2. 外伤筋脉

患者突然用力张口，或用力咬坚硬食物，或外力跌打损伤，使关节肌肉经筋损伤，关节开合不利，瘀血停滞，不通则痛。

3. 劳伤筋脉

由于牙齿不整齐，或由于一侧牙齿长期疼痛，采用单侧咀嚼；或由于长期夜间磨牙等因素，劳伤气血，经筋经脉失养，肌肉痉挛，关节开合不利造成本病。

4. 肝气郁结

肝气郁结，失于疏泄，致气血不调，筋脉失养；或由于肝气郁结，郁久化热，火热上扰，致使面部经筋气机紊乱，经筋挛急，机关失利发为本病。

5. 肾精亏损

先天不足，或房事过度，致使肾精亏损，筋骨失养，关节开合紊乱发为本病。

总之，在上述诸原因的作用下，使颞颌关节的关节盘受损，导致破裂、磨损，同时使关节囊及其周围的韧带、肌肉撕裂、出血、水肿，并使咀嚼肌痉挛，从而使颞颌关节的内外平衡失调，关节开合的功能紊乱，导致颞颌关节功能障碍的发生。

三、辨证治疗

颞颌关节功能紊乱综合征的临床表现是疼痛、功能障碍和弹响声，但由于本病的病因各不相同，临床表现各异，所以在辨证与治疗上也有所不同，具体应用时可分为病因辨证与治疗、压痛点辨证与治疗、经络辨证与治疗。

（一）病因辨证与治疗

1. 风寒痹阻

【临床表现】颞颌关节疼痛，咀嚼时加重，遇寒时加重，关节僵硬强直，张口受限，头痛，项背部痛，舌苔薄白，脉弦紧。

【治法】散风驱寒，温经通络。

【取穴】下关　太阳　颊车　天柱　合谷　列缺

【操作】下关用 1 寸毫针直刺，进针 0.5～0.8 寸，捻转泻法。太阳用 1.5 寸毫针向下关穴斜刺 0.5～1.2 寸，捻转泻法。颊车直刺 0.3～0.5 寸，捻转泻法。天柱直刺 0.5～0.8 寸，捻转泻法。合谷直刺 0.5～0.8 寸，捻转泻法，使针感向上传导至肘部，捻转泻法。列缺向上斜刺 0.3～0.5 寸，捻转泻法，使针感向上传导至肘部或肩部。艾条灸颊车、下关、天柱各 2 分钟。

【方义】下关、太阳、颊车属于局部取穴，也是治疗本病的基本穴位。下关和颊车都属于足阳明经，其经脉入于上齿中，经过下颌部，循颊车，上耳前，过客主人，而足阳明经筋夹口，合于頄，从颊结于耳前，下关又是足阳明经和足少阳经的交会穴，阳明经多气多血，少阳为枢，主管关节的运动，颊车位于咬肌中，有解除咬肌痉挛的作用。二穴同用可疏通面部气血，通经止痛，是治疗颞颌关节障碍的主要穴位。正如《针灸甲乙经》说："颊肿、口急、颊车痛、不可以嚼，颊车主之。"据报道张氏以下关、颊车、合谷治疗本病 42 例，取得了很好的效果。天柱属于足太阳经，位于项部，功于散风驱寒，主治头项部疼痛和头部疾病，正如《灵枢·五乱》篇所说："气在头者，取天柱、大杼。"合谷与列缺属于原络配穴，散风驱寒，通络止痛，是治疗头面疾病的主要配穴。手阳明经及其络脉直达面颊部，入齿中，合耳中宗脉，所以手阳明经原穴合谷是治疗本病的主穴，手太阴经络穴列缺可助合谷散风祛邪，使邪气从表而解。

【方药】九味羌活汤加减。

羌活 10g　防风 10g　苍术 10g　细辛 3g　川芎 10g　白芷 10g　当归 10g　甘草 5g

2. 外伤筋脉

【临床表现】颞颌关节疼痛，活动受限，咀嚼时疼痛加重，局部肿痛，伴有头颞部疼痛，常有明显压痛点，舌苔薄白，舌质紫暗，脉涩。

【治法】活血通络，理气止痛。

【取穴】太阳 下关 颊车 阿是穴 合谷 商阳

【操作】针太阳、下关、颊车、合谷直刺捻转泻法，阿是穴和商阳用三棱针点刺出血法，要求出血 3~5 滴。

【方义】太阳、下关、颊车属于局部取穴，合谷属于循经远端取穴。本证是由于瘀血阻滞所致，根据"菀陈则除之"的治疗原则，所以取阿是穴和商阳穴点刺出血，以活血化瘀，通经止痛。商阳穴是手阳明经的井穴，配五行属金，点刺出血，既可活血化瘀，又可清热消肿，对治疗本病有良好作用。

【方药】舒筋活血汤加减。

羌活 10g 防风 10g 当归 10g 青皮 5g 续断 10g 鸡血藤 15g 白芷 10g 红花 10g 徐长卿 10g 甘草 5g

3. 劳伤筋脉，气血失养

【临床表现】颞颌关节酸痛，关节僵硬，咀嚼时疼痛加重，下颌关节开合时有弹响声，头痛头晕，心悸失眠，眼区酸痛，舌质淡，脉沉细。

【治法】补益气血，濡养筋脉。

【取穴】下关 太阳 颊车 合谷 足三里 太白

【操作】针下关、太阳、颊车直刺平补平泻法，余穴均用补法。

【方义】本证的治疗重点是选取阳明经穴为主，阳明经多气多血，在外阳明经及其经筋分布于面颊部；阳明经在内属络脾胃，脾胃为后天之本，气血生化之源，配足太阴经原穴太白，增强脾胃生化气血之力。取手阳明经原穴合谷与太白相配，既可止痛，又可补益元气，使脾胃生化的气血直达面颊，濡养筋脉。局部穴下关、太阳、颊车平补平泻，疏解经脉的挛缩，使气血通达，筋脉得于濡养，诸痛可愈。

【方药】壮筋养血汤加减。

当归 10g　川芎 5g　白芍 10g　熟地黄 15g　人参 5g　白术 10g　白芷 10g　续断 10g　鸡血藤 15g　牡丹皮 10g

4. 肝失条达

【临床表现】颞颌关节疼痛，关节强直，开合困难，关节开合时有弹响音，头颞疼痛，头晕耳痛，眼区疼痛，精神忧郁，胸胁胀满，舌苔薄白，脉弦；肝火上扰者则见口苦咽干，心烦急躁，失眠多梦，舌红苔黄，脉弦数。

【治法】疏肝解郁，清泄肝火。

【主穴】下关　太阳　颊车　合谷　太冲

【配穴】肝气郁结者配内关；肝火上扰者配侠溪、三阴交。

【操作】下关、太阳、颊车、合谷、太冲、侠溪直刺捻转泻法，内关平补平泻法，三阴交直刺，捻转补法。

【方义】本证的病因是由于肝失条达所引起，根据《灵枢·九针十二原》："凡此十二原者，主五脏六腑之有疾者也。"的治疗原则，所以取足厥阴肝经原穴太冲疏肝、平肝、泻肝。配以手阳明大肠经原穴合谷，名曰"四关"，帮助太冲的作用直达面颊，还可助太冲行气疏肝解郁；配手厥阴经的内关穴，属于上下肢同名经配穴，可助太冲调气解郁，因为内关是手厥阴经的络穴，外联三焦经，三焦诸气是也；内关又有调节肝功能的良好作用，因为内关通于阴维脉，阴维脉内络五脏，可调五脏之盛衰；配足少阳胆经的荥穴侠溪，泻肝胆之火；配足三阴经之交会穴三阴交以益阴潜阳，益阴清热；下关、颊车、太阳以疏解面颊部经脉，使疏肝、平肝、泻肝的功能作用于面颊部。

【方药】逍遥散加减。

当归 10g　白芍 15g　柴胡 10g　茯苓 10g　白术 10g　薄荷 5g　徐长卿 10g　白芷 10g　甘草 5g

5. 肾精亏损

【临床表现】颞颌关节疼痛，活动受限，伴有弹响声，牙齿作痛，头痛头晕，眼区痛，耳中作鸣，腰膝酸痛，舌质淡，脉沉细尺部乏力。

【治法】补益精血，濡养筋骨。

【取穴】下关　颊车　太阳　合谷　太溪　悬钟

【操作】下关、太阳、颊车直刺捻转平补平泻法，合谷、太溪、悬钟直刺捻转补法。

【方义】本证的病因是由于肾精亏损筋脉失养所致，故取足少阴经原穴太溪以补肾益精；配以髓会悬钟，补益精髓，而且足少阳经筋"循耳后，上额角，交巅上，下走颔，上结于颃"。可见面颊部运动失常与足少阳经筋有密切关系，故《灵枢·经脉》有关足少阳经病症说："是主骨所生病者，头痛颌痛，目锐眦痛。"所以悬钟是治疗肾精亏损性颞颌关节痛、头痛、眼区痛、耳鸣和耳内疼痛的重要穴位。合谷可引导太溪和悬钟的作用直达病所；下关、太阳、颊车属于局部配穴，疏解病变部位的经脉，增强太溪和悬钟对病变部位的治疗效果。

【方药】补肾壮筋汤加减。

熟地黄 15g　当归 10g　牛膝 10g　山茱萸 10g　茯苓 10g　续断 10g　杜仲 10g　白芍 10g　五加皮 10g

（二）经络辨证与治疗

经络辨证与治疗就是根据面颊部疼痛的具体部位，结合压痛点的部位，结合头痛的部位及其兼症，确定病变的经络，然后选取穴位。

1. 阳明经病症

【临床表现】面颊部广泛性的疼痛，头前额痛，眼眶痛，齿痛，压痛点位于颊车、翳风。

【治法】疏通阳明经脉，选取阳明经穴为主。

【取穴】下关　太阳　颊车　翳风　合谷　内庭

【操作】诸穴均用直刺捻转泻法，或用龙虎交战手法。

【方义】本证属于阳明经病症，故治疗取阳明经穴合谷、内庭为主，合谷行气以止痛，内庭清阳明经热以止痛，二穴组合是治疗头面部疾病的有效穴位。颊车和翳风也是治疗本症的重要穴位，正如《针灸甲乙经》说："颊肿、口急、颊车痛、不可以嚼，颊车主之；失欠口不开翳风主之。"

2. 少阳经病症

【临床表现】面颊部疼痛，头颞部疼痛，耳内作痛，或耳后疼痛，压痛点位于耳和髎或曲鬓、乳突、肩井等少阳经穴。

【治法】疏通少阳经脉，选取少阳经穴为主。

【取穴】下关　太阳　颊车　阿是穴　外关　足临泣

【操作】针刺捻转泻法，或龙虎交战手法。

【方义】本证是少阳经病症，故治疗以少阳经穴外关、足临泣为主，外关和足临泣属于奇经八脉配穴法，主治少阳经病症（详细内容见总论）。耳和髎、曲鬓都是治疗本病的有效穴位，临床用之有效，古籍早有记载，《针灸资生经》："曲鬓治颊颔肿，引牙车不得开，急痛口噤不能言。"《千金要方》："曲鬓主口噤。"《针灸大成》："颔颊痛，曲鬓主之。"《外台秘要》："颔痛，太白、关冲、和髎主之。"

3. 太阳经病症

【临床表现】面颊部疼痛，目内眦痛，眼眶痛，头枕项部疼痛，肩胛区疼痛，压痛点位于天柱或肩外俞。

【治法】疏通太阳经脉，选取太阳经穴为主。

【取穴】 下关　颊车　天柱　攒竹　阿是穴　后溪　申脉

【操作】 毫针直刺法，行龙虎交战手法，治疗时选取太阳经穴为主。

【方义】 本证属于太阳经病证，故治疗时选取太阳经穴为主，攒竹和天柱都属于太阳经，后溪和申脉属于奇经八脉交会配穴法。本症在攒竹穴处也常可出现压痛，且本症兼见目内眦痛、眼眶痛，故取攒竹治之；另外，攒竹穴也可用于面颊痛的治疗，《针灸资生经》就有"攒竹等主颊痛"的记载。

四、验案举例

［案1］ 赵某，女，32岁。

左耳前及头颞部酸胀疼痛5天，张口及咀嚼时疼痛加重。

查体：左侧颌下明显压痛，左头颞部轻度压痛，颞颌关节轻度弹响。

诊断：左颞颌关节功能紊乱综合征。

治疗：取下关、颊车，用"齐刺法"，配以合谷。针刺得气后，太阳、颊车加用电针，通电20分钟，针后加灸15分钟。经治2次症状明显减轻，4次告愈。随访1年，疗效巩固。

［案2］ 克丽丝媞娜（Cristina），女，42岁，2005年3月15日就诊。

主诉：头颞部疼痛一周。

病史：一周前不明原因出现头颞部疼痛，疼痛呈持续性，每当吃饭咀嚼时疼痛加重，并连及耳内，头面部受冷风吹后疼痛加重。到医院就诊，诊断为"神经性头痛"，予止痛药和镇静剂。初服药物疼痛好转，三日后再服止痛药，已无效果，故求治于针灸。

检查：左侧颞颌关节处有明显疼痛，张口时有弹响声，咀嚼时疼痛加重，在曲鬓穴和完骨穴处有压痛，张口和闭口时压痛明显。舌苔薄白，脉弦紧。

诊断：颞颌关节功能紊乱综合征，风寒痹阻少阳经脉。

治法：温经散寒，疏通少阳。

取穴：下关　耳门　曲鬓　完骨　外关　足临泣

操作：先针刺完骨穴，直刺进针 1 寸左右，使针感向头颞部传导，或向耳颞部传导，行捻转泻法，不留针。然后直刺外关和足临泣，捻转泻法。针曲鬓浅刺提插法，在行提插手法的同时，令患者做咀嚼动作。耳门张口直刺，下关闭口直刺，捻转泻法，并艾灸下关 5 分钟。隔日治疗 1 次。

用上述穴位及治疗方法 1 次后，头痛好转，2 次后头痛已不明显，颞颌关节疼痛已明显好转，3 次治疗后诸症均除，又巩固针灸 1 次，停止治疗（作者医案）。

五、经验体会

针灸治疗颞颌关节功能紊乱综合征有很好的效果，一般经 5 次左右治疗均可取得明显效果。但在治疗时有两点应当特别注意，一是明确病因病机，在局部取穴的基础上，根据病因病机选取适当的穴位，才能取得良好的效果；二是认真寻找压痛点，颞颌关节功能紊乱综合征一般都有压痛点，由于病变所涉及的经络、经筋不同，压痛点的位置也不同，所以要认真、仔细、有序地查找，为了查找正确的压痛点，在用拇指指腹按压的同时，令患者做咀嚼动作，疼痛加重者或减轻者为本病的压痛点。针刺治疗时，可以先刺压痛点，并捻转之，2 分钟后头痛和颞颌关节的疼痛即可明显好转，可得立竿见影之效。

第十八章　一氧化碳中毒性头痛

　　一氧化碳中毒，是指含碳物质燃烧不完全，产生的一氧化碳对人体的毒害。一氧化碳被人体吸收后，与血红蛋白结合，形成碳氧血红蛋白，使其失去携带氧气的能力，而造成低氧血症。一氧化碳浓度较高时，还可与细胞色素氧化酶的铁结合，抑制组织的呼吸过程。中枢神经系统对缺氧最敏感，并首先发生症状。中毒程度取决于血中碳氧血红蛋白的含量，其吸收与排泄取决于空气中一氧化碳分压、血中碳氧血红蛋白的饱和度，及接触时间的长短。

一、病因病机

　　中医认为本病是由于邪毒犯肺，失于宣发，浊气不出，清气难入，升降失常，浊气上犯清窍，甚而邪蒙脑窍，气血痹阻所致。

二、辨证治疗

【临床表现】

轻度：头痛，头晕，乏力，恶心，呕吐，心悸等。

重度：昏迷，呕吐，大小便失禁。昏迷可持续数天或数周，严重者最终因呼吸衰竭而死亡。

　　部分患者昏迷后可以清醒，但此类患者清醒后常留有神经系统后遗症，如头痛，肢体瘫痪，癫痫，震颤麻痹，智力减退等。

【治法】先将患者搬到空气新鲜处，然后治疗，调理气血，醒脑开窍。

【取穴】 素髎　水沟　风池　太阳　内关　足三里　合谷

【操作】 素髎、水沟穴向上斜刺，使针感达鼻之根部，捻转泻法，病人有眼泪流出方可，二穴可交替使用。风池穴针刺向对侧眼球，使针感达前额部，捻转泻法。太阳穴直刺并点刺出血。余穴均用捻转泻法。

【方义】 素髎、水沟属督脉，上通于脑，位于鼻窍，又是手足阳明经之交会穴，故二穴可调呼吸，通经脉，醒脑开窍。实验研究证明水沟穴对呼吸功能的调整有相对的特异性，对麻醉动物针刺水沟，可使呼吸运动即时性加强，由各种原因造成呼吸暂停时，针刺可使呼吸恢复；针刺水沟还可增强心功能和抗休克作用（《临床常用百穴精解》）。风池、太阳属局部取穴，又是治疗头痛的有效穴位。合谷通经止痛，又可排除邪毒。内关属心包经，有宁心通脉，调理气血，排除血毒的功能。足三里和胃止呕，又可增强肺之通气量，扶正以祛邪。诸穴相配，共达通经止痛，醒脑开窍，活血排毒的功能。

患者由昏迷苏醒后，往往遗有头痛等症，此时也可采用上述方法进行治疗。

【其他治法】

头针法

处方：顶颞后斜线下 2/5　颞后线　额旁 1　额旁 2 线

操作：顶颞后线由上而下斜刺 1 寸左右。颞后线由率谷向曲鬓沿皮透刺。额旁 1 线和 2 线分别由眉冲穴和头临泣穴向下沿皮针 1 寸左右，用抽气法。每穴捻转 1～2 分钟，留针 1～2 小时。

参考文献

［1］ 沈鼎烈．神经系统疾病诊断学．北京：人民卫生出版社，1980.

［2］ 王笑中．神经系统疾病症候学．北京：人民卫生出版社，1979.

［3］ 何伋．神经精神病学辞典．北京：中国中医药出版社，1998.

［4］ 王玉来．神经病学．北京：中国中医药出版社，1998.

［5］ 周庚生．精神病学．北京：中国中医药出版社，1998.

［6］ 郭光文．人体解剖彩色图谱．北京：人民卫生出版社，1988.

［7］ 孙广仁．中医基础理论．北京：中国中医药出版社，2002.

［8］ 周仲瑛．中医内科学．北京：中国中医药出版社，2003.

［9］ 王永炎．中医内科学．上海：上海科学技术出版社，1997.

［10］ 李仲廉．临床疼痛治疗学．天津：天津科学技术出版社，1994.

［11］ 杨晋翔．疼痛性疾病中医现代治疗学．北京：学苑出版社，2001.

［12］ 何广新．疼痛针灸治疗学．北京：中国中医药出版社，1994.

［13］ 邱茂良．中国针灸治疗学．南京：江苏科学技术出版社，1988.

［14］ 蔺云桂．经络图解．福州：福建科学技术出版社，1995.

［15］ 杨甲三．针灸学．北京：人民卫生出版社，1988.

［16］ 何树槐．针灸学．北京：中医古籍出版社，1986.

［17］ 吴启富．风湿病中医特色治疗．沈阳：辽宁科学技术出版社，2002.

［18］ 陈佑邦．当代中国针灸临证精要．天津：天津科学技术出版社，1987.

［19］ 蔡日初．头痛诊疗学．北京：北京科学技术出版社，2006.

［20］ 赵吉平．针灸特定穴．北京：科学技术文献出版社，2005.

［21］ 王启才．特定穴临床应用．北京：中国中医药出版社，2008.

［22］ 王登旗．经络辨证取穴治疗头痛83例．广西中医药，1989，12（3）：28.

［23］王雪苔．中国当代针灸名家医案．长春：吉林科学技术出版社，1991.

［24］吕景山．单穴治病选萃．北京：人民卫生出版社，1993.

［25］郭长青．针灸学现代研究与应用．北京：学苑出版社，1998.

［26］王云凯．百穴精解．天津：天津科学技术出版社，2000.

［27］乔晋琳．全息胚针灸学．北京：人民军医出版社，1999.

［28］曹利民．针刺太冲穴治疗偏头痛 78 例．上海针灸杂志，1993，12
（4）：157.

［29］甘珍媛．悬颅、太阳透率谷治疗 31 例偏头痛．中国针灸，1983，3
（4）：12.

［30］何树槐．华佗夹脊穴治疗血管性偏头痛 70 例．中医杂志，1982
（11）：52.

［31］景宽．膈俞放血治疗偏头痛．浙江中医杂志，1989，24（7）：308.

［32］扬善杏．刺血络法治疗偏头痛 35 例．浙江中医学院学报，1993，17
（1）：48.

［33］王小马．针刺治疗脑震荡后遗症 90 例疗效观察．中国针灸，1985，5
（6）：13－14.

［34］刘淑兰．头针治疗头痛 401 例疗效观察．中国针灸，1985，5（6）：39.

［35］盛玲玲．头针治疗血管性头痛 34 例疗效观察．上海针灸杂志，1987，
6（4）：15.

［36］唐丽亭．单纯针刺治疗偏头痛 40 例．北京中医学院学报，1989，12
（3）：28.

［37］王玉明．针刺四关穴治疗头痛 391 例．国医论坛，1993，8（3）：30.

［38］孙远征．头部梅花针治疗肌紧张性头痛 48 例．针灸学报，1995，6
（2）：42.

［39］刘心莲．耳穴压迫法治疗偏头痛 43 例．中国针灸，1987，7（2）：8.

［40］沈壮英．耳穴压丸治疗头痛 60 例．上海针灸杂志，1988，7（2）：27.

［41］崔景胜．刺络拔罐法治疗顽固性头痛 50 例．陕西中医，1983，4（4）：
33.

［42］孟宪坤．运用标本根结理论治疗头痛 58 例．中医药研究，1987，
（5）：34.

［43］何树槐．针灸治疗枕神经痛 45 例的体会．中医杂志，1984，25
（1）：6.

［44］朱凤山．眼针治疗头痛 100 例临床疗效观察．针灸学报，1992，8
（1）：58.